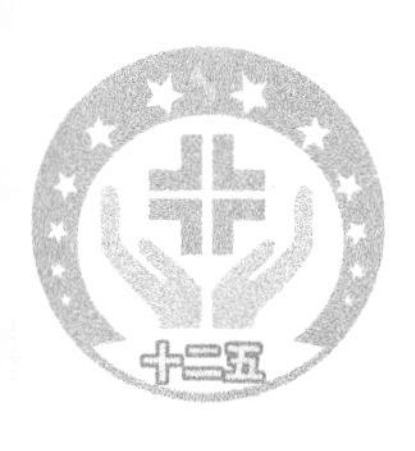

全国高职高专医药院校工学结合“十二五”规划教材

供临床医学、护理、助产、药学等专业使用

丛书顾问　文历阳　沈彬

护理心理学（第2版）

Huli Xinlixue

主　编　刘大川　姬栋岩　孙　萍

副主编　周　英　崔　清　张录凤　荣爱珍

编　委　（以姓氏笔画为序）

巴特尔　河套学院

刘大川　广州医科大学卫生职业技术学院

孙　萍　重庆三峡医药高等专科学校

李艳玲　广州医科大学卫生职业技术学院

张录凤　辽东学院医学院

陈　彤　肇庆医学高等专科学校

周　英　广州医科大学护理学院

荣爱珍　广东黄埔卫生职业技术学校

姬栋岩　内蒙古医科大学护理学院

崔　清　肇庆医学高等专科学校

華中科技大學出版社

http://www.hustp.com

中国·武汉

内容简介

本书是全国高职高专医药院校工学结合“十二五”规划教材。全书分为10章，分别为护理心理学绪论、人的心理、心理健康与心理障碍、心理应激与应对、心理评估、心理护理程序与方法、患者常见心理问题及护理、专科疾病患者的心理护理、临床特殊问题的心理护理、护士的心理素质及其优化。

本书根据最新教学改革要求和理念，结合我国高职高专教育发展特点，根据相关教学大纲和执业考试的要求编写而成。本书体现“工学结合”、“以工作过程为导向”的思路，书中增加了生动的临床案例、知识链接等内容，内容丰富而生动，帮助学生理论联系实践，加深理解和巩固理论课所学内容，提高学生学习的兴趣。

本书适合高职高专临床医学、护理、助产、药学等专业使用。

图书在版编目(CIP)数据

护理心理学/刘大川，姬栋岩，孙萍主编. —2版. —武汉：华中科技大学出版社，2013.12(2023.8重印)
ISBN 978-7-5609-9519-9

Ⅰ.①护…　Ⅱ.①刘…　②姬…　③孙…　Ⅲ.①护理学-医学心理学-高等职业教育-教材　Ⅳ.①R471

中国版本图书馆CIP数据核字(2013)第287009号

护理心理学(第2版)　　刘大川　姬栋岩　孙　萍　主编

策划编辑：柯其成
责任编辑：柯其成
封面设计：陈　静
责任校对：张会军
责任监印：周治超
出版发行：华中科技大学出版社(中国·武汉)　　电话：(027)81321913
　　　　　武汉市东湖新技术开发区华工科技园　　邮编：430223
录　　排：华中科技大学惠友文印中心
印　　刷：广东虎彩云印刷有限公司
开　　本：787mm×1092mm　1/16
印　　张：13.25
字　　数：319千字
版　　次：2023年8月第2版第8次印刷
定　　价：39.80元

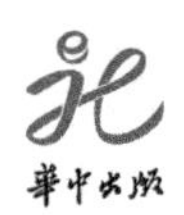

全国高职高专医药院校工学结合“十二五”规划教材编委会

总序

Zongxu

世界职业教育发展的经验和我国职业教育发展的历程都表明，职业教育是提高国家核心竞争力的要素之一。近年来，我国高等职业教育发展迅猛，成为我国高等教育的重要组成部分。与此同时，作为高等职业教育重要组成部分的高等卫生职业教育的发展也取得了巨大成就，为国家输送了大批高素质技能型、应用型医疗卫生人才。截至2008年，我国高等职业院校已达1 184所，年招生规模超过310万人，在校生达900多万人，其中，设有医学及相关专业的院校近300所，年招生量突破30万人，在校生突破150万人。

教育部《关于全面提高高等职业教育教学质量的若干意见》明确指出，高等职业教育必须"以服务为宗旨，以就业为导向，走产学结合的发展道路"，"把工学结合作为高等职业教育人才培养模式改革的重要切入点，带动专业调整与建设，引导课程设置、教学内容和教学方法改革"。这是新时期我国职业教育发展具有战略意义的指导意见。高等卫生职业教育既具有职业教育的普遍特性，又具有医学教育的特殊性，许多卫生职业院校在大力推进示范性职业院校建设、精品课程建设，发展和完善"校企合作"的办学模式、"工学结合"的人才培养模式，以及"基于工作过程"的课程模式等方面有所创新和突破。高等卫生职业教育发展的形势使得目前使用的教材与新形势下的教学要求不相适应的矛盾日益突出，加强高职高专医学教材建设成为各院校的迫切要求，新一轮教材建设迫在眉睫。

为了顺应高等卫生职业教育教学改革的新形势和新要求，在认真、细致调研的基础上，在教育部高职高专医学类及相关医学类专业教学指导委员会专家和部分高职高专示范院校领导的指导下，我们组织了全国50所高职高专医药院校的近500位老师编写了这套以工作过程为导向的全国高职高专医药院校工学结合"十二五"规划教材。本套教材由4个国家级精品课程教学团队及20个省级精品课程教学团队引领，有副教授（副主任医师）及以上职称的老师占65%，教龄在20年以上的老师占60%。教材编写过程中，全体主编和参编人员进行了认真的研讨和细致的分工，在教材编写体例和内容上均有所创新，各主编单位高度重视并有力配合教材编写工作，编辑和主审专家严谨和忘我地工作，确保了本套教材的编写质量。

本套教材充分体现新教学计划的特色，强调以就业为导向、以能力为本位、贴近学生的原则，体现教材的“三基”（基本知识、基本理论、基本实践技能）及“五性”（思想性、科学性、先进性、启发性和适用性）要求，着重突出以下编写特点：

(1) 紧扣新教学计划和教学大纲，科学、规范，具有鲜明的高职高专特色；

(2) 突出体现“工学结合”的人才培养模式和“基于工作过程”的课程模式；

(3) 适合高职高专医药院校教学实际，突出针对性、适用性和实用性；

(4) 以“必需、够用”为原则，简化基础理论，侧重临床实践与应用；

(5) 紧扣精品课程建设目标，体现教学改革方向；

(6) 紧密围绕后续课程、执业资格标准和工作岗位需求；

(7) 整体优化教材内容体系，使基础课程体系和实训课程体系都成系统；

(8) 探索案例式教学方法，倡导主动学习。

这套规划教材得到了各院校的大力支持与高度关注，它将为高等卫生职业教育的课程体系改革作出应有的贡献。我们衷心希望这套教材能在相关课程的教学中发挥积极作用，并得到读者的青睐。我们也相信这套教材在使用过程中，通过教学实践的检验和实际问题的解决，能不断得到改进、完善和提高。

全国高职高专医药院校工学结合“十二五”规划教材
编写委员会

前言

Qianyan

医学模式由生物医学模式向生物心理社会医学模式的转变，以及系统化整体护理模式的普及，要求护理工作者必须掌握心理护理知识与技能，才能满足患者治疗及康复的需求，护理心理学因此而成为护理专业学生必修课程之一。

学习护理心理学，能帮助护生掌握心理护理的理论知识与基本技能，提高自身心理健康水平，提升应用心理学知识分析、思考及解决问题的能力，为实施心理护理奠定基础。

作者根据培养护理专业应用型人才的要求，遵循"必需、够用"的原则，注重教材的"针对性"和"适用性"，在教材编写中体现"工学结合"、"以工作过程为导向"的思路，以心理护理为主线，将护理学、普通心理学、健康心理学、医学心理学、行为医学、健康教育等学科的理论知识加以融合，建构护理心理学的框架与内容。本书增加了生动的临床案例、知识链接等内容，以帮助学生掌握抽象的理论知识，拓展视野，提高学习的兴趣。本书的编撰力求有所创新，自成特色。

全书的基本框架包括五个部分。第一部分是"绪论"，介绍护理心理学的概念、研究对象及任务，学科发展简史，学习意义及方法；第二部分是"人的心理"，介绍心理与脑和客观现实的关系，以及有关基本心理现象；第三部分介绍心理健康与心理障碍的基本概念及判定标准，心理评估及其在临床护理中的应用；第四部分介绍护士的心理素质及其优化；第五部分是全书的重点，详细介绍临床心理护理的知识、方法及技术，如心理护理的程序及方法，患者常见的心理问题及护理，临床专科疾病患者的心理护理、临床特殊问题的心理护理等。

为了避免与护理学导论、人际沟通、精神科护理学等课程内容的重复，本书删减了护患沟通、心理障碍的医学诊断等内容，适当增加了心理护理诊断、危机干预等内容。本书重视理论联系实际，易学易用，既可作为高职高专护理专业学生的教科书，也可作为临床护理人员的重要参考书。本书的第一版获得大学出版社协会颁发的全国优秀图书二等奖。

感谢各位编者的辛勤工作，他们尽心尽力地将自己的教学和临床经验凝练

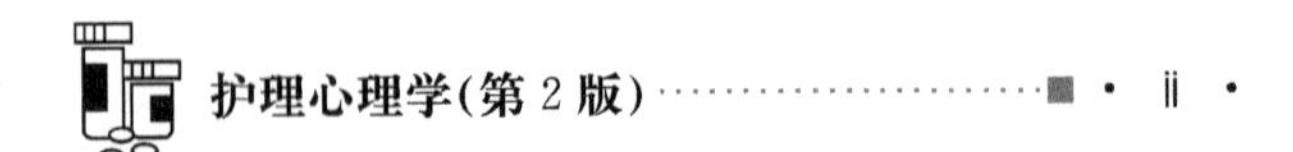

成文字，为护理学的发展做出了贡献；感谢华中科技大学出版社为我们编委提供的机会和各种支持。本书参考了国内外学者的著作、学术论文和其他出版社编写的教材，在此深表感谢。

刘大川

2014年6月

目录

Mulu

第一章
护理心理学绪论

王某，女，52 岁，患有胰岛素依赖型糖尿病。护士发现患者时而愤怒，时而忧愁，不愿意交流，于是运用访谈技术评估患者的心理状况。通过与患者沟通，了解到患者对自己的疾病缺乏认识。之前只有一名年轻的挂号员简单地告诉她所得的疾病，没做任何解释，这引起她的不快和惊恐；她觉得患糖尿病来得很突然，心里特别害怕。她有个朋友因为糖尿病导致微血管病变、视力下降和肾功能衰竭。此外，王某对注射针头有一些恐惧，她不想接受每日两次的胰岛素注射，坚持要求服用药片；她不愿意接受饮食习惯改变和新制订的治疗方案。

针对患者的情况，护士以满腔热忱和认真负责的态度，倾听患者的诉说，宽慰、支持她，耐心解答了王某的很多问题，了解了王某的一些真实想法和感受，与王某建立良好的医患关系。随后，护士让王某参加科室组织的糖尿病知识讲座，与心理科的医生联系，帮助王某摆脱忧虑及其对针头的恐惧。经过两次会谈，王某的态度转变了，她接受了胰岛素治疗和节食计划，也接受了心理医生的帮助。根据该案例，分析护理心理学的学科性质和任务。

第一节　护理心理学概述

在临床护理实践中，存在着许多复杂的心理学问题，例如：患者对疾病的心理反应、心身问题、在治疗护理过程中心理干预对康复的作用、如何促进患者心理和社会层面的康复、护士与患者的心理互动对患者心理及康复的影响等，都需要借助护理心理学的理论知识与技术加以解决。

一、护理心理学的概念、研究对象和任务

（一）护理心理学的概念

护理心理学（nursing psychology）是护理学与心理学相结合的交叉学科，是研究患者及护理人员心理现象及其心理活动规律，解决护理实践中的心理问题，实施最优化护理的一门应用性学科。

患者个体的心理活动所产生的作用，是通过其主观意识直接影响其行为。在工作中，

护士通过仔细观察患者的心理状态，了解和满足患者的心理需要，以精湛而娴熟的护理技术及自己的言行去调动患者战胜疾病的勇气和信心，消除或减轻其消极情绪，促进其康复。此外，在重视患者个体心理活动产生影响的同时，还应重视患者个体心理素质的差异，因为特定的情景对个体自身心理活动会产生不同的影响。

（二）护理心理学的研究对象及任务

1. 研究对象 护理心理学的研究对象是人，包括护理对象和护士两大部分。对于患者，要研究其心理特征、产生心理问题的原因以及心理护理方法，如研究不同疾病、不同年龄阶段患者的心理特点及其心理护理方法，促进患者康复。对于护士，要研究其心理素质及其优化的方法，维护和促进护士的身心健康。

2. 护理心理学的任务

(1) 探索服务对象的心理特征：研究不同疾病、不同年龄阶段、特殊诊断手段下患者的心理特点及影响心理健康及疾病康复的主要心理问题。

(2) 研究心理护理的方法与技术：针对患者现存和潜在的心理问题，确定心理护理的方法，实施心理护理，做好住院患者、门诊患者、急诊患者及社区患者的心理护理及心理健康教育。

(3) 研究护理人员的心理素质及其优化的途径，提高护士学生及护理人员的心理健康水平，为快乐从业、献身护理事业奠定基础。

(4) 研究并推广可促进护士职业心理素质优化的有效对策。如通过多种途径对护士进行情感教育，构建护理人员的爱、信心、希望、尊重、友善、宽容、喜悦等正性情感，提升对挫折、冲突与孤独的容忍度与耐受力，强化适当的情感表达力，从而促进情感的成熟与情商(EQ)的增高，促进个人与社会生活的和谐幸福。

二、护理心理学的学科性质

护理心理学是一门新兴的交叉学科及应用学科。

（一）交叉学科

护理心理学与临床专科护理学、护理管理学、基础医学、临床医学以及人类学、社会学、普通和实验心理学、医学心理学等学科有密切的联系或交叉。例如，不同疾病、不同年龄阶段患者的心理护理都涉及临床各专科的疾病及其护理等知识；语言、人际沟通、习俗、婚姻、家庭、社区、居住、工业化等方面的心理行为问题，与人类学、社会学、生态学等知识密切相关；护理心理学的许多基本概念来自于普通心理学。护理心理学与预防医学和康复医学课程亦有联系，如护士对患者的心理健康教育也将运用预防医学、康复医学等学科的知识；心理护理的措施大多来自医学心理学中的心理咨询、心理治疗的方法。护理心理学交叉学科的属性决定了护理心理学在今后发展中，必须不断从心理学、护理学等领域吸取养料。

（二）新兴学科

20世纪70年代以来，人类健康观念变化所带来的医学模式转变、护理体制变革等，这些是促使护理心理学成为新兴独立学科的主要外在动因。临床护理实践中的许多问题，仅凭医学、护理学知识已无法得到解决，必须借助心理学及其相关学科的理论知识加以解释。

因此，护理心理学的诞生是时代发展的必然。促进护理心理学独立的内在原因如下：一是通过心理学应用研究对护理领域重要实践问题的解决，有了理论指导实践、实践又丰富和完善理论的不断积累过程，并逐渐在护理心理学领域形成系统化的专门知识及理论的基本框架，进而促使护理心理学的应用研究日趋成熟；二是有一大批受过包括心理学知识在内的高等护理教育的专门人才积极参与护理心理学领域的应用研究。

（三）应用学科

护理心理学也是一门临床应用课程。护理心理学将心理行为科学的系统知识，包括理论和技术，结合护理实践，应用到护理学的各个领域，如：临床各专科护理、社区护理以及疗养院、康复中心、社会福利院、戒毒中心等。护理心理学的发展，也促进了护理学的发展，尤其是进一步提升了护理专业的核心价值——关怀与人性化照顾。

三、护理心理学的相关学科

护理心理学是一门新兴交叉学科，与之密切相关的学科包括普通心理学、医学心理学、社会心理学、发展心理学、管理心理学等。

（一）普通心理学

普通心理学(general psychology)是研究心理现象发生和发展的一般规律，如感知觉、记忆、思维的一般规律，人的需要、动机及各种心理特性最一般的规律等。普通心理学还研究心理学最一般的理论，如心理与客观现实的关系，心理与脑的关系，各种心理现象间的相互联系及其在人的整个心理结构中的地位与作用，研究心理现象的最一般方法等。普通心理学是心理学的基础学科，其内容概括了各分支学科的研究成果，同时又为各分支学科提供理论基础。在这个意义上，普通心理学又是学习护理心理学的入门学科。

（二）医学心理学

医学心理学(medical psychology)是医学和心理学相结合的交叉学科，它是研究心理因素与健康和疾病的相互关系，研究心理因素在疾病的发生、发展、预防、诊断和治疗中的作用的科学，属于应用心理学的范畴。我国医学心理学的主要相关研究领域包括临床心理学、变态心理学、神经心理学、健康心理学、咨询心理学、社区心理学、缺陷心理学及药物心理学等。心理评估与心理治疗被视为医学心理学研究及临床干预的手段。心身医学研究致病的心理因素及疾病与体残对心理的影响。医学心理学与护理心理学的关系是密不可分的。医学心理的发展对护理心理学的部分理论体系的构建，产生了深刻的影响，同时起着重要的引导和支撑作用。医学心理学中的应激理论是行为与健康和疾病关系的核心理论，也是护理心理学的基础理论；心理评估与心理治疗的理论与技术已广泛应用于心理护理之中。如临床护士实施心理护理时，普遍采用的“倾听、解释、安慰、鼓励、保证、暗示”等方法，所依据的正是医学心理学中的心理治疗的基本技术。

（三）社会心理学

社会心理学(social psychology)是研究社会心理与社会行为的产生、发展与变化规律的科学。它研究社会中的心理现象，如社会情绪、阶级和民族心理、宗教心理、社会交往与人际关系等；还研究小团体中的社会心理现象，如团体内的人际关系、心理相容、团体氛围、领导与被领导、团体的团结与价值定向等。社会心理学的理论对护理心理学的发展有重要影响,如社会因素对患者心理的影响、护患关系的调适等问题,都需要应用社会心理学的理论加以解决。

(四)发展心理学

发展心理学(developmental psychology)是研究心理的种系发展和个体心理发展的科学。研究人的种系发展的心理学叫比较心理学。发展心理学重点研究个体从受精卵开始到出生、成熟直至衰老的生命全过程中心理发生和发展规律,它按照人生的阶段,分为儿童心理学、青年心理学、成年心理学和老年心理学。发展心理学阐释了人类毕生发展的心理特征和规律,护理心理学应用发展心理学的知识探讨不同年龄段患者的心理特征、心理护理方法。

(五)管理心理学

管理心理学(management psychology)是研究人的行为心理活动规律的科学。它是以人的心理行为、人际关系和人的积极性为研究对象的一门综合性边缘学科。其内容包括:研究领导与下属的心理素质以及二者之间关系的协调问题;探讨人的行为激励问题,如激励行为的途径与技巧,以达到最大限度提高工效的目的;探讨组织结构、组织环境和气氛对人的心理和行为的影响。管理心理学的知识可用于患者的心理护理,如激励患者个体或群体建立健康行为,对改变疾病易患行为等是十分有益的。

四、护理心理学与医学及护理模式的相互作用

(一)现代医学模式促进护理心理学的发展

现代医学模式,即生物-心理-社会医学模式(biopsychosocial medical model)将人视为一个多层次、完整的连续体,人通过神经系统的调节保持全身各系统、器官、组织、细胞活动的统一;人同时具有生理活动和心理活动,身心是相互联系的;人不仅是自然的人,也是社会的人。社会因素,如文化、职业、经济、宗教、家庭、人际关系等因素对人的身心健康会产生影响。现代医学模式的确立促使护理工作的重点从疾病护理转变为以人为中心的整体护理。护理理论与实践拓展到人的心理、行为、社会等方面,其结果促使了护理心理学的理论体系与实践内容逐步完善,极大促进了护理心理学科的发展。同时,护理心理学的实践,对生物医学模式向生物-心理-社会医学模式转变,对防治疾病、维护人类健康具有重要意义。

(二)护理心理学推动了整体护理的实践,提高了护理质量

整体护理要求提供身心一体的护理,护理心理学提供了心理护理的理论与方法。北美护理诊断协会(NANDA)通过的128种护理诊断中,大约1/3的护理诊断是有关心理方面的问题,必须通过心理评估、心理护理才能解决。了解和掌握有关认知、情绪、人格以及社会文化等因素与健康疾病的关系,有助于认识疾病病因和发病机制;针对患者一般的心理反应和不同患者的心理特点,制订相应的护理计划,实施心理护理,可促进整体护理水平与质量的提高。如护理心理学知识可帮助护士察觉与体会手术前患者与家属的焦虑(anxiety),感受濒死患者的恐惧与愤怒;理解患者的情绪与行为反应,改善护患关系;指导

护士发扬关爱精神，处理患者与家属的情绪困扰，防止情绪困扰影响身、心与社会功能等；关注社会文化环境、个性等因素对健康的影响；通过激发患者的内在潜力，调动自身主观能动性等途径，以心理调控为主要方式，消除或减轻患者的心理问题，促进康复。

（周　英）

第二节　护理心理学简史

自从1879年冯特（Wundt W.，1832—1920）在德国建立了世界上第一个心理物理实验室后，心理学便开始成为一门独立的现代学科，其历史仅100多年。1860年，南丁格尔（Florence Nightingale，1820—1910）在英国的圣托马斯医院（St. Thomas Hospital）创办了世界上第一所护士学校——南丁格尔护士训练学校，为护理教育和现代护理的发展奠定了基础。真正科学概念上的护理学和心理学只有百余年的历史，而护理心理学的历史更为短暂，但心理护理的思想观念却已有数千年的历史。

一、护理心理学的萌芽

人类在应对生老病死的措施中，都孕育着护理心理学思想及观念。早在三千多年前，世界上最古老的文献——古印度的《吠陀经》就有了身心辩证关系的思想萌芽，随后成书于两千多年前的《阇罗迦集》明确提出了"护士必须心灵手巧，有纯洁的身心"，"护士应该注意患者的需要，给患者以关心"，提出护士应具有"良好的行为，忠于职务，仁慈和善，对患者有感情"等，都体现了古代学者对患者心理状态的密切关注。"西医之父"希波克拉底创建的"体液学说"，主张把人的气质划分为不同的类型，并认为医治疾病时应考虑患者的个性特征等因素，曾对护理工作应根据患者的个性特征实施因人而异的护理产生了很大影响。

我国最早的医学论著《黄帝内经》就心理因素等对人体健康与疾病的相互转化过程中的影响进行了精辟的论述。如"喜怒不节，则伤肝，肝伤则病起"；"怒则气上，喜则气缓，悲则气消，恐则气下，惊则气乱，思则气结"等。由此可见，祖国医学注重强调情绪对健康的影响。医籍《灵枢·师传篇》中记载有"入国问俗，入家问讳，上堂问礼，临病患问所便"，指出通过问其人其事来推知心理变化。此期的护理心理学实践，尚处于粗浅、自发、朦胧的原始阶段。

二、护理心理学的发展历程

护理心理学的近代发展史，经历了从19世纪中叶到20世纪中叶的百余年发展历程，即从南丁格尔创立第一所护士学校到建立并推行责任制护理之前。南丁格尔曾提出"护理工作的对象，不是冷冰冰的石块、木头和纸张，而是富有热血和生命的人类。"她指出"各种各样的人，由于职业、地位、阶层、信仰、生活习惯、文化程度等不同，所患疾病与病情也不同，要使千差万别的人都达到治疗或康复所需要的最佳身心状态，是一项最精细的艺术"。同时，她还提出，护士必须"区分护理患者与护理疾病之间的差别，着眼于整体的人"。

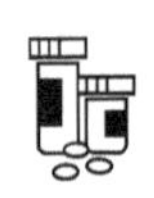

此后，随着护理工作的内涵不断丰富，奥利维亚、克伦特尔、约翰逊、威德鲍尔等学者，认识到加强患者的健康教育以及让患者保持生理和心理平衡的重要意义。他们先后提出"护理是对患者要加以保护、教导"；"护理是给有需要的人们提供减除压力的技术，使其恢复原有的自我平衡"；"护理就是帮助"等新的护理观念，使护理学领域改变了以技术操作为主的状况，增加了帮助患者提高生理、心理素质的健康教育的比重，同时，护理心理学的理论与实践也随之更加丰富。至此，近代护理心理学在南丁格尔的引导下，步入比较自觉、清晰、精细的科学发展阶段。

近半个世纪以来，护理心理学进入了快速发展的阶段。国外护理心理学的发展现状概述如下。

随着人类疾病谱的变化，在健康观和疾病观的转变、医学问题的社会化和社会问题的医学化的基础上产生了生物-心理-社会医学模式，导致了护理领域的深刻变革。1955年美国护理学者 Lydia Hall 提出护理程序的概念，1961年 Orlando 和 Johnson 等学者开始在护理教育和临床实践中应用护理程序，护理理论家 Matha Rogers 提出了"人是一个整体"的观点，同时新的医学模式——生物-心理-社会医学模式的产生，使人作为一个生物、心理、社会的有机整体的观点进一步强化，导致护理的指导思想从以疾病为中心转向以患者为中心，倡导实施身心一体的整体护理。1997年世界卫生组织提出"2000年人人享有卫生保健"的口号，使"以人的健康为中心"成为护理工作的指导思想。1980年，美国护理学会将护理的概念定义为：护理是诊断和处理人类对现存和潜在的健康问题的反应。这里提到的健康问题包括心理、生理、社会适应能力三个方面。由此可见，护理理论与实践都拓展到了人的心理、行为、环境、经济、文化、伦理、法律等方面，护理实践迫切需要心理学理论和技术的指导，护理心理学迎来了快速发展的历史机遇。

为适应以人的健康为中心的护理教育新模式，许多发达国家和地区的高等护理教育，在课程设置中增加了心理学课程的比例，开设了普通心理学、发展心理学、社会心理学、变态心理学、临床心理治疗学、教育心理学等课程，以培养能满足人类健康需求的护理专业人才。在国外，患者的心理、精神、社会状况与健康的关系的研究增多，护士们将心理评估、心理治疗方法，如音乐疗法、松弛训练法、认知行为疗法、森田疗法等应用于临床护理工作之中。

我国护理心理学发展现状概述如下。自1981年我国学者刘素珍在《医学与哲学》杂志上撰文提出"应当建立和研究护理心理学"以来，我国的护理心理学研究逐步深入，其科学性以及在临床护理工作中的重要性得到人们的普遍接受。护理心理学成为护理专业课程的必修课；许多护理心理学教材和专著得以出版发行。1995年11月，中国心理卫生协会护理心理学专业委员会在北京成立，标志着我国护理心理学学科建设从此进入了一个新的历史时期。

知识链接

护理心理学的研究方法

护理心理学是一门年轻的学科，研究方法对促进学科的快速发展十分重要。护理心理学的研究对象是具有心理活动并受社会因素制约的人，除了可观察到的外显行为，还涉及内隐行为。护理心理学的研究方法主要有观察法、调查法、心理测验法、实验法和个案法。

（一）观察法（observational method）

观察法是在自然条件下或在预先设计的情景中，对表现心理现象的外部活动进行系统的、有计划的观察，从中发现心理现象产生和发展的规律。观察法简单易行，所收集的信息最直接而丰富，用途广泛。观察法在心理评估、心理治疗、心理咨询、心理护理中广泛使用。观察法又可分为自然观察法和控制观察法。

自然观察法是指在自然情境中对个体行为作直接或间接的观察记录和分析，从而解释某种行为变化的规律。如观察患儿在病室的表现，可以了解患儿的情绪状态和人格的某些特征。由于自然观察法是在自然条件下进行的，不为被观察者所知，他们的行为和心理活动较少或没有受到环境干扰。因此，应用这种方法有可能了解到现象的真实状况。控制观察法则在预先设计的一定情景中对个体行为作直接或间接的观察研究。例如将被试者带到统一布置好的情绪气氛环境之中，观察记录他们进入情景后的行为活动特点，以分析其心理、行为或生理反应。控制观察法比较快速，所得资料容易作横向比较分析，但由于设计的情景容易对被试者产生影响，故不易反映真实情况。

（二）调查法（survey method）

调查法是通过晤谈、访问、座谈或问卷等方式获得资料，并加以分析研究。

1. 晤谈法或访问法（interview method） 通过与被试者晤谈，了解其心理信息，同时观察其在晤谈时的行为反应，以补充和验证所获得的资料，进行记录和分析研究。晤谈法的效果取决于问题的性质和研究者本身的晤谈技巧。晤谈法应用于临床患者，也应用于健康人群，在心理评估、诊断、治疗、咨询、病因学等研究中均被广泛采用。科研中常在访问调查过程中完成预先拟定的各种调查问题并作记录。

座谈也是一种调查访问方法。通过座谈可以从较大范围内获取有关资料，以提供分析研究。例如器官移植受者术后的心理行为问题可以通过定期与家属座谈的方式进行分析研究。

2. 问卷法（questionnaire method） 在许多情况下，为了使调查不至于遗漏重要内容，往往事先设计调查表或问卷，当面或通过邮寄供被调查者填写，然后收集问卷对其内容逐条进行分析研究。例如若需分析患者心理需要，了解护患关系等，可采用问卷调查法。问卷调查的质量取决于研究者事先对问题的性质、内容、目的和要求的明确程度，也取决于问卷内容设计的技巧性以及被试者的合作程度。例如，问卷中的问题是否反映了所要研究问题的实质，设问的策略是否恰当，对回答的要求是否一致，结果是否便于统计处理以及内容是否会引起被调查者的顾虑等等。问卷调查法简便易行，信息容量大，但特别要注意结果的真实程度。另外，对调查资料的分析和总结，要坚持科学态度。问卷调查法在国内护理心理学研究工作中被广泛使用。

（三）心理测验法

测验法（measurement methond）是指用一套预先经过标准化的问题（量表）来测量某种心理品质的方法。心理测验按内容可分为智力测验、成就测验、态度测验和人格测验;按形式可分为文字测验和非文字测验;按测验规模可分为个别测验和团体测验等。心理测验(mental test)要注意两个基本要求:即测验的信度(reliability)和效度(validity)。信度是指一个测验的可靠程度。如果一个测验的可靠程度高,那么,同一个人多次接受这个测验时,就应得到相同或大致相同的成绩。效度是指一个测验测量了所需要的心理品质的有效程度。它可以通过对行为的预测来表示。

(四) 实验法(experimental method)

在控制条件下对某种心理现象进行观察的方法叫实验法。在实验中,研究者可以积极干预被试者的活动,创造某种条件使某种心理现象得以产生并重复出现。这是实验法和观察法的不同之处。

实验方法分为两种:实验室实验和自然实验。实验室实验是借助专门的实验设备,在对实验条件严加控制的情况下进行的。由于对实验条件进行了严格控制,运用这种方法有助于发现事件的因果联系,并允许人们对实验的结果进行验证。自然实验也叫现场实验,在某种程度上克服了实验室实验的缺点。自然实验虽然也对实验条件进行适当的控制,但它是在人们正常学习和工作的情境中进行的。由于实验是在正常的情境中进行的,因此,自然实验的结果比较合乎实际。在上面两种实验中,包含着一系列变化的因素,称为变量。其中有些变量是由实验者控制的实验条件,叫自变量或独立变量。实验中的另一类变量叫因变量或依从变量,它们是实验者所要测定的行为和心理活动。

(五) 个案法(case study method)

个案法是对单一案例的研究。个案法要求对某个人进行深入而详尽的观察与研究,以便发现影响某种行为和心理现象的原因。个案法有时和其他方法(如晤谈观察法、测验法等)配合使用,这样可以收集更丰富的个人资料。如,对心脏移植患者心理护理的个案研究等。

(周　英)

复习思考题

1. 简述护理心理学的概念、研究对象及任务。
2. 护理心理学的学科性质是什么?
3. 护理心理学的相关学科主要有哪些?
4. 简述护理心理学在医学及护理模式转变中的作用。

第二章
人的心理

1920年，在印度的一个名叫米德纳波尔的地方，人们常见到有一种“神秘的生物”出没于附近森林，一到晚上，就有两个用四肢走动的“像人的怪物”尾随在三只大狼后面。后来人们打死了大狼，捉到了这两个“怪物”，发现他们是两个裸体的女孩。大的七、八岁，小的二、三岁。这两个小女孩被送到米德纳波尔的孤儿院去抚养，还给她们取了名字，大的叫卡玛拉，小的叫阿玛拉。第二年，阿玛拉死了，而卡玛拉一直活到1929年。这就是曾经轰动一时的“狼孩”故事。

据记载，“狼孩”刚被发现时用四肢行走，慢走时膝盖和手着地，快跑时则手掌、脚掌同时着地。她们喜欢单人活动，白天躲藏起来，夜间潜走。怕火和光，也怕水，不让人们替她们洗澡。不吃素食而要吃肉，吃时不用手拿，而是放在地上用牙齿撕开吃。每天午夜到凌晨三点钟，她们像狼似的引颈长嚎。她们没有感情，只知道饥时觅食、饱则休息，很长时期内对别人不主动发生兴趣。不过她们很快学会了向人要食物和水，如同家犬一样。

卡玛拉刚被发现时，她只懂得一般六个月婴儿所懂得的事，人们花了很大气力都不能使她适应人类的生活方式。她两年后才会直立，六年后才艰难地学会独立行走，但快跑时还得四肢并用。到死也未能真正学会讲话，四年内只学会6个词，听懂几句简单的话，七年后才学会约45个词。在最后的三年中，卡玛拉终于学会在晚上睡觉，也不怕黑暗了。很不幸，就在她开始朝人的方向前进时，死去了。据狼孩的喂养者估计，卡玛拉死时已16岁左右，但她的智力只及三、四岁的孩子。请根据上述案例分析遗传和环境因素对心理现象发生、发展的影响。

心理学是研究心理现象的科学。心理现象包括心理过程和人格两个既独立又相互联系的方面。心理过程包括认知过程、情绪情感过程和意志过程；人格包括人格特征、人格倾向性和自我意识。

第一节　认知过程

一、感觉和知觉

(一) 感觉的概念和意义

1. 感觉的概念　感觉是人脑对直接作用于感觉器官的客观事物的个别属性的反映。

一个物体有它的光线、声音、温度、气味等属性，我们的每个感觉器官只能反映物体的一个属性，如：通过眼睛看到光线，通过耳朵听到声音，通过鼻子闻到气味，通过舌头尝到滋味，通过皮肤触摸到温度和光滑的程度等等。每个感觉器官对直接作用于它的事物的个别属性的反映就是一种感觉。感觉是个体最简单、最基本的心理活动，是一切较高级、较复杂心理现象的基础，它对个体的生活和工作有非常重要的意义。

首先，感觉提供了内外环境的信息。通过感觉，人能够认识外界物体的颜色、形状、气味、软硬等，从而能够了解事物的各种属性。通过感觉我们还能认识自己机体的各种状态，如饥饿、寒冷等，因而实现自我调节，饥则食、渴则饮。没有感觉提供的信息，人就不可能根据自己机体的状态来调节自己的行为。

其次，感觉保证了机体与环境的信息平衡，人们无时无刻不从周围环境中获取感觉信息，正是这些感觉信息维持着人们正常的心理生活，信息超载和不足都会对人们的正常生活产生不利的影响。"感觉剥夺"试验就是很好的证明。

知识链接

感觉剥夺试验

1954年，加拿大心理学家赫布(D. O. Hebb)、贝克斯顿(W. H. Bexton)等，第一次报告了感觉剥夺实验的结果(图2-1)。在实验中，让被试者进入与外界完全隔离的实验室内，安静地躺在一张舒适的床上，并蒙眼、堵耳、戴手套，吃喝也不能移动手脚。总之，来自外界的刺激尽量隔离，"剥夺"被试者的感觉。试验初期被试者还能安静地睡着，随后被试者就变得焦躁不安，全身不舒服，表现为失眠、不耐烦、寻找刺激等，如想唱歌，吹口哨，自言自语，两只手套相互敲打等。所有被试者都感到无法忍受这样的痛苦。即使给予再高的报酬，也很少有人愿意在这种环境中生活一周。

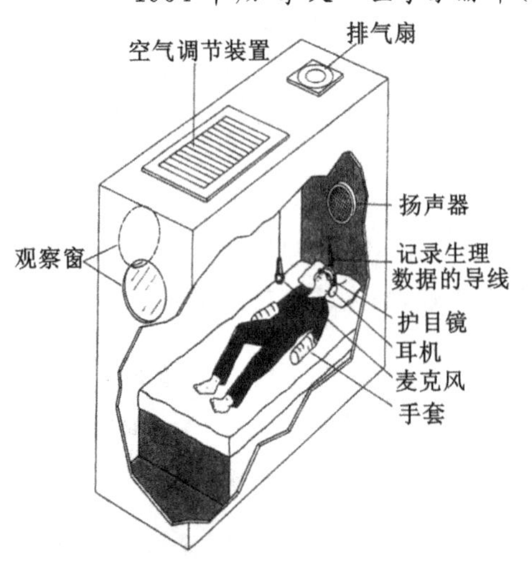

图2-1　感觉剥夺实验

实验后的四天，对被试者进行的各种测试表明：被试者的精细活动的能力、识别图形的知觉能力、连续集中注意的能力以及思维的能力均受到严重的影响，并且要经过一段时间，才能恢复到正常水平。这个实验说明，缺乏外界刺激，缺乏感觉将难于维持正常的心理活动，感觉对维持人的正常生存是十分重要的。

再次，感觉是人类全部心理现象的基础，是一切知识的来源。如果一个人丧失了感觉，他就不能产生认识，更不能产生情感和意志。

2. 感觉的种类 根据刺激的来源可把感觉分为外部感觉和内部感觉。

（1）外部感觉：由外部刺激作用于感觉器官引起的感觉，包括视觉、听觉、嗅觉、味觉和触觉。

（2）内部感觉：由有机体内部的刺激所引起的感觉，包括平衡觉、运动觉、内脏感觉（包括饥渴、饱胀、窒息等）。①运动感觉又称动觉，是人的运动器官肌肉运动时，作用于运动分析器所产生的头部、四肢、言语器官和眼球运动等感觉。②平衡觉又称静觉，是头的位置和运动速度作用于平衡分析器时，所产生的有关身体位置、运动速度、超重、失重等感觉。③内脏感觉又称机体感觉，它是内脏器官的异常变化作用于内脏分析器所产生的感觉。如饱胀、饥饿、恶心、呕吐、便意、疼痛等感觉。

3. 感受性和感觉阈限 感受性也叫感觉的敏锐程度，是感觉器官对刺激物的感觉能力。不同的人对刺激的敏感程度是不同的。感觉阈限是衡量感觉能力的客观指标。我们把刚刚能够引起感觉的最小刺激强度称为绝对感觉阈限，人们对最小强度的刺激的感觉能力叫绝对感受性。绝对阈限越小，则感觉越灵敏，感受性越高，反之亦然。也就是说，感受性和感觉阈限之间呈反比的关系。

不同个体及同一个体的不同身心状态，其感受性是有差异的。年龄、情绪状态、个体意向等因素对感受性都有明显影响。

知识链接

感受性的规律

感受性随着年龄增长呈现先上升后下降的变化，青年期达高峰，老年期感受性普遍下降。老年人对视、听、嗅、味的感觉越来越迟钝，但对痛的感觉有上升的趋势。人患病时，对外界的刺激（声、光、温度）变得非常敏感，甚至对自己内脏的活动及身体的姿势也非常敏感，直接影响到睡眠和情绪。医护人员对患者感受性的差异及变化应有正确认识并引起重视，在工作中尽量采取措施减少让患者感觉不适的刺激。

4. 感觉的特性

（1）感觉的适应：同一刺激持续作用于同一感受器而产生的感受性提高或降低的现象。一般嗅觉适应最为迅捷，而痛觉适应速度较慢。

（2）感觉的相互作用：在一定条件下，各种不同的感觉可发生相互作用，从而使感受性发生变化。例如：噪声可以使痛觉增强，而明快的乐曲可以减轻疼痛。食物的凉热可影响它的味道，视觉变换可以破坏平衡觉，使人眩晕或呕吐。此外，感觉的相互作用还表现在感觉对比和联觉现象上。

感觉对比是指同一感受器接受不同的刺激而使感受性发生变化的现象。例如:先吃糖,后吃柑橘,会觉得柑橘很酸,而吃了杨梅后吃柑橘,则觉得柑橘很甜(先后对比)。把一个灰色物体放在白色背景上,看起来显得暗一些;而把它放在黑色背景上,则显得明亮些(同时对比),见图 2-2。

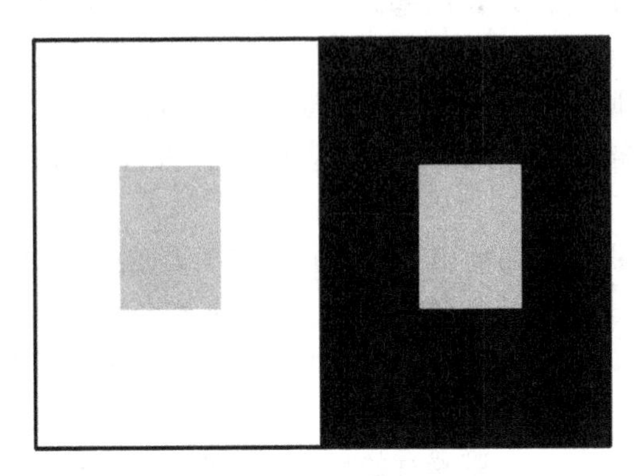

图 2-2 同时对比

(3) 感受性的补偿与发展:人的感受性不仅在一定条件下发生暂时性变化,而且能在个体实践活动和训练中获得提高与发展。例如:音乐家有高度精确的听觉;调味师有高度完善的味觉和嗅觉。盲人有高度发达的听觉和触觉,有些聋哑人可以“以目代耳”,学会看话等。

(二) 知觉

1. 概念 知觉是人脑对直接作用于感觉器官的客观事物整体属性的反映。

客观现实中的事物和人都有多种属性,物体有形态、大小、颜色、声音、气味、温度等,当物体作用于人的感觉器官时,人能通过各种感觉器官的协同活动,在大脑里将物体的各种属性按其相互关系,组合成一个整体形成知觉。例如:当我们看到红旗的红色时,是感觉,因为红色只是红旗的个别属性。当我们辨认出红旗时,就是知觉了,因为红旗本身包含了颜色、形状、大小、寓意等特征。通过知觉,人们才能对某一事物形成一个完整的映象。

2. 知觉的特征

(1) 知觉的选择性:人们周围的事物是多种多样的,但在一定时间里,人们总是有选择地把某一事物作为知觉的对象,这就是知觉的选择性。它周围的事物则作为知觉的背景(图 2-3)。

(2) 知觉的整体性:知觉系统具有把感觉到的个别特征、个别属性整合为整体的功能,这就叫知觉的整体性。知觉的整体性与过去经验有关,还与知觉对象本身的特征有关,如对象的接近性、相似性、连续性、封闭性等(图 2-4)。

(3) 知觉的理解性:我们在知觉事物时,不仅依赖于当前的信息,还要根据自己过去的知识、经验来理解它,给它赋予一定的意义,这就叫知觉的理解性(图 2-5)。

人的知识背景和经验不同,对同一事物的感知理解也不同。例如,对一件破旧的古董,普通人和考古学家对其知觉就不同。

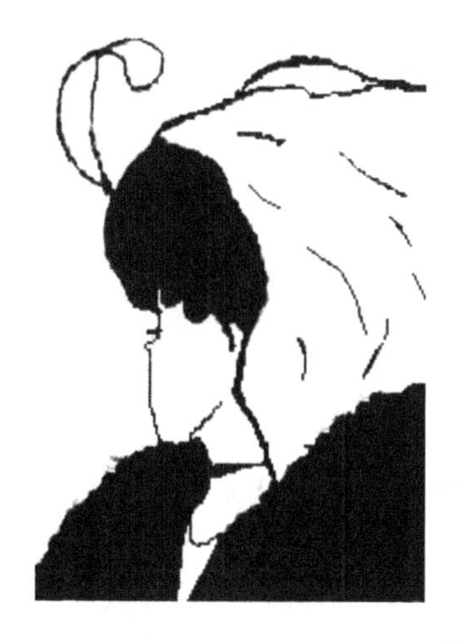
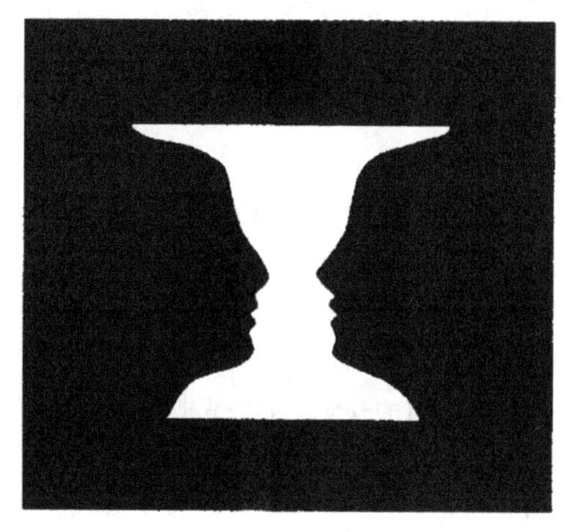

图 2-3 两歧图形

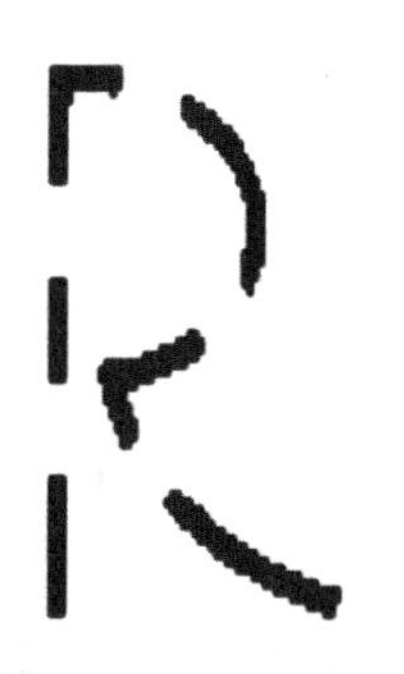

图 2-4 知觉的整体性

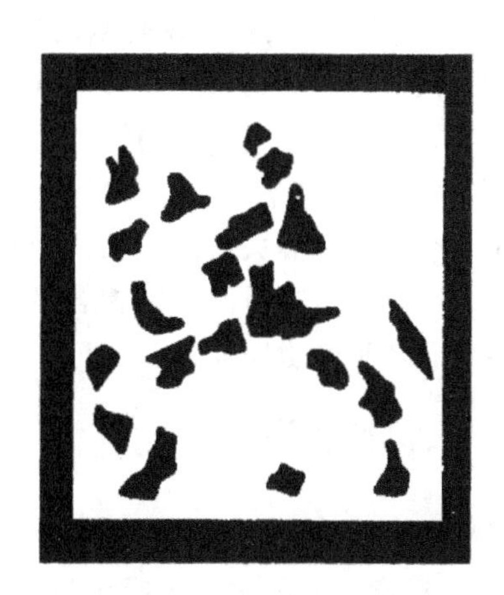

图 2-5 知觉的理解性

（4）知觉的恒常性：在一定范围内，当知觉的条件或对象发生变化的时候，而知觉的映像仍保持不变，这就是知觉的恒常性。

知觉的恒常性以经验、知识、对比为基础。从不同角度、距离、光线条件下知觉事物时，尽管感觉信息发生改变，但如果是熟悉的事物，仍可维持恒常的知觉映像。视知觉的恒常性最明显。例如：看一个人的个头高矮，远近距离不同，透射到视网膜上的视像大小相差很大，但我们却能认为他的高矮没变，仍能按他实际大小来知觉，这就是大小恒常性。在视知觉中还有颜色、形状、亮度恒常性。

3. 知觉的分类

根据事物的空间特性、时空特性和运动特性的不同，可以把知觉分为三种。

（1）空间知觉：对物体的形状、大小、远近、方位等空间特征的知觉。它包括形状知觉、大小知觉、距离知觉和方位知觉等，是多种感受器协同活动的结果。上下台阶、穿越马路、驾驶汽车等，无一不依靠空间知觉的判断。

（2）时间知觉：对客观事物的顺序性和延续性的反映。时间知觉的信息线索主要来自自然界周期性的变化和人体自身生理、心理的节律性变化。

(3) 运动知觉:个体对物体空间移动以及速度的反映。通过运动知觉,人们可以分辨物体是运动还是静止,以及运动的快慢。运动知觉是多种感官协同活动的结果,参与运动知觉的有视觉、动觉、平衡觉,其中视觉的作用非常重要。

(三) 感知障碍

1. 概念 感觉和知觉发生异常变化或明显失常,统称为感知障碍。一般情况下,感知障碍的出现常是一些疾病的症状,尤以神经精神疾病多见。感知障碍对个体的情绪和行为有很大的影响,严重者可产生惊恐、拒食,伤人或自杀。

2. 感知障碍的类型

(1) 错觉:指歪曲的知觉,也就是把实际存在的事物歪曲地感知为与实际事物不相符的事物。各种感、知觉中都存在着错觉,其中视错觉表现得最明显。例如:“杯弓蛇影”“草木皆兵”就属于视错觉。一方面,我们要学会避免错觉,另一方面,错觉对人的认识和实践也会产生有利的影响,如可将错觉规律在艺术、军事、体育等各个领域加以应用。

(2) 幻觉:指没有外界刺激的情况下产生的虚幻的知觉。幻觉由于其主观感受逼真生动,可引起愤怒、忧伤、惊恐、攻击等情绪和行为。幻觉可见于健康者,例如似睡非睡时出现幻视或幻听,暗示产生的幻觉等,但幻觉大多是病理性的。

(3) 感觉综合障碍:指对客观事物能够认识,但对其部分属性,如大小比例、形状结构或时间空间的动静关系产生错误的知觉体验。主要包括空间知觉综合障碍,如事物变大或变小、变形或错位;时间知觉综合障碍,如觉得时间“瞬间而逝”或“停滞不前”;运动知觉综合障碍和体型知觉障碍。

二、记忆和注意

(一) 记忆

1. 概念 人脑对过去经历过的事物的反映。运用信息加工的术语表述,记忆就是人脑对外界信息的编码、存储和提取的过程。记忆与学习密切相关。

人在实践活动中,曾感知过的事物,思考过的问题,体验过的情感,做过的动作在人脑中会留下不同程度的印象,其中有很大一部分经大脑加工改造成为知识经验和形式,被保留下来,以后在一定的条件下,这些保留下来的经验,会在头脑中重新反映出来,参加到以后的心理活动之中。因此,记忆对保证人的正常生活起着重要作用,使人能积累经验,更好地适应环境。

2. 记忆过程 记忆是一个复杂的心理过程,它是在一定的时间内展开的,包括识记、保持、再认或回忆三个环节。

(1) 识记:记忆的第一步,是获得事物的印象并成为经验的过程。

根据目的性和努力程度将识记分为两种。①无意识记,是指没有明确目的,不需要意志努力的识记过程——如人的日常生活经验的积累。②有意识记,是指个体有目的,需要意志努力的识记过程。

根据是否理解识记内容将识记分为两种。①机械识记,依据材料的外在联系所进行的识记,即死记硬背,如人名、地名、年代及多数幼儿对古诗词的记忆。②意义识记,依据材料的内在联系所进行的识记。

(2) 保持:识记材料在头脑中的储存和巩固的过程,是认识的中心环节。

(3) 再认或回忆:对储存的信息提取的过程。这一过程是衡量记忆巩固程度的重要指标。

再认:过去感知过的事物再度出现时仍能认识。回忆:过去感知过的事物不在眼前,能在头脑中重新出现的过程。

知识链接

案件审判中的目击者证言——法律中的记忆问题

在法庭对案件的审判中,许多情况下法官和陪审团都是依照目击证人的证词来进行判断的。大家普遍相信目击证人的证词是正确和可靠的。但是,孟斯特伯格(Munsterberg,1927)发现,对同一件事情不同的目击者会有不同的描述,由此他对案件中证人证词的可信度表示了忧虑。有关的研究证实了孟斯特伯格的担忧,发现,目击者对事件的回忆会因为提问方式的不同而有很大的差异。例如,在一项研究(Lofus. Ketcham,1991)中,让被试看一部关于一起撞车事故的影片,然后要求被试对事故中车辆的行驶速度作出判断。结果发现,当问题是"车辆在冲撞时的速度是多少"时,被试对车速的判断超过 65 km/h;而当问题是"车辆在接触时的速度是多少"时,被试对车速的判断只有 50 km/h。一周之后,主试要求被试回忆在事故中车窗是否被撞碎了,而事实上在影片中的车窗玻璃并没有被撞碎。结果是,以"冲撞"字眼被提问的被试中有 33%的人回忆说车窗玻璃被撞碎了,而在以"接触"字眼被提问的被试中,比例只有 14%。显然,在提问时不同的字眼改变了被试对目击事件的记忆。

在心理学家看来,这个研究可以帮助我们进一步深入地了解人类的行为;而在司法人员看来,它会对目击证人证词的法律效力提出疑问,并进而对司法公正问题产生深远的影响。

3. 记忆的分类 由于记忆参与到人的一切活动之中,所以记忆表现的形式也是多种多样的。可从不同角度进行分类。根据记忆内容保持时间的长短,可以把记忆分为瞬时记忆、短时记忆和长时记忆。

(1) 瞬时记忆:指刺激物停止作用后,它的映像在头脑中持续一瞬间就消失的记忆,也称感觉记忆或感觉登记。

特点如下。一是具有鲜明的形象性:瞬时记忆储存的信息没有经过任何处理,以感觉痕迹的形式存在,形象非常鲜明。二是保持时间很短:图像信息储存的时间为 0.25~1 s,声像信息储存的时间为 2~4 s。如果不加以注意很快就会消失,如果受到注意,就会转入短时记忆。三是容信息量较大:一般来讲,凡是进入感觉通道的信息都可以被登记,其容量是较大的。凡是接触的事物都能形成瞬时记忆,真正转入较长的时间的记忆数量很少,只有那些具有重要意义的瞬时记忆材料,经筛选后才能转入短时记忆。

(2) 短时记忆:指一次经验之后,在头脑中能保持 1 min 之内的记忆,也称为操作记忆或工作记忆。

特点如下。①容量有限，一般为7±2个组块，每个组块以个人的经验组织体系为转移，可以是一个字，一个词甚至一段话，可以是一个动作。所以，短时记忆的容量是指组块，而不是指绝对的信息输入数量。②保持时间有限，在1 min之内，一般为15～30 s。③易受干扰，不易恢复。任何性质的分心都能引起短时记忆的损失。

(3) 长时记忆：指信息储存超过1 min以上直到许多年，甚至保持终生的记忆，也称永久记忆。长时记忆的编码方式主要是语义编码，其内容一部分是由短时记忆经过复述而转入长时记忆的，一部分是由于印象深刻，一次即进入长时记忆。长时记忆的特点为：容量无限，信息保持的时间长，是按照小时、日、月、年计算的，最长可以保持终生。总之，记忆程序是信息从感觉记忆经注意进入短时记忆，并经过复述和编码转入长时记忆。长时记忆是对信息更高水平的编码加工和储存。当需要时，信息从长时记忆提取出来，首先回到短时记忆并被人意识到，这就是再认或回忆。

4. 记忆的品质 人与人的记忆力是有差异的。一个人记忆力的强弱，主要是通过记忆品质的优劣来衡量。记忆的品质主要表现在四个方面。

(1) 记忆的敏捷性：指记忆速度的快慢。每个人记忆的敏捷性是有差别的。

(2) 记忆的持久性：指记忆内容保持时间的长短。记忆的持久性也存在个别差异，在相同的时间、条件下，识记相同的毫无意义的材料，不同的人保持的时间是不同的，存在很大差别。

(3) 记忆的准确性：指对记忆内容提取的正确度，它是记忆的一个重要品质。

(4) 记忆的准备性：指从记忆内容中及时提取所需要内容的能力。具有较高准备性的人，能在需要时及时从记忆内容中提取所需内容，并加以运用。

知识链接

记忆与临床护理工作

护理人员应该具有良好的记忆品质，护士对这4种记忆品质都应当加强培养，但按职业性质的要求，更需要具备记忆的准确性。理由如下。①护士需要严格执行医嘱、打针、发药、测体温、量脉搏等。每项任务都必须量化而且要求准确。若一旦记忆不准确，数量出差错，轻则贻误病情，重则造成严重责任事故。②护士面对许多患者，由于患者的流动性及其病情不断变化，护理计划需要经常变更，药品种类及数量也时常调整。若一旦相互混淆，前后泛化，可酿成不堪设想的后果。所以，护士要做到准确、安全地护理，减少和避免差错，必须提高记忆的准确性。

5. 遗忘

记忆保持的最大变化是遗忘。遗忘和保持是矛盾的两个方面。记忆的内容不能保持或者提取时有困难就是遗忘。

(1) 遗忘的概念：对识记过的客观事物不能再认和回忆或错误地再认和回忆。遗忘有两种类型：不重复学习，永远不能再认和回忆叫永久性遗忘；一时不能再认或回忆，但在适当条件下记忆还可恢复叫暂时性遗忘。

(2) 遗忘的规律:①遗忘速度与时间有关:德国心理学家艾宾浩斯对遗忘现象作了系统的研究,他根据实验所得数据绘制了一条曲线,叫艾宾浩斯遗忘曲线(图 2-6)。此曲线表明了遗忘发展的一般规律:遗忘的进程是不均衡的,在识记后最初时间内遗忘速度很快,以后逐渐缓慢,到了相当时间,几乎不再遗忘了,即遗忘的发展是“先快后慢”的规律。根据这个规律,为了防止遗忘,最好的方法就是组织有效的复习。②遗忘因材料的数量性质而异:遗忘的速度与识记材料的多少成正比,材料越多,遗忘越快。无意义材料比有意义材料遗忘更多。③遗忘具有选择性:与个体的兴趣、爱好和需要有关系的识记材料不容易被遗忘。遗忘还与记忆者的情绪状态、社会环境和是否主动参与等因素有关。

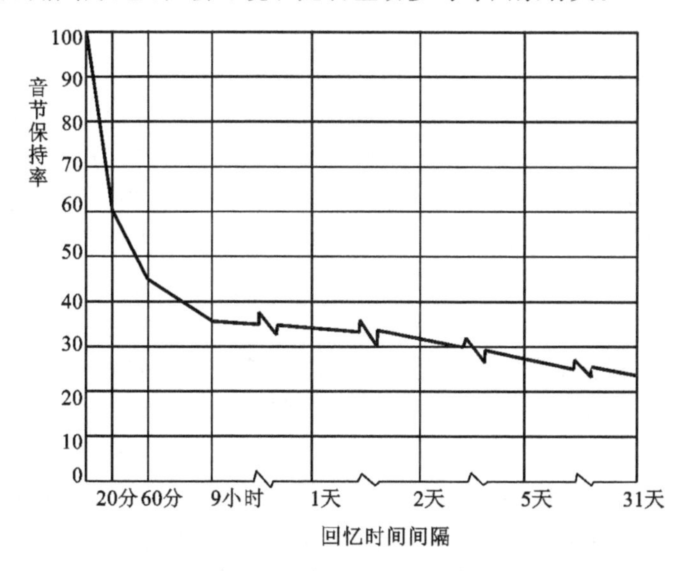

图 2-6 艾宾浩斯遗忘曲线

(3) 增强记忆,抵制遗忘的方法:①及时复习,经常复习。②分散复习:研究表明,集中复习不如分散复习的效果好。复习两门以上的功课,在时间上不应过于集中,期间要有短暂的休息;要做到“学而时习之”,以平时分散复习为主,再辅以阶段性复习。③尝试回忆与反复阅读相结合,单纯重复的识记效果差。④复习形式多样化,通过眼、耳、口、手并用的学习方法,看、听、读、写相结合,以增加接收信息的通道,可以有效地加强记忆。⑤情绪要愉快。⑥合理营养,保持身心健康。⑦合理安排时间。⑧讲究科学用脑,保持清醒的头脑是提高记忆力的重要条件,要劳逸结合。

(二) 注意

1. 注意的概念 注意是人的心理活动对一定对象的指向和集中。人在同一时间内不能感知环境中的所有对象,也不可能再现记忆中的所有事物,心理活动总是有选择地指向有关的对象。注意的核心在于人对输入的刺激信息进行有选择的加工分析并忽略无关的刺激信息。注意本身不是一个独立的心理过程,而是一种伴随心理过程的意识状态。没有注意的参与,任何心理活动都难以顺利进行。

2. 注意的基本特征

(1) 指向性:指人的心理活动选择了某个对象而忽略了其余对象,实际上是对心理活动的对象所作的一个选择和朝向。指向性不同,人们从外界接受的信息也不同。

(2) 集中性:指注意时的心理活动或精神的紧张程度。当心理活动或意识指向某个对象的时候,它就会在这个对象上集中起来,即全神贯注起来,这就是注意的集中性。例如,医生在做复杂的外科手术时,他的注意力高度集中在患者的病患部位和自己的手术动作上,与手术无关的其他人和物,便排除在他的意识中心之外。注意的指向性和集中性是密不可分的。

3. 注意的分类

根据有无目的以及是否需要意志努力,可以将注意分成无意注意、有意注意和有意后注意。

(1) 无意注意:又称不随意注意,是指没有预定目的,也无须意志努力的注意,是一种被动的注意。如大街上突然想起的警车或救护车尖锐的叫声所引起的注意。

(2) 有意注意:又称随意注意,是指有预定目的的,需要一定意志努力的注意。它是注意的一种积极、主动的形式。例如,学生上课、工人做工等。有意注意主要受意识控制与调节,它与心理活动的任务、目的、个人的人格特征,意志品质及意识水平有关;有意注意是学习、工作所必需的,但长时间的有意注意会使人感到疲劳、注意力分散。

(3) 有意后注意:又称随意后注意,是指有预定目的,但无须太多意志努力的注意。例如,熟练地骑自行车、织毛衣等活动中的注意。它同时具有无意注意和有意注意的某些特征。有意后注意是在有意注意的基础上发展起来的,其有高度的稳定性,是人类从事创造性活动的必要条件。培养有意后注意关键在于发展对活动本身的直接情趣。

4. 注意的基本品质

(1) 注意的广度:又称注意的范围,是指一个人在单位时间内能注意的对象的数量。注意的广度受知觉对象的特点的影响,知觉对象越集中、排列越有规律,越能成为相互联系的整体,注意范围就越广。另外,个体的知识经验、活动任务、情绪与兴趣状态也影响注意的广度。

(2) 注意的稳定性:又称注意的持久性,是指注意能较长时间保持在感受某种事物或从事某项活动的特性。保持的时间越长,表明注意的稳定性越好。注意集中时间长短与个体差异、兴趣和状态有关,同时与训练有关。

一般人集中注意的时间为10 min左右,但经过严格训练的外科医生可以集中注意在手术部分达数小时之久。同注意稳定性相反的心理状态是注意的分散,也叫分心,它由无关刺激的干扰或由单调刺激长期作用所引起。

(3) 注意的分配:指在同一时间内,将注意指向两种或两种以上活动或对象上。注意分配的条件是在同时从事两种以上动作时,必须有一种达到熟练程度。例如,驾驶汽车时,驾驶员对车的操作是熟悉的,因此注意路况就是注意的中心。

(4) 注意的转移:指根据一定的目的,主动地把注意从一个对象转移到另一个对象。例如:学习时边听课边记笔记;医生一面倾听患者诉说病情,一面对患者进行观察或体格检查等。注意分配能力是可以通过训练提高的,对驾驶员、飞行员、乐队指挥、教师工作都是十分需要的。

知识链接

注意与临床护理工作

护理工作千头万绪，患者病情又变化多端，所以职业要求护士具备注意的全部优秀品质，护士只有具备注意的稳定性，才能沉着、稳定，长时间地为患者做某项护理操作；只有具备注意的广阔性（即注意广度，）才能“眼观六路、耳听八方”，把繁杂的工作内容“尽收眼底”，做到心中有数；只有具备注意的集中性，才能聚精会神地做某项护理操作而不被其他信息干扰而分心；只有注意分配的能力强，才能对患者边处置、边观察、边思考、边谈话，体现整体护理。在注意的优良品质中，最重要的是“注意”的灵活性。护理工作头绪多、紧急情况多、意外事情多，经常需要在有限时间内从一项工作转向另一项工作，要做到每项工作之间清清楚楚、准确无误和互不干扰，就靠注意的高度灵活性。

三、思维与想象

（一）思维（thinking）

1. 思维的概念 思维是人脑对客观现实概括的、间接的反映，是认识的高级形式。它能揭示事物的本质特征和内部联系，并主要表现在概念形成和问题解决的活动中。

间接性和概括性是思维的主要特征。间接性是指人们凭借已有知识经验和其他事物媒介，间接地理解或把握事物的本质。例如医生依据患者的叙述，借助各种仪器的检查，利用学习过的医学知识对疾病所进行的诊断，就表现了思维的间接性。概括性包含有两层意思。一是指对同一类事物共同的、本质的特征的概括；二是对事物间规律性的内在联系的认识。例如，严重腹水的患者一般都有移动性浊音，这是医生对严重腹水和移动性浊音之间规律性联系的认识。一切科学的概念、定理、法则等都是概括地认识事物的结果。

2. 思维的分类

（1）根据解决问题的方式分类：①动作思维：以实际动作或操作来解决具体问题的思维。例如，修理机器要依靠实际动作来解决。②形象思维：指凭借事物的具体形象和表象的联想进行的思维。如解答“一个正方形锯掉一个角，还剩几个角?”这个问题时，人的头脑中往往会想象一个正方形，并呈现正方形锯掉一个角后的表象。③抽象思维：又称逻辑思维，以概念、判断和推理的形式进行的思维。例如，人们运用符号、定理、定律来演算数学题。

（2）根据思维的指向性分类：①聚合思维：也称求同思维，是指把解决问题所提供的各种信息聚合起来得出一个正确答案的思维。②发散思维：也称求异思维，是指解决一个问题时，根据提供的信息向不同的方向进行扩散，去探索符合条件的多种答案的思维。

（3）根据思维的创新程度分类：①常规思维：是用常规的方法和现成的程序解决问题的思维。②创新性思维：是指在思维过程中，在头脑中重新组织已有的知识经验，以全新的方案和程序来解决问题的思维。

3. 思维的过程 即在头脑中对事物进行分析、综合、比较、抽象、概括的过程。

(1) 分析与综合：分析是在头脑中把事物的整体分解为各个部分或各个属性的过程。例如，把一篇文章分解为段落、句子和词汇等。综合是把事物的各个部分、各个特征和各种属性综合起来进行整体认识的思维过程。分析和综合是思维过程中不可分割的部分。

(2) 分类与比较：分类是按事物的不同原理进行区别归类。比较是把各种事物和现象加以对比，确定它们的相同点、不同点及其关系。

(3) 抽象与概括：抽象是在头脑中抽出事物的共同特征、本质属性、舍弃个别特征、非本质属性的思维过程。例如，人们从手表、座钟、电子钟等对象中，抽取出它们的共同的、本质的特征即计时工具，舍弃它们非本质特征如不同的大小、形状等。概括是把事物的共同的本质的特征综合起来，推广运用到事物中去的思维过程。

4. 思维与语言 人类思维最主要的特点就在于使用语言。思维的间接性和概括性是凭借语言得以实现的。而语言的存在又离不开思维的作用，语言的意义就是思维的内容。

5. 解决问题的思维过程 思维是由现实存在的问题引起的，从发现问题到解决问题一般要经历4个阶段。

(1) 发现问题：解决问题首先必须发现问题，能否发现有价值的问题，取决于以下因素。①个体的活动积极性；②个体的态度；③个体的兴趣、爱好和求知欲；④主体的知识经验。

(2) 分析问题：对问题进行原因、性质的分析，找出问题的关键所在。分析越透彻越有利于解决问题。分析问题同样与个体的知识经验有关，知识经验越丰富，在分析问题时就越容易抓住问题的实质。

(3) 提出假设：提出解决问题的方案、策略，确定解决问题的原则、方法和途径。

(4) 检验假设：在多次实验或实践中获得了成功，问题得到了解决，就证明假设的正确性，反之，证明是错误的，重新提出假设。以上是解决问题的几个阶段。这些阶段不是简单地直线式进行的，而是其间有反复、有波折、有重叠。

6. 影响解决问题的心理因素 影响解决问题的因素有许多，如问题的性质、环境条件、力等。个体的心理因素对问题的解决也有重要影响。主要如下。

(1) 迁移：指已掌握的知识经验和技能对解决新问题的影响。这种影响可以是积极的，有利于问题的解决，称之为正迁移。例如：数学掌握得好，将有利于物理的学习。反之，迁移也可以是消极的，不利于问题的解决，称为负迁移。例如，已掌握的汉语语法对初学英语的人常有干扰作用。一般而言，知识经验越丰富，概括水平越高，新旧情境间共同的因素越多，越易于把知识经验迁移到解决新问题的情景中去，促使问题解决，产生正迁移；相反，知识经验片面，概括水平低或使用不当，会妨碍问题的解决或把解决问题的思路引向歧途，导致负迁移产生。

(2) 定势：指在过去经验的影响下，解决相似的新问题时的心理活动倾向性。这种倾向性有时有利于问题的解决，有时妨碍问题的解决。在条件变化不大时，定势对解决类似问题具有积极的作用。但因定势的先入为主使人戴上有色眼镜，对创造性地解决问题起着消极的作用。

(3) 动机强度：动机过弱不能激起解决问题的积极性。在一定范围内，动机增强，解决问题的效率也随之增加，但当动机过强时，会给个体造成很大的心理压力，易出现情绪紧张、注意力涣散、思维紊乱等，反而抑制思维活动，降低解决问题的成效。由此可见，适中的动机强度最有利于问题的解决。

(4) 功能固着：人们习惯于看到某个物体的通常功能和用途，而难以看出此物体的其他新功能和用途，因而影响了问题的解决。例如，砖的主要功能是建筑功能，但是，我们还可以利用它来做武器、画笔、重锤等。功能固着影响人的思维，不利于新假设的提出和问题的解决。

(5) 个性：人的个性特征对问题的解决具有直接的影响。一般而言，理智型、独立型性格的人比情绪型、顺从型性格的人能更好地解决问题；意志坚强、情绪稳定的人比意志薄弱、情绪不稳的人更容易解决问题；一个勤奋好学、兴趣广泛、勇于探索的人比懒惰成性、兴趣索然、墨守成规的人能解决更多的问题。

（二）想象

1. 想象的概念 想象是人们对大脑中已有的表象进行加工改造而创造出新形象的心理过程。表象是人脑对以前感知过的事物不在眼前时在头脑中再现出来的形象。例如，我们读了"天苍苍，野茫茫，风吹草低见牛羊"的诗句，头脑中便会浮现出草原牧区的美丽景观。想象的源泉和内容都来自客观现实，是人脑对客观现实反映的一种形式。

2. 想象的功能 ①想象具有预见的作用。它能预见活动的结果，指导人们活动进行的方向。②想象具有对认识的补充作用。当认识对象的客观信息不足或很难直接感知认识对象时，想象可以弥补对对象的认识的不足。③想象具有对情绪的调节作用。例如一个常常受欺负的孩子，会因为自己在想象中战胜了对手而笑出声来。④想象具有代替作用。当人们的某些需要不能实际得到满足时，可以利用想象的方式得到满足或实现。在网络游戏中，儿童凭借着想象来满足自己的多种需要。

3. 想象的种类

(1) 无意想象：指一种没有预定目的、不自觉的想象。例如：人们看到月亮会联想到嫦娥、玉兔。无意想象是最简单、低级的想象，具有情境性、随意性。

(2) 有意想象：指根据一定目的、自觉进行的想象活动。例如，作者笔下栩栩如生的人物。有意想象可分为再造想象、创造想象和幻想。再造想象是根据语言的描述或图样的示意，在人脑中形成新形象的过程。创造想象是根据一定的目的和任务，不依据现成的描述而独立创造新形象的过程。例如，工程师对新产品、新工具设计时的想象。幻想是创造想象的一种特殊形式，是与个人愿望相联系的，并指向未来事物的想象。

（崔 清）

第二节 情感与意志过程

一、情绪与情感的过程

人在认识和改造客观世界的实践活动中，以及在人与人的交往过程中，必然接触到自

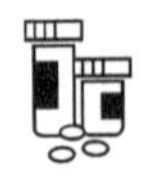

然界和社会中的各种对象和现象,也会遇到得失、顺逆、荣辱、美丑等各种情景,从而产生喜、怒、哀、乐、爱、恨等情绪、情感体验。

(一) 情绪和情感的概述

1. 情绪和情感的概念 情绪和情感(emotion and affection)是指人们对客观事物是否符合自己需要的态度的体验,是客观事物与人的需要之间关系的反映。这一概念包括三层含义。①客观事物是产生情绪、情感的来源。任何情绪、情感都不是自发的,而是由某种事物引起的。引起情绪、情感的客观事物包括发生在主体周围的人及事,也包括主体自身的生理状态等。②情绪、情感的产生是以客观事物是否满足主体的需要为中介。情绪、情感是由客观事物引起,但客观事物本身不直接决定情绪、情感,它对情绪、情感的决定作用以需要为中介。当客观事物满足了人的需要时,就会引起快乐、满意等积极肯定的情绪、情感;当客观事物不能满足人的需要时,会引起生气、苦闷、不满、憎恨等否定消极的情绪、情感;当客观事物只能部分满足需要时,就会产生喜忧参半、百感交集、啼笑皆非等多种情绪、情感交织的情况。③情绪、情感不是态度本身,而是一种主观的态度体验。

2. 情绪与情感的区别与联系 情绪和情感是既有区别又有联系的两个概念。①情绪代表了感情的种系发展的原始方面,它通常是在有机体的生物需要是否获得满足的情况下产生的,所以情绪的概念可用于动物和人。情绪具有情景性、激动性和暂时性,并伴随明显的外部表现,例如,狂喜时手舞足蹈,愤怒时咬牙切齿等。②情感是人类所特有的与社会性需要相联系的体验,反映着人们的社会关系和社会生活状况,并对人的社会行为起着积极或消极的作用。它是在人类社会的历史发展进程中产生的,与社会需要是否满足相联系。它具有稳定性、深刻性和持久性,是人格结构或道德品质的重要成分之一。责任感、自豪感、耻辱感、美感、求知欲等都是情感。③情绪和情感虽然有区别,但事实上很难将二者截然分开,情绪和情感总是彼此依存、相互交融的,稳定的情感是在情绪的基础上发展起来的,同时又通过情绪反应得以表达;情绪的变化往往反映情感的深度,在情绪发生过程中,常常蕴含着情感。

3. 情绪与情感的维度与两极性 情绪的维度是指情绪所固有的某些特征,主要指情绪的动力性、激动性、强度和紧张度等方面。这些特征的变化幅度又具有两极性,每个特征都存在两种对立的状态。

(1) 从性质上看,有肯定的情绪与情感和否定的情绪与情感。需要得到满足时产生肯定的情绪与情感,如高兴、满意、爱慕、欢喜等;人们的需要不能得到满足时则产生否定的情绪与情感,如烦恼、不满意、憎恨、忧愁等。肯定的情绪与情感可提高人们的活动能力。否定的情绪与情感是消极、减力的,会降低人们的活动能力。

(2) 从强度上看,各类情绪、情感的强弱不一样。例如,从微弱的不安到激动,从愉快到狂喜,从微愠到狂怒,从好感到酷爱等。在强弱之间又有各种不同的程度。例如,从好感到酷爱的发展过程是:好感—喜欢—爱慕—热爱—酷爱。情绪与情感的强度取决于引起情绪与情感的事件对人的意义大小,也与个人的既定目的和动机能否实现有关。

(3) 在紧张度上,情绪有紧张和轻松之别。紧张和轻松往往发生在人的活动最关键的时刻。紧张程度既取决于当时情景的紧迫性,也取决于人的应变能力及心理准备状态。通常紧张状态可导致人们的积极行动,但过度紧张则会令人不知所措,甚至使人的精神瓦解、行动终止。

（二）情绪和情感的类别

1. 基本的情绪形式 基本情绪又称原始情绪，是人和动物共有的与本能活动相联系的情绪，包括四种基本类型。

(1) 快乐：指个体的需要得到满足时产生的情绪体验。快乐的程度取决于需要满足的程度。从程度上看，快乐又分为满意、愉快、欢乐、狂喜等。

(2) 愤怒：指个体需要受到外界干扰而产生的情绪体验。愤怒的程度取决于干扰的程度、次数及方式并受个性心理影响。愤怒按照程度不同可分为不满、愠怒、大怒、暴怒等。

(3) 悲哀：指需要的对象遗失、破裂或幻灭时所产生的情绪体验。悲哀的程度取决于需要对象的价值。根据程度不同，悲哀可分为遗憾、失望、难过、悲伤、极度哀痛等。

(4) 恐惧：指个体为了摆脱某种危险情境的需要而又无能为力时产生的情绪体验。引起恐惧的刺激因素是多方面的，但关键因素还是主体自身缺乏处理危险情境的能力。恐惧又分为惊讶、害怕、惊骇、恐怖等。

知识链接

色彩对情绪的影响

色彩对人们的心理活动有着重要的影响，特别是和情绪有着非常密切的关系，现实生活中，人们都在自觉或不自觉地利用色彩来影响和控制情绪。

1. 红色 红色像火和血一样给人带来这些感觉：刺激、热情、积极、奔放和力量，还有庄严、肃穆、喜气和幸福等等。

2. 黄色 像阳光和金属的光泽，它具有最高的亮度，给人以光明和希望的感觉。

3. 蓝色 是天空和大海的颜色，使人感到悠远、空虚、宁静、深奥。

4. 橙色 使人想到火光和水果，令人感到温暖和快乐，产生力量，振奋精神。

5. 绿色 是自然界中草原和森林的颜色，有生命永久、理想、年轻、安全、新鲜、和平之意，给人以清凉之感。

6. 青色 表示沉静、冷淡、理智、未成熟。

7. 紫色 给人以庄严、高贵、孤独、优美的感觉。

2. 情绪状态 情绪状态指在某种事件或情景的影响下，一定时间内所产生的激动不安状态。其中最典型的情绪状态有心境、激情和应激三种。

(1) 心境：指比较平静而持久的情绪状态。心境具有弥漫性，它不是关于某一事物的特定体验，而是以同样的态度体验对待一切事物。

心境的持续时间有很大差别，依赖于引起心境的环境和主体的人格特点。一般情况下，重大事件所致心境的持续时间较长，如失去亲人可使人产生较长时间的郁闷心境。同样，一个人取得重大成功，一段时期内会处于积极、愉快的心境中。人格特征也影响心境的持续时间，同一事件对有的人心境影响较小，而对另外一些人影响较大，前者事过境迁，而后者耿耿于怀，这都与人的气质、性格有关系。

(2) 激情:指一种强烈的、具有暴发性、为时短暂的情绪状态。激情通常由对个人具重大意义的事件引起,如重大成功后的狂喜,惨遭失败后的绝望,亲人猝死所致极度悲愤,突如其来的危险造成的异常恐惧等,都是激情状态。

激情状态往往伴随生理变化和明显的外部行为表现,例如:盛怒时全身肌肉紧张,双目怒视,怒发冲冠,咬牙切齿,紧握双拳等;狂喜时眉开眼笑,手舞足蹈;极度恐惧、悲痛和愤怒可导致精神衰竭、晕倒、发呆,甚至出现激情休克现象,有时表现为过度兴奋、言语紊乱、动作失调。

激情状态下,人往往出现"意识狭窄"现象,即认识活动的范围缩小,理智分析能力受到抑制,控制能力减弱,进而使人的行为失去控制,做出鲁莽的行为或动作。

激情具有积极和消极的两极性。积极的激情可促进个体工作积极性,如神舟六号成功发射时国人兴高采烈的爱国主义情感,是激励人上进的强大动力;消极的激情则不利于个体健康。

(3) 应激:指人对某种意外的环境刺激做出的适应性反应。应激状态的产生与人们面临的情境及对自己的能力估计有关,当情境对他提出过高要求,而他意识到自己无力应付当前情境时,就会体验到紧张而处于应激状态。人在应激状态下,会引起一系列生物性反应,如肌肉紧张度、血压、心率、呼吸及腺体活动的明显变化。适当的应激有助于人们适应急剧变化的环境刺激,维护机体功能的完整性;而过强或过久的应激可能引起生理心理障碍或导致心身疾病。

(三) 情绪的外部表现和生理变化

1. 情绪的外部表现 情绪和情感本是一种内部的主观体验,当这种体验发生时,又总是伴随着某些外部表现。这种与情绪状态相联系的身体外部变化称为表情。人类的表情具有适应意义,并通过遗传而保存下来。正因为人的表情具有原始的生物学根源,所以,许多最基本的情绪,如喜、怒、悲、惧等原始表情是通见于全人类的。当然,人的表情也存在着不同民族、不同国度的社会性差异。对人类来说,表情已变成社会上通用的表达和交流的符号,成为和语言平行的交流手段。表情可分为面部表情、身段表情、言语表情。

2. 情绪的生理变化 在情绪活动中所发生的内心体验和外部表现,是与神经系统多种水平的功能相联系的。与情绪有关的生理反应是由内分泌系统和自主神经系统所控制,诸如伴随情绪发生的,心跳加快、血压升高、瞳孔扩张、呼吸加速、脸色变化等。

(四) 情绪对健康的影响

情绪对人类健康有极大的影响,可概括为:情绪既能致病,又能治病。不良情绪不仅可直接作用于人的精神活动而导致心理疾病,而且还可通过神经、内分泌、免疫等一系列中介机制,影响人体组织器官的生理功能,甚至引起组织器官的器质性病理改变。健康情绪对促进人体身心健康具有积极的正性作用,保持愉快、乐观的情绪状态,能增强机体抵抗力,更有效地适应环境,减少疾病发生的机会。

任何过度、不适当的情绪都对健康有害,尤其是过度的愤怒、憎恨、忧愁、惊恐、抑郁、焦虑等不良情绪对健康的损害更为明显,使人体产生应激反应,机体某些器官或系统过度活动,激素分泌紊乱,免疫力下降,导致疾病发生。

二、情绪和情感的生理基础

像其他所有的心理过程一样，情绪和情感也是脑的机能，是客观刺激物作用于大脑皮层的结果。

一系列的研究表明，情绪和情感的生理基础是复杂的。概括地说，它是在大脑皮层和皮层下的神经过程协同活动的结果。一般认为，大脑皮层起主导作用，皮层下部位参与情绪反应，皮层部位参与情绪体验和控制着皮层下中枢的活动。

现代生理学的许多研究成果都证明，情绪反应的特点在很大程度上取决于下丘脑、边缘系统、脑干网状结构的机能。下丘脑是自主神经系统的皮层下中枢，它在情绪反应中占有重要地位。

研究证明，下丘脑与快乐反应关系密切。美国的奥尔兹（Olds）等人的实验表明，如果用电极刺激老鼠脑的某些部位，它会以接近每小时 1000 次的频率按压活动杠杆 15～20 h，直至精疲力竭。刺激下丘脑的某部位时，这种反应特别明显。许多心理学家由此推断，在下丘脑里存在着"快乐"中枢。

边缘系统是多机能的综合调节区，它调节着皮层下诸如呼吸、心血管的血压、消化道、瞳孔和排泄等的低级中枢，调节着整个内脏活动，因而是调节着与机体的生理需要相联系的情绪的机构。现已发现，边缘系统中的杏仁核与情绪反应的关系十分密切，切除双侧杏仁核，多半引起凶暴情绪反应的降低。

林斯利（D. B. Lindsly）提出了一种激活学说，以突出网状结构的作用。他认为，从外周感官和内脏组织来的感觉冲动，通过传入神经纤维的侧支进入网状结构，在下丘脑整合与扩散，兴奋间脑的觉醒中枢，激活大脑皮层。这种激活作用包括对情绪的激活，使情感冲突尖锐化。网状结构的激活作用也是产生情绪的必要条件。

研究表明，皮层下各部位的机能与大脑皮层的调节作用是密不可分的。大脑皮层可以抑制皮层下中枢的兴奋，可以控制皮层下中枢的活动。大脑皮层直接控制和调节着人的情绪和情感。

三、情绪和情感的功能

（一）适应功能

情绪和情感是有机体生存、发展和适应环境的重要手段。人们通过情绪和情感所致的生理反应能发动体内能量，使机体处于适宜活动状态，从而适应环境变化。例如，在危险情况下，人的情绪反应使机体处于高度紧张状态，通过自主神经系统和内分泌系统的活动，调动机体能量，可让人进行搏斗，也可呼救而求得他人帮助。社会生活中，表情的发展是情绪和情感的适应功能发展的标志。人们用微笑表示友好，用示威表示反对；人们还可通过察言观色了解对方的情绪状态，以利于决定对策，维护良好的人际关系。这些都是为更好地适应社会需要、求得更好的生存和发展的条件。

婴儿的情绪和情感随着逐渐适应社会环境而发展起来，最初婴儿用哭声告诉大人他身体不适，随着要表达内容的增加、活动范围的扩大，与大人交流的情绪反应也逐渐增加并分化。婴儿学会以主动微笑等情绪反应与大人交流，有利于得到大人的抚爱。

(二) 动机功能

人的各种需要是行为动机的产生基础和主要来源,而情绪和情感是需要得到满足与否的主观体验,它能激励人的行为,改变行为效率,因此情绪和情感具有动机作用。积极情绪状态是行为的积极诱因,可提高行为效率,起正向推动作用;消极情绪状态则起消极诱因作用,可干扰、阻碍人的行动,甚至引发不良行为,起反向推动作用。这表明情绪具有动机的始动作用和指引功能,促使人们追求产生积极情绪的目标、回避导致消极情绪的目标。

(三) 组织功能

情绪和情感对其他心理活动具有组织的作用,它表现在积极的情绪和情感对活动起着协调和促进的作用,消极的情绪和情感对活动起着干扰和破坏的作用。

情绪和情感对记忆的影响有两个方面。一是喜好会影响记忆的效率,人们容易记住喜欢的事物,对不喜欢的事物记忆起来十分吃力;二是记忆的内容可根据情绪进行归类,在某种情绪状态下记住的材料,在同样的情绪状态下也容易回忆起来。

情绪的偏好是影响知觉选择性的因素之一。例如,婴儿喜欢红色、黄色,他们选择玩具时重点是红色、黄色的物品,而对其他的却很少注意。

情绪和情感对行为的影响表现在,当人处于积极的情绪状态时,他容易注意事物美好的一面,态度变得和善,也乐于助人,勇于承担重任;在消极情绪状态下,人看问题容易悲观,懒于追求,但更容易产生攻击性行为。

(四) 信号功能

情绪和情感具有传递信息、沟通思想的功能。情绪和情感都有外部表现,即表情。情绪和情感的信号功能通过表情得以实现,如微笑表示友好、点头表示同意等。表情还与个体的健康状况有关,故医生常把表情作为疾病诊断的指标,中医中“望、闻、问、切”的“望”,即含表情观察。表情既是心理活动的信号,又是言语交流的重要补充手段,在信息交流中发挥重要作用。从发生时间看,表情的交流比言语的交流出现得早。

四、情绪理论

情绪体验同时伴有生理和心理两种过程,情绪理论试图对情绪的生理、心理过程以及相互关系做出系统解释。

(一) 情绪的外周理论

美国心理学家詹姆斯、丹麦生理学家兰格于1884、1885年先后提出了相似的情绪理论,后人称“詹姆斯-兰格理论”。詹姆斯认为,情绪是对身体变化的知觉,即当外界刺激引起身体的变化时,人们对这些变化的知觉便是情绪。照此说法,人并不是因为悲伤而哭、生气而动手打人、害怕而发抖;而正相反,人是因为哭而悲伤、动手打人而生气、发抖而害怕。其理论核心内容是,由环境激起的内脏活动导致了人们所认为的情绪。

兰格强调血管系统变化与情绪发生的关系,他认为自主神经系统的支配作用加强,血管扩张,结果便产生愉快情绪;自主神经系统活动减弱,血管收缩,结果便产生恐怖情绪。詹姆斯、兰格都强调情绪与机体生理变化的关系,强调自主神经系统在情绪发生中的作用,故被称作情绪的外周理论。该理论忽视了中枢神经系统的调节、控制作用,存在一定的片面性。但它最先认识到情绪与机体变化的直接关系，引起人们对情绪机制研究的广泛兴趣，对推动情绪机制的研究具有重要引导作用，在情绪心理学的发展中拥有一定地位。

（二）情绪的丘脑理论

美国心理学家坎农（Walter Cannon）对詹姆斯-兰格的情绪理论提出了很多质疑：①各种情绪状态下机体的生理变化差异较小，无法以生理变化对复杂多样的情绪作区分；②由自主神经系统支配的机体生理变化较迟缓，无法适应情绪的丰富变化；③机体的生理变化可由药物引起，但药物不能造出某一特定情绪。1927 年坎农根据许多实验结果提出情绪的生理机制在中枢神经系统的丘脑，而不在外周。坎农认为，激发情绪的刺激由丘脑进行信息加工后，产生的神经冲动向上传至大脑皮质，引起情绪的主观体验；向下传至交感神经系统，引起机体的生理反应，所以生理反应和情绪体验是同时发生的。1934 年巴德扩展了坎农的丘脑情绪理论，故人们通常把他俩的观点合称为坎农-巴德理论。丘脑学说存在着历史局限性，它忽视了外周变化的意义以及大脑皮质对情绪发生的作用。

（三）情绪的行为理论

行为主义将情绪视为在强化刺激和复杂经典性条件作用中习得的行为模式。1929 年华生提出了第一个行为主义情绪理论。他强调"情绪是一种遗传反应模式"，并认为抚摸等刺激是婴儿产生情绪的强化条件，有了这些条件，婴儿才逐渐学会了微笑等情绪反应。华生设想有三种基本情绪反应：恐惧、愤怒和爱。其情绪理论与实验研究为后来建立完整的行为主义情绪概念奠定了基础。

继华生之后，1933 年哈洛和斯塔格纳提出人类存在着先天无差别的基本情感，这些无条件的感情反应是情绪产生的根源。原始感情反应在外部环境接触中受到多种联系的奖、惩，由此学习形成了各种情绪，这种社会学习又受到神经中枢的调节。

情绪的行为理论是以外部刺激引起行为习得的角度理解情绪，主要缺点是忽略了主体认知功能的作用。

（四）情绪的认知理论

情绪的认知理论有诸多代表人物，如利文撒尔、阿诺德、拉扎勒斯、沙赫特等。各学说所强调的重点各不相同，但都认为情绪产生是刺激因素、生理因素和认知因素协同活动的结果，以及认知活动在情绪中起着决定性的作用，其中占有重要地位的是沙赫特的理论。

美国心理学家沙赫特（S. Schachter）提出，任何情绪的产生，都是由外界环境刺激、机体生理变化和对环境刺激的认知过程三者相互作用的结果，而认知过程又起着决定作用。1962 年沙赫特和辛格精心设计了证明环境事件、生理状态和认知过程在情绪产生过程中作用的实验。先给 3 组被试大学生注射肾上腺素，使其均处于典型的生理唤醒状态。实验者对 3 组被试者作了不同的说明。①告诉第一组，注射后将出现心悸、手抖、脸发烧等药物的正常反应。②告诉第二组，注射后仅有身体发抖、轻度脚麻的反应。③对第三组被试者不作任何说明。然后将 3 组被试者各分为两部分，让他们分别进入两种实验情境。一种情境能看到滑稽表演，是引人开怀的愉快情境；另一种情境是有人强迫被试者回答烦琐的问题，并强加指责，是惹人发怒的情境。

实际结果显示：第二、第三组被试者在愉快环境中表现出愉快情绪，在愤怒情境中表现出愤怒情绪,而第一组被试者则未表现出“相应”的愉快或愤怒的体验。第二、第三组被试的情绪反应证实了生理唤醒和环境因素的作用,而第一组被试的结果则表明认知因素的决定作用。该实验说明:①情境刺激、生理唤醒和认知因素三者相互作用可引起特定的情绪反应。②认知因素在其中更为重要,起着认知标签的作用。③生理反应对情绪体验不一定是必需的,但能根据个体对情境的认知起始动作用。

20世纪50年代,美国心理学家阿诺德提出情绪的认知评价理论。阿诺德认为,情境刺激必须通过认知评价才能引起一定情绪,同样的刺激情境由于对其估量、评价不同,个体可产生不同的情绪反应。认知评价过程往往以过去的经验和情境刺激对个体的作用为依据,当机体对环境刺激的评估结果为“好”、“坏”或“无关”时,个体分别以趋近、回避或忽视做出具体的情绪反应。老虎可让人恐惧,但关在动物园里的老虎不同于山林中的老虎,不会引起人的恐惧。因为经验告诉人们被铁笼牢牢圈住的老虎无法对人构成威胁,该认知评价决定个体对笼中老虎没有产生恐惧情绪,更多的是好奇与欣赏。

情绪的认知理论既继承了情绪有生物成分和进化价值的观点,又重视社会文化环境、个体经验和人格结构等对情绪的制约作用;它强调情绪受主体认知功能的调节,是一种较全面的理论。

五、意志过程

(一) 概述

意志(will)是人们自觉地确定目标,有意识地支配、调节行为,通过克服困难以实现预定目标的心理过程。意志是人类所特有的一种极其复杂的心理过程,是和人类所独有的第二信号系统的作用分不开的。意志过程和认识过程、情绪与情感过程共同构成了人的心理过程,它们从不同方面反映了心理活动的不同特征,三者之间是相互联系、相互影响的。一方面认识过程是意志活动的前提和基础,认识协助意志确定目的、制订计划、采取克服困难的合理办法,而情绪与情感对意志具有动力作用,表现为情绪与情感既能激发又能阻碍人的意志行为;另一方面意志过程又可以推动认识活动的不断深入,同时意志对情绪与情感具有调节和控制作用。

(二) 意志行动的基本特征

1. 以随意运动为基础 意志行动以随意运动为基础,根据实践的目的去组织、支配和调节一系列的动作,组成复杂的行动,从而实现预定的目的。

2. 与克服困难相联系 目的的确立与实现过程中总会遇到各种困难,所以战胜和克服困难的过程,是意志的核心,也是意志行动的过程。

3. 有自觉目的的行动 意志行动的目的性特征是人与动物的本质区别。人在活动之前,活动的结果已作为行动目的并以观念的形式存在于人脑中。在活动中,方法选择、步骤安排等始终从属于目的,并以预先所确定的目的作标尺评价自己的活动结果。因此,没有目的,就不会有意志行动。

(三) 意志行动的基本过程

人的意志是通过行为表现出来的,受意志支配的行为称为意志行动。意志行动的基本过程包括采取决定阶段和执行决定阶段。采取决定阶段是意志行动的初始阶段，它包括确定行动的目标，选择行动的方法并做出行动的决定；执行决定阶段是意志行动的完成阶段，一方面它要求个体坚持执行预定的目标和计划好的行为程序，另一方面制止和修改那些不利于达到预定目标的行动。只有通过这两个阶段，人的主观目的才能转化为客观结果，主观决定才能转化为实际行动，实现意志行动。

六、意志的品质与培养

（一）意志的品质

意志的品质是指构成人的意志的某些比较稳定的心理特征。意志品质是人格的一个组成部分，它具有明显的个体差异。良好的意志品质是在人生中逐渐形成的，需要从小进行培养和自我锻炼。意志品质主要有以下四个方面。

1. 自觉性 意志的自觉性指行动者能主动支配自己的行动，使其能达到既定目标的心理过程。一个具有自觉性品质的人，在行动中不畏艰险，一往无前。与自觉性相反的是盲从和独断。盲从表现为缺乏主见，行动易受别人影响，所谓的“人云亦云，人行亦行”，正是盲从或受暗示的表现；独断则是不管自己行动的目的能否实现，一意孤行，刚愎自用。二者都是意志品质不良的表现。

2. 坚韧性 意志的坚韧性指人能以充沛精力和百折不挠的精神克服一切困难和挫折，坚决向既定的目标前进的品质。一个人是否坚强，事业的成与败，往往与此意志品质相关。与坚韧性相悖的品质是做事虎头蛇尾、见异思迁、急躁、轻浮、疑虑和执拗等。

3. 果断性 意志的果断性指适时做出决断的意志品质。具有这种意志品质的人，善于分析判断，明察是非，并能迅速正确地做出决定。一个人在特殊场合下能当机立断，敢作敢为，即使面临危险甚至危及生命，也能挺身而出，大义凛然，此即意志果断的表现。与果断性相反的意志品质是优柔寡断和武断。

4. 自制力 自制力是指一种能够自觉地、灵活地控制自己的情绪和动机，约束自己的行动和语言的品质。这种人具有克服懒惰、恐惧、愤怒和失望等干扰因素的能力，善于使自己做与自己愿望不符合的事情，执行已确定的目的和计划。与自制力相对立的是任性和怯懦。易冲动、易激惹、感情用事则是自制力差的表现。

（二）意志品质的培养

1. 树立崇高的理想和志向 理想和志向是一种伟大的推动力量，伟大的毅力为崇高的目的而产生，人们有了正确的理想、信念和人生观，才会在实现和追求的道路上，不畏崎岖和曲折，百折不挠，奋勇前进。

2. 理想与具体实际工作相结合 理想的实现要靠脚踏实地的工作来保证，通过实践工作，克服困难，创造条件及长期努力才能得以实现。

3. 积极参加各种实践活动 人们在实践活动中，从确定目的、制订计划和选择方法，到执行决定、付诸行动，整个过程都有意志的参与。

4. 培养健全的体魄 健康的体魄是做好工作的必要条件，体育锻炼不仅可增强体质，同时也培养人勇敢、坚毅、机智、果断的意志品质和团结友爱的集体主义精神。

5. 加强意志的自我锻炼 在平凡的日常活动中，要特别注意提高自我认识、自我检查、自我监督、自我评价等能力，严格要求自己，积极克服困难，自觉磨练意志。

（陈　彤）

第三节　个性心理特征

个性心理特征是个体在其心理活动中经常地、稳定地表现出来的特征。它包括能力、气质和性格三个重要的组成部分。

一、能力

（一）能力的概念

能力(ability)是直接影响活动效率，保证活动顺利完成所必备的个性心理特征。例如，一位画家所具有的色彩鉴别力、形象记忆力等，都叫能力，这些能力是保证一位画家顺利完成绘画活动的心理条件。

能力有两种含义。一是指已经发展或表现出的实际能力。例如，某人能讲三种外语，会开汽车等。二是指可能发展的潜在能力。研究表明，潜在能力是尚未表现出来的能力，是通过学习或训练后可能发展起来的能力，它只是各种实际能力发展的可能性。潜在能力被认为是实际能力形成的基础和条件，实际能力是潜在能力的展现。实际能力和潜在能力有密切联系。

能力和活动密切相关。一方面，能力在活动中发展并表现在活动之中。如我们只有在一部文艺作品中才能看出作者的观察力、思维能力、创造能力和写作能力，作者的创作能力也只有在他的创作活动中才能不断形成和发展起来。能力存在于活动之中，离开了活动也就无所谓能力。另一方面，从事某种活动必须以某种能力为前提。如进行学习研究活动，必须以记忆力、注意力、感知及抽象概括能力为前提，才能保证学习活动的顺利完成。所以，能力是完成某一活动必备的心理条件。

（二）能力的分类

1. 按能力所表现的活动领域不同分类　可把能力分为一般能力和特殊能力。一般能力是指在任何活动中都必须具备的能力，包括注意力、观察力、记忆力、思维能力、想象力等，也就是人们通常所指的智力。其中思维能力是一般能力的核心，代表着智力发展的水平。

特殊能力也称专业能力，是指在某种专业活动中表现出来的能力，是顺利完成某种专业活动的心理条件。例如，画家的色彩鉴别力、形象记忆力；音乐家区别旋律曲调特点的能力、感受音乐节奏的能力，均属于特殊能力。

一般能力和特殊能力紧密地联系着。一般能力是各种特殊能力形成和发展的基础，一般能力的发展，可以为特殊能力的发展创造有利条件，特殊能力的发展，也会促进一般能力的提高。

2. 按照活动中能力的创造性大小分类　可把能力分为模仿能力和创造能力。模仿能力也称再造能力，是指人们通过观察别人的行为、活动来学习各种知识，然后以相同的方式做出反应的能力。如学习绘画时的临摹，从字帖上仿效别人的书法等都是模仿。

创造能力是指在活动中创造出独特的、新颖的、有社会价值产品的能力。它是成功地完成某种创造性活动所必需的心理条件，如科学发明、工具革新、小说创作、创造性地解决问题等。创造能力有三个特点。①独特性：见解独特，不循常规，能标新立异；②变通性：不受定势的约束，能举一反三，触类旁通，构思新奇灵活；③流畅性：心智活动畅通无阻，能在短时间内产生大量想法，提出多种答案。

创造能力是从模仿能力的基础上发展起来的，人们的活动一般总是先模仿，后创造。模仿是创造的前提和基础，创造是模仿的发展。模仿能力和创造能力又是相互渗透的，模仿能力中包含有创造能力的成分，创造能力中包含着模仿能力的因素。

3. 按照能力的功能分类 可把能力划分为认知能力、操作能力和社会交往能力。认知能力是指人脑加工、储存和提取信息的能力。一般认为观察力、记忆力、注意力、思维力和想象力等都是认知能力。操作能力是指人们有意识调节自己的外部动作以完成各种活动的能力，如艺术表演能力、劳动能力、体育运动能力、实验操作能力等。社交能力是指在人们的社会交往活动中所表现出来的能力，如言语感染力、组织管理能力、决策能力、处理意外事故的能力等。

以上三种能力是相互联系的，操作能力和社交能力是在认知能力的基础上形成和发展起来的；同时，人们在操作和社会活动中，又进一步丰富和发展了认知能力。在有些实践活动中，需要这三种能力有机结合才能使活动顺利进行。

（三）能力与知识技能的关系

1. 能力与知识、技能的区别 能力、知识和技能属于不同的范畴。知识是对人类实践经验的概括和总结，属经验系统。技能是指通过练习而获得的自动化的动作方式和动作系统，它们表现了一个人已经达到的成就水平。而能力是指顺利实现活动的心理条件，它预示着一个人在活动中可能达到的成就水平。

2. 能力与知识、技能的联系 能力与知识、技能有着密切的联系。首先，能力是掌握知识、技能的前提。一个能力强的人较易获得某方面的知识和技能。其次，能力表现在掌握知识、技能的过程中。从一个人掌握知识、技能的速度与质量上可以看出一个人的能力大小。最后，能力是在知识、技能的基础上发展的。人们在掌握知识、技能的过程中，同时也发展了自己的能力。例如，人在观察自然与社会的过程中，发展了观察力；在牢固掌握知识的过程中，发展了良好的记忆力等。

（四）能力的个别差异

个体之间能力的差异，主要表现在：能力类型的差异、能力发展水平的差异、能力表现早晚的差异。

1. 能力类型的差异 能力类型的差异主要表现在知觉、记忆、言语和思维等心理活动方面。在知觉方面，有分析型、综合型、分析综合型三种差异。在记忆方面，有视觉型、运动型、混合型等差异。在言语和思维方面，有形象思维型、抽象思维型、中间型等差异。

2. 能力发展水平的差异 人的智力水平有高低之分，但基本呈常态分布，即智商极高和极低的是少数，绝大多数人的智力处于中等水平。人们通常将儿童的智力发展分为超常、中常、低常三级水平。超常儿童是指智力发展明显地超过同龄儿童的水平，或具有某种特殊才能，能创造性地完成某种或多种活动的儿童。低常儿童是指智力发展明显低于同龄儿童平均水平，并有适应行为障碍的儿童，又称智力落后儿童、弱智儿童或低能儿童。智商在70以下的，都可以称为低常。根据其智力落后的程度，智力低常分为迟钝、智愚和智障三个等级。

3. 能力表现早晚的差异 具体有以下三种类型。①人才早熟。人才早熟也叫能力早期表现或早慧，有些人在童年期就表现出某些方面较高的能力水平。例如，诗人白居易，1岁开始识字，5、6岁就会做诗，9岁时已通声韵；王勃6岁善文辞，10岁能赋，14岁写出了著名的“滕王阁序”。新中国成立以来，发现了不少超常儿童。神童宁铂在2岁半就表现出非凡的能力，5岁上小学，6、7岁时攻读医书，13岁考入中国科技大学少年班，19岁当助教，给研究生上课；奥地利作曲家莫扎特，5岁作曲，6岁主办演奏会，12岁创作大型歌剧；美国控制论的创始人维纳，3岁会阅读，9岁入高中，14岁哈佛大学毕业，19岁获博士学位，成为控制论的创始人。能力的早期表现在音乐、绘画等领域中最为常见。②中年成才。中年是成才和创造发明的最佳年龄阶段。因为中年人年富力强，体格健壮，精力充沛，感知敏锐，少保守。既有较强的抽象思维能力和记忆力，又有较丰富的基础知识、实际经验和强烈的创新意识。诺贝尔奖金获得者获得成果的最佳年龄段是30～50岁，美国心理学家莱曼认为科学家、艺术家、作家成才的最佳年龄是25～40岁。③大器晚成。有的人能力表现较晚，即“大器晚成”。例如，我国著名画家齐白石，40岁才表现出绘画才能；达尔文50岁才开始有研究成果，写出不朽名著《物种起源》；李时珍在61岁才写出巨著《本草纲目》。

（五）能力的形成和培养

1. 能力的形成 研究表明，能力形成与发展主要受以下因素的影响。

(1) 遗传素质：遗传素质是人与生俱来的解剖生理特点，是能力形成与发展的生理基础、自然前提和物质条件，它为能力的形成与发展提供了某种可能性。有了某方面的素质，就有了发展某方面能力的可能性。例如，一个人腿长个子高，为从事跳高运动提供了有利条件；发音器官好为唱歌提供了有利条件，但是遗传素质只为能力的发展提供了可能性，它不能决定一个人能力发展的方向和水平。

(2) 环境与教育：环境与教育是能力形成与发展的客观条件，它决定着能力形成与发展的现实水平。环境与教育对能力的影响，可从下述几个方面加以说明。

①营养。营养是儿童智力发展的重要物质因素。儿童在胚胎期和出生后，大脑和全部神经系统都处在迅速发展时期，因而营养状况直接影响着脑的发育，进而影响智力的发展。胎儿期营养不良，会引起脑神经细胞数量减少，造成智力缺陷。②早期经验。在儿童成长的整个过程中，智力发展的速度是不均衡的。它在早期阶段发展和变化非常迅速，而且对以后的发展影响重大，很可能在一定程度上影响着一个人一生的能力发展水平。教育学家马卡连柯指出：“教育的基础主要是在5岁以前奠定的，它占整个教育过程的90%，在这以后，教育还要继续进行，人进一步成长、开发、结果，而您精心培植的花朵在5岁以前就已绽蕾”。③学校教育。学校教育是指在学校由专门从事教育工作的教师有组织、有计划、有目的进行的一种培养人的社会实践活动。良好的学校教育对儿童能力的发展起着主导作用。因为在教育活动过程中，儿童在掌握知识和技能的同时也就发

展了能力。例如，有些优秀教师要求学生回答问题必须准确、严密、迅速，作业一丝不苟。经过长期训练，学生的思维和言语能力都有明显的提高。“名师出高徒”，也说明了教育、训练对发展能力的重要作用。

(3) 社会实践活动：人的各种能力是在社会实践活动中最终形成的，社会实践活动在儿童智力发展中起着决定作用。恩格斯指出：“人的智力是按照人如何学会改造自然界而发展的”。因此，环境与教育的作用不是机械地、被动地为人所接受，它对人发生作用必须通过人本身的实践，人的能力正是在实践中形成与发展起来的。活动和劳动是能力形成与发展的基本途径。

(4) 个体的主观能动性：能力的发展和提高离不开人的主观努力，离不开人的自觉能动性。因为事物发展的根本原因，不在事物的外部而在事物的内部。外因是变化的条件，内因是变化的根据，外因是通过内因而起作用的。能力的发展也是如此。一个人刻苦努力，积极向上，具有广泛的兴趣和强烈的求知欲，他的能力就可能得到发展。相反，一个人饱食终日、无所用心，工作上没要求，事业上无大志，对周围的一切事物态度冷淡、没兴趣，他的能力就不可能有较好的发展。因此，人的能力发展是与其他心理品质的发展分不开的。

2. 能力的培养

(1) 重视早期教育。瑞士儿童心理学家皮亚杰指出，人的智力发展的关键期是从出生到四岁。许多研究也都表明，学龄前期是儿童智力发展的关键时期。早期教育对儿童智力发展起着极其重要的作用，并且在一定程度上制约着一个人一生能力发展的水平。在大量追踪研究的超常儿童中，绝大多数都有良好的家庭环境，受到较好的早期教育。对 110 名超常儿童家庭早期教育调查发现，70%的儿童在 2～4 岁时便受到有计划的早期教育，平均接受早期教育的年龄是 3～5 岁。

(2) 参加实践活动。人的各种能力是在社会实践活动中形成和发展起来的。从事实践活动，是能力发展的基本途径，实践活动提供了锻炼能力的机会。活动的内容越丰富多样，能力的发展越全面。

(3) 培养学生的兴趣、爱好。人们对某种活动的兴趣和爱好往往是他参与活动的内部动力。兴趣与爱好吸引人们在活动过程中把注意力及全部智力倾注于活动的对象上，从而产生紧张而愉快的情感和积极而坚强的意志力，最终达到提高活动效率、发展相应能力的目的。实践证明，学生对某科目感兴趣，才会迷恋、钻研，才会有学习的积极性，进而通过学习活动，掌握知识，发展各方面能力。

(4) 培养学生良好的性格。性格作为一种非智力因素，对能力的形成与发展有直接的影响。

(5) 根据能力的个别差异因材施教。在能力发展上每个人是不可能齐头并进的，但任何儿童都有其能力潜在的力量和独特之处。教育者可以通过观察、测验等方法了解不同儿童在智力、特殊能力及创造力等方面的差异，从而因材施教。其次，教育者不应歧视在某些能力方面有缺陷的儿童，任何儿童都有发展某种能力的可能性，要鼓励他们树立信心，扬长避短。

二、气质

(一)气质的概念

气质是表现在心理活动的强度、速度、灵活性、指向性等方面的动力特征。使人的全部心理活动都染上独特的个人色彩。例如,有的人脾气暴躁,易动感情;有的人则沉着冷静,不动声色;有的人反应迅速敏捷,活泼好动;有的人反应较迟钝,行动缓慢稳重。气质也就是我们常说的“脾气”、“秉性”,具有以下两个方面的含义。

1. 气质是心理活动的动力特征 心理活动的动力特征是指心理活动发生的速度、强度和指向性。心理活动发生的速度是指知觉的速度、思维的敏捷性、注意力集中时间的长短和情绪发生的快慢等心理过程的速度。心理活动的强度是指情绪的强弱、意志努力的程度等心理过程的程度。心理活动的指向性是指心理活动指向外部还是指向自己的内心世界。气质作为人的心理活动的动力特征,它与人的心理活动的内容、动机无关。它使人在各种不同的活动中有着近似的表现,使人的心理活动都染上特定的色彩,形成独特的风貌。

2. 气质具有天赋性,是典型的、稳定的心理特征 气质是个体与生俱来的、稳定的心理特征,它是高级神经活动类型的外在表现。因此,在人出生的最初阶段就可以观察到某些气质特点。例如,有的婴儿活泼好动,不怕生,对外界刺激反应灵敏;有的婴儿安详文静,胆小怕生,对外界刺激反应迟缓。不仅如此,气质的稳定性还表现在它难以改变上。俗话说“江山易改,本性难移”。

(二)高级神经活动类型与气质类型

1. 高级神经活动类型学说 俄国心理学家巴甫洛夫通过动物实验研究发现,高级神经活动的兴奋和抑制过程特性的独特的、稳定的组合,构成高级神经活动类型。高级神经活动的兴奋和抑制过程具有强度、平衡性、灵活性三个基本特性。神经过程的强度,是指神经细胞和整个神经系统经受强烈刺激、持久工作的能力和耐力,有强弱之分。神经过程的平衡性,是指兴奋与抑制两种过程之间力量的对比,有平衡与不平衡之分。神经过程的灵活性,是指兴奋与抑制两种过程之间相互转化的速度,有快慢之分。这三种特性的不同组合,构成四种高级神经活动类型:强、不平衡型(兴奋型);强、平衡、灵活型(活泼型);强、平衡、不灵活型(安静型);弱型(抑制型),分别与四种气质类型相对应(表2-1)。

表2-1 高级神经活动类型与气质特征

高级神经活动类型			气质类型	行为特点
强度	平衡性	灵活性		
强	不平衡	不灵活	兴奋型(胆汁质)	易兴奋,直率热情,反应敏捷,不易拘束
强	平衡	灵活	活泼型(多血质)	活泼好动,反应灵活,好交际,兴趣容易转移
强	平衡	不灵活	安静型(黏液质)	安静,迟缓有节制,善忍耐,不好交际
弱	不平衡	不灵活	抑制型(抑郁质)	胆小畏缩,柔弱易倦,敏感细心

巴甫洛夫认为神经系统的基本类型是气质的生理基础,气质是神经系统基本类型的外在表现。生活中纯粹属于这四种气质类型的人很少,多数人则属于两种或几种类型的混合型。他还预言,除了这四种类型外,还存在其他未知的神经系统特征和气质类型。现代心

理学认为高级神经活动类型是气质的生理机制。因此,巴甫洛夫的高级神经活动类型学说是有关气质生理机制学说中最有影响、最重要的一种理论。

2. 气质类型及其特征 关于气质类型的分类有多种提法,如体液说、体形说、血型说、激素说、高级神经活动类型说等。目前习惯分为以下几类。

(1) 胆汁质:属于兴奋而热烈的类型。这种气质类型的人,行为表现直率热情、精力旺盛、敏捷果断、反应迅速强烈,但性急暴躁、任性、容易冲动。其显著特点是兴奋性强、不平衡、外倾。

(2) 多血质:属于敏捷好动的类型。这种气质类型的人,行为表现活泼好动、反应迅速、思维敏锐、善于交际、适应性强、性格开朗、动作灵活,但往往粗心大意、情绪多变、兴趣易转移、轻率散漫等。其显著特点是灵活性强、外倾明显。

(3) 黏液质:属于缄默而沉静的类型。这种气质类型的人,行为表现安静稳重、耐心谨慎、自信心强、善于克制、沉默寡言、反应缓慢、情绪隐蔽,但往往固执、保守、精神怠惰、缺乏生气、动作迟缓。其显著特点是安静、内倾。

(4) 抑郁质:属于呆板而羞涩的类型。这种气质类型的人行为表现孤僻、自卑、羞怯、动作迟缓、反应缓慢、敏感多疑、情绪隐蔽而体验深刻,但感受性高,善于观察到别人不易察觉的细节,富于同情心。其显著特点是敏感、孤僻、缺乏自信心、内倾。

虽然在日常生活中也可以遇到这四种气质类型中某一种气质的典型代表人物,但这样的人毕竟是少数。大多数人的气质或近似于某种气质类型,或是多种气质类型的混合,即混合型。

(三) 研究气质的意义

1. 有利于正确认识气质的本质属性,减少对气质类型的偏见 气质反映一个人的自然属性,只表明一个人心理活动的动力特征,不涉及心理活动的方向和内容,没有好坏之分,每一种气质类型都有积极和消极的方面。人应当学会掌握和控制自己的气质和行为,发扬积极的一面,克服消极的一面,使自己成为具有优良个性品质的人。

2. 有利于正确认识气质类型的社会价值或意义 气质属于人的心理活动的动力方面的特征,它不决定人的智力发展水平,也不决定人的性格、品德,更不能决定人的社会成就的大小。无论属于哪一种气质类型,都可以通过发扬积极因素,克服消极因素,为社会做出一定的贡献。在任何一个领域的杰出人物中,都可以找到各种气质类型的人。如普希金属于胆汁质,果戈里属于抑郁质,赫尔岑属于多血质,克雷洛夫属于黏液质,他们都在文学领域取得了杰出的成就。可见,每一种气质类型的人都能为社会做出自己的贡献。

3. 为职业选择和人才选拔提供一定的理论依据 实践研究表明,某些气质类型为一个人从事某种工作或职业活动提供了可能性和有利条件,也就是说气质具有一定的职业适应性。例如,胆汁质、多血质的人环境适应能力较强,较易适应迅速灵活的工作;黏液质、抑郁质的人沉稳认真,较易适应持久而细致的工作。因此,在选择职业时,应考虑气质特征的影响以扬长避短,找到更适合个人气质特征的职业或工作。气质类型与相对应的职业见表 2-2。

表 2-2 气质类型与职业选择

气质类型	职业
胆汁质	适合需要反应快捷、热情奔放、突击性强和危险性大的工作，如从事社交、政治、经济、军事、地质勘察等
多血质	适合需要反应灵活、会交际而多样化的工作，如社交、律师、文艺、服务、管理等
黏液质	适合需要稳重踏实、细致耐心的工作，如自然科学研究、教育、医生、会计、法官、话务、播音、保育等
抑郁质	适合需要持久耐心、操作精细的工作，如研究工作、检查员、打字员、化验、机要、文秘、保管、校对等

三、性格

（一）性格的概念

性格(character)是指一个人对待客观现实稳定的态度和与之相适应的习惯化的行为方式。它是一个人的心理面貌本质属性的独特结合，是人与人相互区别的主要方面。关于这个定义的解释如下。

第一，性格表现在人对现实的态度和与之相适应的行为方式。性格是在社会实践活动中，在与客观环境相互作用的过程中形成的。当客观事物作用于个体时，个体往往会对它抱有一定的态度，并做出与这种态度相应的行为活动。个体对客体的态度和行为方式通过不断重复得以保存和巩固下来，就构成了个人所特有的、稳定的态度和习惯化的行为方式。这种主体对客体的态度体系和行为方式标志着性格的本质特点。

第二，性格是个体稳定的个性心理特征。在某种情况下，那种属于一时的、情境性的、偶然的表现，不能构成人的性格特征。一个人在一次偶然的场合表现出胆怯的行为，不能据此就认为这个人具有怯懦的性格特征。一个人在某种特殊条件下，一反常态地发了脾气，也不能据此就认为这个人具有暴躁的性格特征。只有那些经常的、一贯的表现才会被认为是个体的性格特征。

第三，性格又是个性中具有核心意义的心理特征。人的性格是后天获得的一定思想意识及行为习惯的表现，是客观的社会关系在人脑中的反映。所以，性格有好坏之分，在性格特征中占主导地位的是思想道德品质。正因为如此，在各种个性特征中，性格最能表现个性的差异，它是个性中最具核心意义的部分，它直接影响着气质、能力的表现特点与发展方向。

（二）性格的特征

从组成性格的各个方面分析，可以把性格分解为以下四种特征。

1. 对现实态度方面的性格特征 人对现实的态度是性格最重要的组成部分，在人的性格结构中处于核心地位。主要体现在：一是对待社会、集体、他人的态度。如有的人爱祖国、爱集体、助人为乐、正直、诚实、宽容、与人为善；而有的人则自私自利、阴险狡猾、虚伪。二是对待劳动的态度。如有的人勤劳、认真、细心、节俭；而有的人则懒惰、马虎、粗心、浪费。三是对自己的态度。如有的人谦虚、自信、自尊、自爱；而有的人则骄傲、自馁、自卑、自怜。

2. 性格的理智特征 性格的理智特征是指人们在认识过程中所表现出来的性格特征，具体表现如下。在感知方面：有被动感知型和主动观察型；分析型和概括型等。在想象方面：有幻想型和现实型；主动想象型和被动想象型等。在思维方面：有独立思考型和盲目模仿型；灵活型与刻板型；创造型与保守型等。

3. 性格的情绪特征 性格的情绪特征是指一个人情绪活动的强度、稳定性、持续性以及主导心境方面的特征。情绪强度方面的特征表现在一个人受情绪的感染和支配的程度，以及情绪受意志控制的程度上。如有的人情绪产生快而强；有的人情绪产生慢而弱。情绪的稳定性、持续性方面的特征表现在一个人情绪的稳定、持久或起伏波动的程度上。如有的人忽冷忽热，几分钟热度；有的人始终保持高昂的情绪、饱满的热情。主导心境方面的特征是指不同主导心境在一个人身上稳定表现的程度。如有的人多愁善感，经常情绪抑郁；有的人整天笑容满面，是个乐天派。

4. 性格的意志特征 性格的意志特征是指人在意志行动中所表现出来的性格特点，表现在一个人习惯化的行为方式中的特征。如一个人是否有明确的行为目标方面的性格特征，是具有明确的目的还是盲目蛮干，有主见还是易受暗示；一个人的行为是主动积极还是消极被动，是有自制力还是鲁莽；在紧急或困难条件下是沉着镇定还是惊慌失措，是果断、勇敢还是优柔寡断、胆小怯懦；在经常和长期的工作中是耐久有恒、坚韧不拔还是见异思迁、半途而废。

（三）性格的类型

性格的类型是指在一类人身上所共有的性格特征的结合。由于性格现象的复杂性，目前还没有一个公认的、统一的性格分类标准，常见的性格分类如下。

1. 按心理机能划分性格类型（机能说） 英国心理学家培因等人根据理智、情绪、意志三种心理机能在性格中的优势，把人的性格划分为理智型、情绪型和意志型。理智型的人，通常以理智来评价周围发生的一切，并以理智支配和控制自己的行动；情绪型的人，言行举止易受情绪左右，情绪体验深刻强烈，好感情用事；意志型的人，具有明确的行动目的和较强的自制力。除了上面三种典型的性格类型，还有一些中间型，如理智-意志型。

2. 按心理活动的倾向性划分性格类型（倾向性说） 瑞士心理学家荣格根据人的心理活动倾向于外部还是内部，把性格分为外倾型（外向型）和内倾型（内向型）。外倾型的人心理活动倾向于外部，经常对外部事物表示关心和兴趣，性情开朗活泼，情感外露，不拘小节，善于交际，热情、随和；内倾型的人心理活动倾向于内心，较少向别人显露自己的思想，沉静、谨慎、顾虑，适应环境困难，交往面窄。多数人并非典型的内倾和外倾，而是介于两者之间的中间型。

3. 按个体独立性程度划分性格类型（独立顺从说） 按照一个人独立性程度的大小，可把性格分为独立型和顺从型。独立型的人不易受外界因素的干扰，善于独立地发现问题和解决问题，应变能力强，易于发挥自己的力量；顺从型的人独立性差，易受外来因素的干扰，常不加分析地接受别人的意见，应变能力差。

4. 按人的社会生活方式划分性格类型（社会文化学说） 德国哲学家、教育家斯普兰格根据人类社会生活方式及由此而形成的价值观，把人的性格分为理论型、经济型、审美型、社会型、权力型和宗教型六种。理论型的人以探求事物本质为其最大价值,哲学家、理论家多属此类;经济型的人以谋求利益为最大价值,实业家多属此类;审美型的人以感受事物的美为人生最高价值,艺术家多属这种类型;社会型的人以善于与人交往、帮助别人为最大价值,社会活动家、慈善家多属这种类型;权力型的人以利用别人、掌握权力为最高价值,领袖人物多属此类;宗教型以追求宗教信仰为最高价值。

(四)性格的形成

影响性格形成的因素是多方面的,一般认为,性格的形成与发展受遗传、家庭、教育、环境等因素的影响。

1. 遗传的作用 人的神经系统类型在性格形成中有一定的作用,人的气质影响着性格特征的外部表现。例如,在不利的客观条件下,抑郁质的人比胆汁质的人容易成为懦夫,而在顺利条件下,胆汁质的人比抑郁质的人容易成为勇士等。多血质的人善于与人交往,而黏液质的人难以与人相识等。研究还表明,神经系统的某些遗传特性可能影响到某些性格的形成,加速或延缓某些行为方式的产生和发展。可见,遗传的因素有着一定的作用。

但是,性格作为人对现实的态度及行为方式的系统,主要是由社会关系决定的。遗传对性格的形成有某些影响,但它不起主要作用。

2. 家庭的影响 家庭是社会的基本单位和社会生活中各种道德观念的集合点,也是儿童出生后最先接触并长期生活的场所,因此,家庭被称为“制造人类性格的工厂”。家庭的教育态度和教育方式对儿童性格的形成与发展起着直接的影响作用。研究证明,父母教育方式不同儿童会形成不同的性格特征(表2-3)。

表2-3 父母教育方式与儿童性格的关系

父母教育方式	儿童性格
支配型	消极、顺从、依赖、缺乏独立性
溺爱型	任性、骄傲、自私、缺乏独立性、情绪不稳定
过于保护型	缺乏社会性、依赖、被动、胆怯、深思、沉默、亲切
过于严厉型	顽固、冷酷、残忍、独立,或者怯懦、盲从、不诚实、缺乏自信心和自尊心
忽视型	偏执、情绪不安、创造性差,甚至有厌世轻生情绪
民主型	独立、直爽、协作、亲切、善社交、机灵、安全、快乐、坚韧、大胆、有毅力和创造精神
父母意见分歧型	易生气、警惕性高,或有两面讨好、投机取巧、好说谎的作风

家庭生活气氛和父母的性格特征对儿童的性格也有明显的影响,例如家庭成员互助互爱、民主团结、通情达理、和睦相处,则有助于儿童良好性格特征的形成。反之,家庭生活气氛紧张,家庭成员经常争吵、打斗,则导致儿童不良性格特征的形成。还有,家庭的政治经济地位、父母的文化素养、为人处世方式、儿童出生顺序等因素也潜移默化地影响着儿童性格特征的形成与发展。

3. 学校教育的作用 学校教育和教学对儿童性格的形成起主导作用。学校教育的方针、内容、方法,教师的榜样、态度,学校的校风、班风、传统、规章制度、师生关系、团队生活、课外活动等，都影响着学生性格的形成；教师的榜样对形成学生的性格有重要作用，学生常常把教师作为自己的楷模，教师的榜样有形无形地影响着学生性格的形成；学校中的集体组织及其活动，特别是班集体的特点、要求、舆论和评价等，对学生性格的形成与发展产生具体影响。班级中的气氛、学生在班级中的地位，对他们性格的形成具有较大的作用。当然，并不是任何班集体都可以发挥积极作用，只有那些具有民主气氛的班集体，才能使其成员形成积极、主动、守纪律等优良的性格特征。

4. 社会环境的影响 社会环境的影响是复杂的，对儿童性格形成的影响主要是通过文化媒介传播进行的，如图书、报刊、影视制品、音像制品等。文化媒介中的英雄榜样、典型人物常常是儿童学习和模仿的对象，激起他们强烈的情感和丰富的想象，成为他们前进的动力。而格调低下、恶劣的文化媒介则污染儿童的心灵，诱发不健康的联想和体验，甚至使他们走上错误和犯罪道路。所以要“扫黄打非”、净化社会风气，使社会环境对儿童性格的形成和发展起积极的作用。

5. 社会实践活动的作用 家庭、学校教育、社会环境因素等都是性格形成的外部条件，虽然它们对于性格的形成和发展起着巨大的影响作用，但却不能直接形成人的性格，它必须通过人的内部因素才能起作用。性格形成的过程，实际上就是主体把其接受的外部社会要求，逐渐内化为自己内部要求的过程。在这个内化过程中，个人的理解和领悟，个人的需要、动机和态度起着调节和控制作用。如果外部要求与自己的态度相吻合，就可能转化为内部要求，并见之于行动，形成自己的态度体系和稳定的行为方式。如果外部要求不符合个人的需要和动机，那么客观的要求就很难转化为内部需要，当然，也就不能形成个人的性格特征。

在儿童的成长过程中，自我意识明显地影响着性格的形成。儿童的自我意识是与性格同步发展的。儿童把自己从客观环境中区分出来是性格形成的开始。从这以后，他们便开始了自己教育自己、自己塑造自己的努力。随着儿童自我意识的发展，这种自我教育、自我塑造的力量就会越来越强。归根到底，人与环境的相互作用，即人的社会实践活动对性格的形成起决定作用。因此，教育者要鼓励和指导孩子自我意识的发展，帮助他们在社会实践中正确地分析自己性格的优劣和不足，加强自身性格的锻炼和修养，使其沿着社会所需要的方向发展。

（姬栋岩　巴特尔）

第四节　个性倾向性

个性倾向性是一个人内在的决定着人对事物的方向和行为的动力系统。它决定着人对现实的态度，决定着人的认识和活动对象的趋向和选择。它是最积极、最活跃的个性因素。就人的整个心理现象而言，个性倾向性是人的一切心理活动和行为的调节系统，也是个性积极性的动力源泉，它主要由需要、动机、兴趣、理想、信念和世界观等因素构成。

一、需要

(一) 需要的概念

需要(need)是个体对生理和社会客观需求在人脑中的反映,是个体心理活动与行为的基本动力。

需要是有机体内部的一种不平衡状态,有生理和心理的不平衡状态。例如,人作为生物实体,为了维持生命、延续种族,就有对空气、水分、食物等养分的需求,有求得安全和进行繁殖的客观要求。这些生理要求反映在头脑中,为人所体验,就成了求食、防御和性等基本需要。人又是社会实体,他不能离开群体与社会而独立地生活。人们在劳动中结成社会关系,进行各种交往,这就是社交要求和参加各种社会活动的要求;为了认识世界,改造世界,人们要学习,要探究宇宙万物,这就有求知的要求,这些要求反映在人的头脑中就形成了人们的社会需要。每个人都有各种需要,而且人们的需要是日益增长着的,为了满足这些需要,人们就要进行活动,并不断提高活动水平。

(二) 需要的特点

1. 对象性 需要总是有自己的对象或是物质的东西,如衣、食、住等;或是精神的东西,如文化娱乐生活等。需要的对象极其复杂、丰富、多样,没有对象的需要是不存在的。人之所以需要某些对象,一方面是由于个体本身成长的要求,更主要的是由人所生活的环境决定的。一个人如何生活着,就决定了他需要什么东西。正是在这个意义上,我们认为需要是现实要求在人脑中一种反映形式。

2. 社会制约性 因为需要是由人的生活条件决定的,所以需要总是随着满足需要的对象范围的不断扩大,和随之而来的满足需要的方式的不断改进而发展变化着。古人衣、食、住的对象不同于今人,他们满足需要对象的方法也不同于今人。人类的需要是随社会的发展而发展的。

3. 动力性 需要是人的活动的基本动力,是人的积极性的主要源泉。需要一旦出现,就会成为支配人行为的力量,推动人从事各种活动,以满足需要。需要越强烈、越迫切,其产生的动力越大。需要越丰富多样,其活动领域也就越宽阔。

(三) 需要的种类

1. 根据需要的起源,可以把需要分为生理需要和社会需要

(1) 生理需要:指维持个体生存和种族延续的需要。包括对饮食、休息、运动、排泄、繁衍后代等的需要。生理需要是人与动物共有的,但人的生理需要和动物的生理需要有本质的不同。人的生理需要受社会生活条件的制约。

(2) 社会需要:指人类在社会生活中形成的,为了维护社会的存在和发展而产生的需要。如对交往、劳动、美、知识等的需要都是社会需要。社会需要是后天习得的,是人所特有的高级需要。这种需要通常是从社会要求转化而来的,当个人认识到社会要求的必要性时,社会要求就转化为个人的社会需要。它对维持社会生活,推动社会进步具有重要意义。如果这种需要在长时间内得不到满足,会使人产生痛苦和忧虑的情绪。

2. 根据需要的对象,可以把需要分为物质需要和精神需要

(1) 物质需要:指对物质对象的需要,如空气、阳光、食物、水、服装、家具、书籍等的需要。物质需要既包括生理需要,又包括社会需要。人的物质需要随着社会生产力的发展和社会的进步而不断发展。

(2) 精神需要:指人对精神文化对象的需要。这是人类特有的需要,如交际的需要、认识的需要、创造的需要、美的需要、道德的需要等。

(四) 需要层次理论

美国的心理学家、人本主义心理学的主要创始人之一马斯洛(Maslow)将人的需要依其发展顺序分为五个层次(图 2-7)。

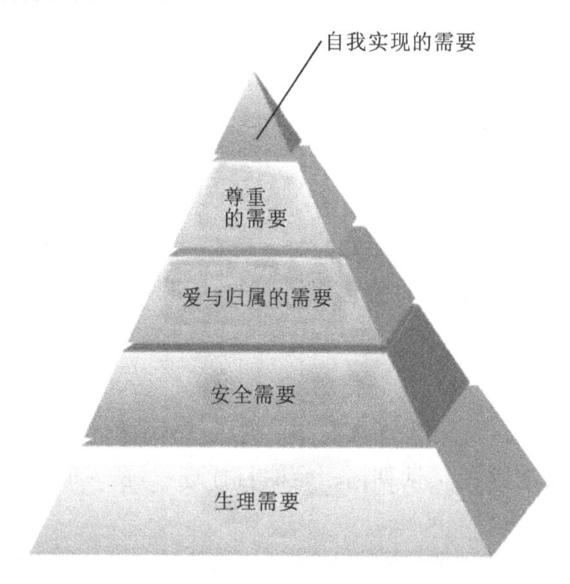

图 2-7 需要层次

1. 生理需要 与机体生存有直接的关系,是人和动物所共有的需要。包括空气、水、食物、性、排泄和睡眠的需要。这些需要在人的所有需要中是最基本的、也是最强烈的。如果得不到满足,就会影响人的生存和延续。

2. 安全的需要 人希望有稳定的职业,有生活保障,喜欢处在安全、有秩序、可以预测的环境中,并愿意选择熟悉和已知的工作。这种需要得到满足,人就会有安全感;否则就会引起威胁感和恐惧感。马斯洛认为,安全的需要与生理需要都属于低级需要。

3. 爱与归属的需要 希望从属一定的群体,成为群体的一员,希望给予他人爱和得到他人的爱。这类需要不能得到满足时,人会感到孤独、空虚。

4. 尊重的需要 包括自尊和得到他人的尊重。自尊是指个体对胜任、自信、成就、独立自主等的需求,受到他人的尊重是指个体需要他人的肯定、赞赏。尊重需要的满足,会使人产生自信心。反之,这些需要受挫则会产生自卑、脆弱、无信心等心理状态。

5. 自我实现的需要 这是人类最高层次的需要。表现为实现自己的理想、抱负,追求充分发挥自己的潜在能力并达到完善化。

马斯洛认为这些需要是人们最基本的需要,是与生俱来的,是激励和指引个体行为的力量。他认为,需要具有层次性,需要的满足是由低级向高级不断发展的,只有低级的需要得到基本满足,才会有动力促使高一级需要的产生和发展。生理需要是其他各种需要的基础,自我实现的需要是人类需要发展的顶峰。

马斯洛的需要层次理论,在一定程度上反映了人类行为和心理活动的共同规律。马斯洛从人的需要出发探索人的激励机制和研究人的行为,抓住了问题的关键;马斯洛指出了人的需要是由低级向高级不断发展的,这一趋势基本上符合需要发展的规律。因此,需要层次理论对企业管理者如何有效地调动人的积极性有启发作用。但是,马斯洛是离开社会条件、离开人的历史发展以及人的社会实践来考察人的需要及其结构的。其理论基础是存在主义的人本主义学说,即人的本质是超越社会历史的,抽象的“自然人”,由此得出的一些观点就难以适合其他国家的情况。

二、动机

(一)动机的涵义

动机是引起和维持个体的活动,并使活动朝着一定目标的内部心理动力。动机是在需要的基础上产生的,是需要的表现形式。人的一切有意识的活动都是在动机的驱使下进行的。例如,喝水是由于机体内有渴的感觉而引起的;见到熟人要打招呼是出于礼节的要求等等。

(二)动机的功能

1. 引发功能 动机能引起和发动人从事一定的活动,激起人活动的积极性。

2. 定向功能 动机能指引活动朝向一定的目标进行,使人的活动保持一定的方向,并使活动具有稳固性、持久性和一贯性。

3. 激励功能 动机维持和激励着活动朝一定的方向进行,使活动达到目标。

可见,人类的动机是个体活动的动力和方向,它好像汽车的发动机和方向盘,既给人的活动以动力,又对活动的方向进行调控。

(三)动机的种类

1. 根据动机的起源,可把动机分为生理性动机和社会性动机 生理性动机是以有机体的生理需要为基础的动机,是先天具有的,比较低级的动机。如饥饿、干渴、瞌睡等。社会性动机是以人的社会性需要为基础的动机,是在后天的社会生活中获得的,比较复杂的、高级的动机状态。

2. 根据动机产生过程的内因和外因,分为外因性动机和内因性动机 内因性动机是指主要由个体的内在心理因素转化而来的动机。如好奇心、兴趣,自我实现,自尊心、好胜心、上进心、责任心、荣誉感、义务感、理想等心理因素,在一定条件下都可以转化为推动人们进行工作和学习的内因性动机。外因性动机是指主要由外在条件(诱因)诱发而来的动机。例如,为获得奖学金而努力学习,奖学金是诱因,而并非对学习过程本身感兴趣。

3. 根据对动机内容的意识程度,可把动机分为有意识动机和无意识动机 有意识动机是指行为者能觉察到的,并对其内容有明确意识的动机。人类的大多数行为动机是可以被自身所意识到的。无意识动机是一种在不知不觉中出现的,决定人活动倾向的动机。它在人类举止行为的动机系统中起着重要作用。定势、习惯、情绪波动、灵感等均有无意识动机的成分。

4. 根据动机的影响范围和持续作用时间,可把动机分为近景性动机和远景性动机

近景性动机是指与具体活动本身相联系,影响范围小、持续作用时间短的动机。例如,有的学生为了应付老师的课堂提问而复习功课;有的为了得到家长的奖励而学习。这是一种狭隘的近景性动机,易受偶然因素影响,常随情境变化而变化。远景性动机是指与活动的社会意义相联系,影响范围大,持续作用时间长的动机。例如,有的学生为了建设国家而学习;为了将来成为知名专家、教授而学习等等。这种远景性动机对当前活动的推动力量较小,尤其是年幼儿童,只能起到间接的推动作用。

5. 根据动机在活动中的地位和所起作用大小,可把动机分为主导性动机和辅助性动机 在一段时间内或一种活动中,总有一些或一种动机处于支配地位,起主导作用,这种动机称为主导性动机。其他动机则处于从属地位,只起辅助作用,这类动机称为辅助性动机。当辅助性动机与主导性动机一致时,推动作用会得到加强,反之,则会削弱对活动的推动力量。

三、兴趣

(一)兴趣的概念

兴趣是一种带有浓厚情绪色彩的认识倾向,它以认识和探索某种事物的需要为基础,是推动人去认识了解事物、探求真理的一种心理倾向。这种倾向具有稳定性,能使人把心理活动较长时间地维持在某种事物或活动上。兴趣是在需要的基础上,在实践活动中形成发展起来的,它反映了人的需要。正是由于需要某事物,才对该事物产生兴趣。兴趣与认识、情感有密切关系。如果对某事物没有认识,就不会对它产生情感,更不可能发生兴趣。对某事物的认识越深刻,情感越丰富,兴趣也就越浓厚。反过来,兴趣能使人集中注意,产生愉悦紧张的情绪状态,促进认识的深化。

(二)兴趣的种类

1. 根据兴趣的来源和倾向性,可将兴趣分为直接兴趣和间接兴趣 直接兴趣是人们对事物或活动过程本身的兴趣,而对活动目的或结果的兴趣称为间接兴趣。

2. 根据兴趣维持时间的久暂,可把兴趣分为稳定的兴趣和短暂的兴趣 稳定的兴趣是指对某种活动具有持久性的喜爱,不因某种活动的结束而消失。短暂的兴趣一般指偶尔或一时为某种事物或活动所吸引,随着某种事物或活动的结束而消失。对事物有了稳定的兴趣,不会因一时的困难而放弃。这种稳定的兴趣可以保持几十年甚至一生,成为个人一生中的显著特点。

3. 根据兴趣所指向的对象,可把兴趣分为物质兴趣和精神兴趣 物质兴趣是由物质需要引起的兴趣,表现为对衣、食、住、行等物质生活用品或精神用品(如电视机、书籍等)的兴趣。精神兴趣是由精神需要引起的兴趣,它表现为认识、交往、娱乐等兴趣。如对学习和研究的兴趣,是推动人追求真理、追求知识的心理条件。

(三)兴趣的品质

1. 兴趣的广阔性 指兴趣范围大小方面的特征。有的人兴趣广泛,对许多事物和活动都兴致勃勃,乐于探求;有的人兴趣单一,范围狭窄,对周围很多事物和活动漠不关心。

广泛的兴趣应在正确倾向的指导下形成中心兴趣，一专多能，才能取得成就。

2. 兴趣的指向性 指个体兴趣所指的对象。在兴趣的指向上，人与人之间存在着极大的差异。如有的人对自然科学感兴趣，有的人对社会科学感兴趣。兴趣指向的个体差异，是由人的生活实践和教育不同所造成的，并受一定社会历史条件所制约。

3. 兴趣的稳定性 指兴趣持续时间长短方面的特征。有的人长期对他所从事的工作和研究的问题保持浓厚的兴趣；而有的人缺乏稳定的兴趣，见异思迁，朝秦暮楚，一种兴趣很容易被另一种兴趣所代替，做事没有恒心，这种人无论做什么事情都将是一事无成。

4. 兴趣的效能性 指兴趣对活动产生作用大小方面的特征。积极的、有效能的兴趣，能促使人积极主动地学习和工作，并产生明显的效果。反之，消极的、无效能的兴趣，仅仅停留在消极期待或欣赏阶段，只是“心向往之”而已。这种兴趣不可能成为活动的动力，不产生任何效果。

（姬栋岩　巴特尔）

第五节　自我意识

一、自我意识概述

（一）自我意识的概念

自我意识是一个人对自己的认识和评价，包括对自己心理倾向、个性心理特征和心理过程的认识与评价。

古希腊大哲学家苏格拉底创办了一所学校，在这个学校的门口立着这样一块牌子“认识你自己。”正是由于人具有自我意识，才能使人对自己的思想和行为进行自我控制和调节，使自己形成完整的个性。

自我意识是人对自己身心状态及对自己同客观世界的关系的意识。自我意识包括三个层次：对自己身体及其生理状态的认识和体验，例如，身高、体重、容貌以及温饱感、舒适感、病痛等生理自我；对自己的心理活动、个性特点、心理品质的认识、体验和愿望。例如，智慧、能力、性格、气质、兴趣、爱好、意志等的认识和体验，即心理的自我；反映自己与周围现实之间的关系，包括对自身在客观世界中的地位、责任、力量的认识和体验，即社会的自我。自我意识是人类特有的反映形式，是人的心理区别于动物心理的一大特征。

自我意识在个体发展中有十分重要的作用。首先，自我意识是认识外界客观事物的条件。一个人如果不能认识自己，也无法把自己与周围相区别时，他就不可能认识外界客观事物；其次，自我意识是人的自觉性、自控力的前提，对自我教育有推动作用。人只有意识到自己是谁，应该做什么的时候，才会自觉地去行动。一个人意识到自己的长处和不足，就有助于他发扬优点，克服缺点，取得自我教育的积极效果；再次，自我意识是改造自身主观因素的途径，它使人能不断地自我监督、自我修养、自我完善。可见，自我意识影响着人的道德判断和个性的形成，对个性倾向性的形成尤其重要。

（二）自我意识的结构

自我意识的结构即从知、情、意三方面分析的，是由自我认知、自我体验和自我调节（或自我控制）三个子系统构成。因此，自我意识也叫自我调节系统。

自我认知是自我意识的认知成分，也是首要成分，是自我调节控制的心理基础，它又包括自我感觉、自我概念、自我观察、自我分析和自我评价。自我分析是在自我观察的基础上对自身状况的反思。自我评价是对自己能力、品德、行为等方面社会价值的评估，它最能代表一个人自我认识的水平。

自我体验是自我意识在情感方面的表现。自尊心、自信心是自我体验的具体内容。自尊心是指个体在社会比较过程中所获得的有关自我价值的积极的评价与体验。自信心是对自己的能力是否适合所承担的任务而产生的自我体验。自信心与自尊心都是和自我评价紧密联系在一起的。

自我调节是自我意识的意志成分。自我调节主要表现为个人对自己的行为、活动和态度的调控。它包括自我检查、自我监督、自我控制等。自我检查是主体在头脑中将自己的活动结果与活动目的加以比较、对照的过程。自我监督是一个人以其良心或内在的行为准则对自己的言行实行监督的过程。自我控制是主体对自身心理与行为的主动的掌握。自我调节是自我意识中直接作用于个体行为的环节，它是一个人自我教育、自我发展的重要机制，自我调节的实现是自我意识的能动性质的表现。自我意识的调节作用表现为：启动或制止行为；心理活动的转移；心理过程的加速或减速；积极性的加强或减弱；动机的协调；根据所拟订的计划监督检查行动；动作的协调一致等。

知识链接

给自己树一面旗帜

美国纽约州历史上第一位黑人州长罗尔斯在就职演说中说："信念值多少钱？信念是不值钱的，它有时甚至是一个善意的欺骗"。罗杰·罗尔斯出生在纽约声名狼藉的大沙头贫民窟。这里环境肮脏，充满暴力，是偷渡者和流浪汉的聚集地。在这儿出生的孩子，耳濡目染，他们从小逃学、打架、偷窃甚至吸毒，长大后很少有人从事体面的职业。然而，罗尔斯是个例外，他不仅考上了大学，而且当上了州长。在就职记者招待会上，一位记者对他提问：是什么把你推向州长宝座的？面对三百多名记者，罗尔斯对自己的奋斗史只字未提，只谈到了他上小学时的校长——皮尔保罗。

1961年，皮尔保罗被聘为诺必塔小学的董事兼校长。当时正值美国嬉皮士流行的时代，他走进大沙头诺必塔小学时发现这儿的穷孩子比"迷惘的一代"还要无所事事。他们不与老师合作，旷课、斗殴，甚至砸烂教室的黑板。皮尔保罗想了很多办法来引导他们，可是没有一个是奏效的。后来，他发现这些孩子很迷信，于是他上课的时候就多了一项内容——给学生看手相。他用这个办法来鼓励学生。当罗尔斯从窗台上跳下，伸着小手走向讲台时，皮尔保罗说："我一看你修长的小拇指就知道，将来你是纽约州的州长。"当时，罗尔斯大吃一惊，因为长这么大，只有他奶奶让他振奋过一次，说他可以成为五吨重的小船的船长。这一次，皮尔保罗先生竟说他可以成为纽约州的州长,着实出乎他的预料。他记下了这句话,并且相信了它。从那天起,“纽约州州长”就像一面旗帜,罗尔斯的衣服不再沾满泥土,说话时也不再夹杂污言秽语。他开始挺直腰杆走路,在以后的40年里,他没有一天不按州长的身份要求自己。51岁那年,他终于成了纽约州的州长。

在这个世界上,信念这种东西任何人都可以免费获得,所有成功的人,最初都是从一个小小的信念开始的。信念就是所有奇迹的萌发点。

（三）自我意识的形成与发展

每个人对自己的意识不是一生下来就有的,而是在其发展过程中逐步形成和发展起来的。人首先是对外部世界、对他人的认识,然后才逐步认识自己。自我意识是在与他人交往过程中,我们根据他人对自己的看法和评价而发展起来的,这个过程在我们一生中一直进行着。

每个人都是一个心灵画家,不过,这个画家的水平是逐渐提高的,当我们对自己的认识达到以下水平时,我们对自己的画像就基本完成了。能意识到自己的身体特征和生理状况;能认识并体验到内心进行的心理活动;能认识并感受到自己在社会和集体中的地位和作用。

自我意识的发展大体经历以下三个阶段。

(1) 从0岁至3岁左右,是生理自我发展期,这个时期也叫自我中心期。个体主要是对自己躯体成长发展的认识,包括占有感、支配感及爱护感。

大约在1岁末的时候,牙牙学语的儿童开始用手指可以拿到纸、笔,拿到什么是什么,但他知道手指是自己的,这样就把自己的动作和动作的对象区分开来,这是自我意识的最初表现。以后儿童开始知道由于自己扔皮球,皮球就滚了,进一步把自己这个主体和自己的动作区分开来。

两岁左右的儿童,开始知道自己的名字,这时儿童只是把名字理解为自己的代号,遇到叫周围同名的别的孩子时,他会感到困惑。儿童从知道自己的名字过渡到掌握代名词我、你时,这在儿童自我意识的形成上,可以说是一个质的变化。此时,儿童开始把自己当作一个与别人不同的人来认识。从此,儿童的独立性开始大大增长起来,儿童经常说“我自己来,我要……”随着儿童把自己当作主体的人来认识,他们逐步学会了自我评价,懂得了“乖”或“不乖”、“好”或“不好”的含义。

当儿童在3岁左右,会用人称代词“我”来表示自己,用别的词表示其他事物时,说明他开始意识到了自己心理活动的过程和内容,开始从把自己当作客体转化为把自己当作一个主体的人来认识。这是自我意识的萌芽阶段,也是自我意识发展中的一次质变和飞跃,人的自我意识从此萌生。儿童掌握人称代词比掌握名词困难得多,代词具有很大的概括性,“我”一词可与每一个人相联系,运用时必须要有一个内部转换过程。例如,母亲问孩子:“谁给你的糖?”孩子应该回答:“阿姨给我的糖。”而不能说成:“阿姨给你的糖”。儿童要能完成人称代词运用中的这一内部转换,没有对自我与他人、自我与他物的一定的区别和把握,是不可能的。当然,这时的儿童还没有关于自己内心的意识,像成人一样地沉思内省还是不可能的。

(2) 从3岁到青春期开始之前，是社会自我的发展期。个体通过幼儿园的学前教育和学校教育，受到社会文化的影响，增强了社会意识，认识到自己是社会的一员，尽量使自己的行为符合社会的标准。这个阶段称为社会自我阶段。

(3) 从14、15岁到成年是心理自我的发展期。大约10年的时间，这个时候，性意识觉醒，抽象思维能力和想象力大大提高。在生理和心理上急剧地发展变化的同时，促进了自我意识的成熟，开始进入心理自我的时期。

在这个时候，在意别人对自己的评价，希望引起别人的注意，自己不再像以前那样满足，开始对自己不满意，希望改变自己的外貌、性格等。

心理自我是个人逐渐脱离对成人的依赖，并从成人的保护、管制下独立出来，表现出自我意识的主动性与独立性，强调自我的价值与理想。这是自我意识发展的最后阶段。这时我们能够透过自我意识去认识外部世界，而且这样的自我意识过程将伴随我们的一生。

二、自我意识的特性

自我意识是人类所特有的心理系统，他具有意识性、社会性、能动性和同一性特点。

（一）意识性

意识性是指个体对自己以及自己与周围世界的关系有着清晰、明确的理解和自觉地态度，而不是无意识或潜意识。从马克思主义哲学的角度来看，这种自我意识是“主体我”对“客体我”的一切主观能动的反映。

（二）社会性

自我意识是个体长期社会化的产物。这不仅因为它是在社会实践中产生的，而且因为它的主要内容是个体社会属性的反映。对自我本质的意识，不是意识到个体的生理特性，而是意识到个体的社会特性，意识到个体的社会角色，意识到个体在一定的社会关系和人际关系中的地位和作用，这是自我意识发展到成熟的重要标志。

（三）能动性

自我意识的能动性不仅表现在个体能根据社会或他人的评价、态度和自己实践所反馈的信息来形成自我意识，而且还能根据自我意识调控自己的心理和行为。

（四）同一性

心理学研究表明，自我意识一般需要经过20多年的发展，直到青年中后期才能形成比较稳定、成熟的自我意识。虽然这种自我意识有可能因个体实践的成败和他人的评价的改变而发生变化，但到青年期后，个体对自己的基本认识和态度保持同一性。正因为自我意识的同一性，才会使个体表现出前后一致的心理面貌，从而使自己与其他人的个性区别开来。

三、自我意识的功能

个体的自我意识与个体的成长发展息息相关，自我意识在个体成长和发展中具有导向激励、自我控制、内省调节等功能。

（一）导向激励功能

目标是人才发展的导航机制。一个人老想成就一番事业，就必须从自身的实际出发，制订明确的目标，只有如此才会调动自身的潜能，激发强大的动力。人通过正确的自我意识，确立较为合理的“理想自我”，就为个人将来的发展确定了目标，对个人的认知、情感、意志、行动会产生很大影响，是个体活动的动力。自我意识健全的个体，在从事一项活动之前，活动的目的和结果就以观念的形式存在于头脑之中了，并依次做出计划，指导自己的活动，从而激发起强大的动力，从而达到预期的目标。

（二）自我控制功能

一个人如果有了发展目标而不付之于行动，其结果仍然是一无所获。个体要想将来有所建树，首先要有科学的目标，同时还要有自立、自主、自信、自制的意识，并对自己偏离目标的情感和行动，加以调节和控制。在通往成功的大道上，很多人与成功失之交臂，并不是因为缺乏机会和才华，而是因为缺乏自我控制的意识和能力。自我控制是自我意识发挥能动作用的一个重要表现，它是目标的保护神，是成功的卫士，是自我意识的一项很重要的功能。

（三）内省调节功能

自我意识健全的个体，不仅能够确立符合个体的“理想自我”，而且能够通过自我控制来实现预期目标。而由于主客观条件的制约，“理想自我”的实现常常会遇到各种障碍，致使个体产生不同程度的挫折感。这时，自我意识就会对自己的认识、情感、意志、行为等进行反省，找到受挫折的主客观原因，并重新调整认识、形成新的“理想自我”，使其与“现实自我”趋于统一。内省和调节就是个体成长中所进行的自我监督和自我教育，每个人要想使自己成为自我实现的人，就需要有积极的自我意识，随时对自我的认识、情感、意志和行为加以反省和调节。

四、自我意识的完善

自我意识对心理健康起着积极的或消极的影响，这取决于自我意识的性质，即主动进取性或被动消沉性。班杜拉的自我功效概念认为，若个体对自己的前景持有乐观态度的看法，则有利于个体的心理健康，其感情更加坚韧、较少焦虑和消沉，更能取得成功。因此，自我意识的完善是心理健康的有效机制。自我意识的完善从以下四个方面进行。

（一）正确的自我认知

“人贵有自知之明”，全面而正确的自我认知是培养健全的自我意识的基础。自我认知是从多方位建立的，既有自己的认识与评价，也有他人的评价。我们不妨自己认真仔细地想一想，用尽量多的形容词描述自己，要忠实于自己的内心。在此基础上，进行第二步，他观自我的描述，描述父母眼中的我、同学眼中的我、老师眼中的我、恋人眼中的我、兄弟姐妹眼中的我，你再寻找这些描述中共同的品质，将其归类。你描述的维度越多，你越会找到比较正确的自我。

（二）客观的自我评价

一个人必须建立在正确的自我认知基础上，包括正确的自我悦纳、积极的自我体验、有效的自我控制。

自我悦纳是自我意识健康发展的关键所在。悦纳自我首先要接纳自己，喜欢自己，欣赏自己，体会自我的独特性，在此基础上体验价值感、幸福感、愉快感与满足感；其次是理智与客观地对待自己的长处与不足，冷静地看待得与失。在生活中注重自我，自我意识是将注意力集中在自我的一种状态。积极的策略是：关注你自己的成功，并将优势积累，每个人身上都有着无数的闪光点，重点在于寻找你自己的闪光点并将其构成亮丽的人生风景线。

（三）积极的自我提升

提高自我效能感是个体在一定情境下对自我完成某项工作的期望与预期。当人们期望自己成功时，他必然会尽自己最大的努力并且当面临挑战性任务时，会表现出更强的坚持力，从而增加了成功的可能性，自我效能感高的人一般学业期望较高，也就是说，自我效能感与成就动机成正相关性。

另一条途径是克服自我障碍，我们经常会有这样的感觉：体验对自己能力程度的焦虑带来的不安全感，这便是一种自我障碍。我们听说了太多的这样的故事：由于考试前身体不好，所以在大考中没有取得好成绩。这便是典型的自我障碍，为自己的考试不成功找到了适当的借口。一个渴望自我发展的人必须主动克服自我障碍，进行积极的自我提升与自我尝试。在积极的自我尝试中会发现自己的新的支点。

（四）关注自我成长

自我的发展需要不断的自我反思、自我监控。但将成长作为一条线索贯穿于人的始终时，整理自己成长的轨迹显得尤为重要。依照过去、现在、未来进行清理，深刻了解与把握自己。要记住：自我体验永远是个体的，当我们在分享他人自我成长的硕果时，也在促进我们自己的成长。

（崔　清）

复习思考题

1. 如何应用感觉、知觉和错觉为临床护理和日常生活服务？
2. 影响遗忘进程的因素及抵制遗忘的方法有哪些？
3. 如果想提高自己的记忆能力，应该怎样做？
4. 思维是如何分类的？
5. 解释下列概念：情绪　情感　意志。
6. 你的意志有哪些优良品质？还有哪些缺点？你打算怎样锻炼自己的意志？
7. 区别气质的类型。
8. 了解患者的气质类型有什么意义？
9. 说出能力、气质、性格三者的关系。
10. 简述需要、动机、行为之间的关系。
11. 简述自我意识特性与功能。
12. 简述自我意识的心理结构。

第三章 心理健康与心理障碍

李某，男，22岁，性格内向，大学毕业，在找工作的过程中，一到陌生环境与陌生人交谈时，就感到紧张畏惧，语无伦次，多次求职未果。近来，此现象越来越严重，甚至与熟悉的人交往时也出现心慌、气短、出虚汗、面红耳赤、张口结舌、手足无措等表现，不仅影响到他的求职，同时也影响到他个人的生活，他不愿与人联系，想克服社交恐怖，但结果往往事与愿违，始终不能克服，他的痛苦体验越来越深，急需求助于心理医生。

李某的心理障碍叫做“社交恐惧症”。他往往只看到别人的长处和自己的短处，并把注意力集中在自己“笨手、笨脚、笨嘴”的毛病上，而往往忽视了自己的笔头表达能力、逻辑思维能力和其他特长。克服“社交恐惧症”除了必要的人际交往技能训练以外，要引导他“扬长避短”，帮助他进一步认识自己的优、劣势，不断完善个性，增强自信。试根据该案例分析维护心理健康、克服心理障碍的意义和方法。

第一节 心理健康

人类把健康长寿作为长盛不衰的话题。什么是健康？如何健康？世界卫生组织(WHO)把健康定义为“健康不仅指没有躯体疾病，还需要有完好的生理、心理状态和良好的社会适应能力”。

一、心理健康的定义

心理健康(mental health)也称心理卫生，是指以积极有效的心理活动，平稳正常的心理状态，对当前和发展的社会和自然环境的良好适应。

二、心理健康的衡量标准

心理健康的标准是一个发展、变化的概念，它反映了不同时代个体对社会生活良好地适应所具备的心理状态。随着社会的发展，心理健康的标准也随之有所改变。

(一) 世界卫生组织(WHO) 提出的心理卫生标准

人应具备“良好的个性、良好的人际关系和良好的社会适应能力”，即“三良”标准。

（二）我国提出心理健康的七项标准

1. 智力正常 智力正常是人正常活动的最基本的心理条件，是心理健康的首要标准。它包括人的观察能力、注意力、记忆力、思维能力、想象力和实践活动能力等。智力低下者因思维能力或实践能力等低下，在学习、生活、工作以及社会交往中不适应，易产生心理不平衡，导致自卑、焦虑或抑郁等心理状态。

2. 善于调控情绪 情绪在心理健康中起着核心的作用。善于调动自己的快乐情绪，热爱生活，感受生活中的愉悦、爱、忧伤和愤怒等，并能恰如其分地控制，保持与周围环境的动态平衡。

3. 有完善的人格 培养健全的人格是心理健康的最终目标，它包括气质、能力、性格、需要、动机、兴趣和人生观等。正确的自我意识、积极的人生观和诚恳灵活的待人接物的态度及与社会发展保持步调一致的行为，才能不断地完善并健全人格。

4. 有健全的意志品质 意志品质在人的个性中占有重要的位置，人要学会克服困难，健康的意志品质主要表现在自觉性高、坚韧性大、果断性强、自控力好。

5. 良好的人际关系 个体的心理健康状况主要是在与他人交往中表现出来，他能爱人也能被爱，与人相处时，能用尊重、信任、友爱、宽容、赞美等的积极态度与人合作、分忧解愁，共同奋斗。有稳定与广泛的人际关系。在社会交往中，言行符合社会规范，能重视团体需要，及时进行自我调整。

6. 社会适应良好 具有积极的处世态度，能主动地适应和改造现实环境，与社会广泛接触，对社会现状有较清晰的认识，能面对现实而不逃避。

7. 心理行为符合自身年龄特征 人的心理行为表现应与生理发展阶段中同年龄大多数的人相符，即心理年龄要与生理年龄相符。若一个人的心理行为经常严重偏离自己的年龄特征，一般是心理不健康的表现。

知识链接

美国心理学家马斯洛提出心理健康的十项标准

①有充分的自我安全感。②有良好的人际关系。③充分了解自己，并对自己的能力作恰当的估计。④生活的目标能切合实际。⑤不能脱离现实环境。⑥能保持人格的完整与和谐。⑦有从经验中学习的能力。⑧能适度地宣泄和控制情绪。⑨能做到有限度地发挥个性。⑩在不违背社会规范的情况下，个人的基本要求能适当地满足。

三、心理健康的维护

（一）促进心理健康的基本原则

心理健康具有相对性、动态性、连续性和可逆性的特点，要维护和增进心理健康需要遵循一些基本的规律。

1. 先天因素与后天因素并重的原则 心理活动是脑的功能，是脑对客观事物的主观反映。脑在社会环境中不断成熟和完善，具有先天性与后天性。因此，人要获得健康的心理，只能本着遗传、教育与认知等先天和后天因素并重的原则行事。如：要训练孩子的思维能力，首先要考虑孩子的认知特点，其次要考虑孩子的心身发育水平，然后才考虑不同的教育方法。

2. 人与环境协调的原则 心理健康的发展实际上就是人与自然、社会环境能否协调平衡的发展，是静态与动态的统一。在日常生活或社会活动中，各种因素均可影响人际关系的协调与平衡，如：人们到达一个新的环境中，能否很快适应等。因此，人对环境的适应、协调，不仅仅只是简单的顺应，而更主要是积极意义上的能动性改造，使之更有利于心理健康。

3. 身心统一的原则 人是一个统一的有机体，各种因素影响着人的生理和心理，健康的心理有赖于健康的身体。因此，要积极地增强自身体质和生理功能，促进心理健康。

4. 个体与群体统一的原则 无数个个体组成群体，而生活于群体中的个体又时时刻刻受到群体的影响。因此，提高个体的心理健康水平，可提高群体的心理健康状况；反之，群体的心理健康水平也影响着个体。

5. 知、情、意、行相对平衡结合的原则 心理健康的发展有赖于相应的理论知识，又依赖于实践行动，以及情感因素的参与。

（二）维护和增进心理健康

要维护和增进人类的心理健康，主要从三个方面入手，即环境、生理和心理，三者相互作用，相互影响。

1. 环境因素 人类的健康除部分遗传因素外，个体的生存与活动离不开环境因素。它包括自然环境与社会环境。如：空气、水、阳光等，以及社会经济、文化教育、国家政策、家庭环境等。因此，人要多与大自然接触，参与社会实践，面对现实，适应或改变环境；多接受文化知识，有利于辨别是非，不断提高个体的健康观；在社会经济不断发展和国家政策的扶持下，做好各级健康保健工作，不断提高全民健康水平。

2. 生物因素 人类机体易受到不良因素的侵袭，其包括两大方面：一是由病原微生物引起感染性疾病，如肺炎、腹泻等感染或传染性疾病；二是非感染性疾病，即先天性和代谢性疾病，如先天性心脏病等，以及免疫性疾病或烫伤、肿瘤等，影响着人们躯体的正常功能。因此，要避免先天性损害，增加营养，适度锻炼，合理休息与娱乐，做好三级预防保健工作，即加强对病因预防、及早发现并控制疾病，减少伤残及死亡，锻炼体魄，增强体质。

3. 心理因素 人有七情六欲，若不会调控个体的情绪、情感，或者已形成不良的性格等会直接影响自身正常的心理状态，甚至会引起躯体疾病，如肿瘤、溃疡病等。因此，要认识自己，悦纳自己，培养乐观、积极、自知、自爱、自信、幽默的情绪，控制与调节自己的不良情绪；结交知己，和他人建立良好的关系，提供充分的心理支持，这是心理健康的必备条件；建立良好的生活方式，培养自身爱好，提高对人生各转折期的适应能力；设定生活目标，不仅能随时关心和维护自己的心理健康，还可随时修正自己的不良习惯等，以增强心理健康水平。

知识链接

我国学者提出良好的生活习惯

①心胸豁达，乐观；②劳逸结合，坚持锻炼；③生活规律，善于闲暇；④营养得当；⑤不吸烟、不酗酒；⑥家庭和谐；⑦与人为善、自尊自重；⑧爱清洁、注意安全。

第二节 不同年龄阶段个体的心理特点与心理卫生

一、儿童期

儿童期是人生中身体和心理发展最迅速、可塑性最大的时期，是个体认识世界、发展智力、形成人格的重要阶段。儿童期包括乳儿期（0～1岁）、婴儿期（1～3岁）、幼儿期（4～6岁）、童年期（6、7～11、12岁）四个阶段。

（一）乳儿期

0到1岁称为乳儿期。

1. 乳儿期的心理特点

（1）感知觉的快速发展：乳儿期是儿童时期身心发展最快的时期。这一时期里，孩子大脑的结构与功能得到迅速发展，这使得动作的快速发展成为可能，即孩子从完全没有随意动作过渡到学会用手抓物和站立行走等随意动作；感知觉方面，孩子出生后便能对光刺激产生反应；2周后已有三维知觉；2个月时能辨别不同人的说话声音；3个月能集中注意；3到4个月开始出现初步记忆；6个月时有深度知觉；8个月时能学会用一些动作来解决问题。语言从完全不会说话过渡到能听懂一些简单的词，并可用单字或词进行简单交流。

（2）基本情绪为主，情感逐渐丰富：出生时只有愉快和不愉快两种基本的情绪，之后有了积极与消极之分；6到7个月时开始出现依恋和怯生；10个月后基本情绪产生分化，出现喜悦、愤怒、惊骇、厌恶等。乳儿只有自我感觉，尚无自我意识。

2. 乳儿期的心理保健

（1）满足生理需要：保证生长发育的需要，特别是蛋白质和核酸是保证孩子神经系统正常发育的基础，因为大脑发育是心理发展的生理基础。母乳是孩子最理想的天然食品，充分的营养供应，吃母乳对乳儿来讲不仅仅是获取物质营养，更重要的是获取母爱即精神营养。养成乳儿良好的睡眠习惯，避免睡眠倒错影响情绪。

（2）加强母婴联结：所谓母婴联结就是母子之间建立起来的依恋关系，这种关系是儿童建立人际关系的第一步，要让乳儿饱尝母爱，“爱”是智力的激素，也是增强孩子对外界信任度的基础。另外，乳儿心理需要的满足主要来源于“皮肤饥饿”的满足，即必须通过亲昵、拥抱、抚摸等皮肤的接触才能得到满足，能帮助孩子建立健康的依恋关系。父母，尤其是母亲与乳儿的肌肤接触对其情绪的稳定和心理健康至关重要。

(3) 提供适宜的刺激：父母应创造条件给乳儿以丰富的环境刺激，增加社会性接触。①感官训练：即经常给乳儿的眼、耳、鼻、舌、皮肤等以适宜的刺激，如运用颜色、语言等以增强其反应性，促进神经系统发育。②动作训练：自4、5个月起，让乳儿练习俯卧、翻身、用手抓物；6个月时训练坐；7到8个月时训练爬行；9个月时训练站立等动作。因为乳儿对信息的摄取，可促使大脑、小脑发育；不仅对智力发展有利，而且对乳儿的情绪和个性形成都有好处。③语言训练：从3、4个月起，就逗引孩子咿呀发声，经常与孩子说话等，以训练其语言能力。

(4) 对待个体差异进行正确教育与教养：经常满足不同孩子的需要，认识到个体气质的差异，避免过分溺爱或对孩子不公正的惩罚，促进健康心理的形成。

(二) 婴儿期

1到3岁称为婴儿期。

1. 婴儿期的生理、心理特点

(1) 口头语言发展的关键期：1～1.5岁是孩子积极理解语言的时期，1.5～3岁是孩子积极语言活动的阶段，3岁时词汇量已达到1000个左右，已基本具备了本民族的口头语言表达能力。

(2) 感知觉发展较迅速：能区分出基本颜色，能辨别词的声调，能听懂音乐的节奏，有一定的空间和时间知觉来辨别上下、远近方位和早晚时间等。此期孩子的动作发育也较快，会随意行走，手的动作更加灵活准确，出现了最初的游戏活动。婴儿的注意和记忆基本上是不随意的，思维是一种低级的感知动作思维，还离不开动作。

(3) 情绪很不稳定：情绪进一步分化，开始萌发高级的社会性情感，有了羞耻感、同情感和嫉妒心。

(4) 意志及自我意识开始形成：1岁左右意志开始萌发，2、3岁表现出最初的自觉能动性，3岁末有了责任感的萌芽。对周围的事物和活动兴趣增强，常常表现出自作主张的愿望，个性特征及自我意识开始出现，初步学会最简单的自我评价。

2. 婴儿期的心理保健

(1) 断奶的心理保健：断奶是饮食结构中的重大变化，1周岁左右孩子开始断奶，对孩子来讲是个很大的打击，易引起强烈的心身反应。因此，要做好断奶的准备，如4个月开始添加辅食，断奶期间尽量减少以喂奶的姿势搂抱孩子，可以增加其他方式满足孩子“皮肤饥渴”。

(2) 加强语言训练：婴儿掌握语言的过程，就是心理发展的过程。婴儿期语言中枢已发育成熟，因此，从三四个月开始就要充分利用周围环境教孩子发音，激发孩子说话的兴趣，然后学习单词、简单句，进而学儿歌、讲故事等。提高孩子语言的理解与应用能力。

(3) 丰富感觉刺激，协调动作发育：要给孩子增强各种感觉功能的刺激，通过对眼、耳、舌、皮肤等各种感官的不同刺激，进一步增加功能性和协调性，培养孩子学会综合认识事物的能力，这既有助于将来对人、对事物全面准确地认识理解，也可避免出现“感觉综合失调”。同时，进行动作的协调训练，促进大脑的发育。

(4) 培养良好的习惯，纠正不良的行为：科学的行为训练，良好习惯的培养，对于孩子独立性的形成、个性发展有很大的影响。婴儿期主要培养孩子良好的饮食习惯，按时进食、避免挑食、少吃零食；早睡早起、不要抱着睡、点着灯睡、哼着催眠曲睡，要培养按时独立睡眠的良好睡眠习惯；22个月开始和蔼、耐心地训练孩子养成自我控制大小便、勤洗手、勤换衣的卫生习惯。良好生活习惯的养成有赖于教育，在教育过程中，应本着鼓励、表扬等原则，而不要批评、训斥。在孩子出现不良行为时，如无理哭闹、口吃、吮指等，最好使用转移注意力的方法及时纠正。

（三）幼儿期

4到6岁称为幼儿期，亦称学龄前期。

1. 幼儿期的生理、心理特点

（1）强烈的好奇心和求知欲：随着大脑的控制和调节功能逐渐发展，幼儿期的感知、运动和语言功能进一步发展，掌握的词汇量增多，语言的理解力、思维的想象力、观察力等增强，出现了简单的逻辑思维和判断推理，模仿力极强，记忆带有直观形象和无意性。因此，对很多事均表现出好奇好问，如我是从哪来的？为什么飞机在天上？想象力丰富而具有一定的创造性。同时，智力也快速发展，4岁时智力已达17岁孩子的50%，7岁时达到80%，正如俗话说："三岁看大，七岁看老"，可见，幼儿的心身健康将影响人的一生。

（2）情绪体验丰富，但缺乏控制：幼儿情绪不稳定，易变，容易受外界事物感染，如在游戏中不能稳定住自己的角色。

（3）独立性觉醒：3～4岁时幼儿自我意识得到快速发展出现了一个高峰期，进入"自我中心"时期，有了自己的主意，出现了与成人的对抗、自行其是、不合作行为，称为心理发展的"第一反抗期"，表现出淘气、任性、冲动等。

（4）社会需要迅速发展：5岁时已有稳定的性别角色，有了同情心、初步的友谊和道德感，其性格的形成开始从兴趣方面表现出来，但尚未定型，希望被注意、被重视。

总之，幼儿期是智力、情感、意志、性格发展的重要时期。

2. 幼儿期的心理保健

（1）重视游戏：玩耍与游戏是幼儿的主导活动，高尔基说："游戏是儿童认识世界和改造世界的途径"。通过跑、跳、攀登、投掷等游戏活动既可训练幼儿的各种基本技能，又能增长幼儿知识、诱发思维活动和想象力。小孩子在一起愉快地玩，有利于社会交际、道德品质、自觉纪律、意志、性格和语言表达能力等的培养。

（2）独立性的培养：3、4岁孩子独立愿望开始增强，要因势利导，培养他们独立处理事务的能力，如穿衣、吃饭等，不应过分保护、包办代替，勿将幼儿完全控制在父母的视线以内，因为这容易使幼儿形成过分依赖、缺乏自信、神经质等不良的心理特征。父母在放手的同时给予一定的帮助、鼓励。

（3）培养良好的行为习惯：幼儿期是性格形成的关键期。父母是孩子的第一任老师，父母要以身作则。行为理论认为，幼儿的许多不良行为都是通过对父母的学习、模仿形成的。例如，父母频繁酗酒等。因此，父母应该注意规范自己的言行，为孩子树立良好的榜样，同时要充分利用幼儿的好奇心、探索欲，尽可能利用一切机会有选择地介绍各种幼儿能够接受的科学知识，采用各种方法激发幼儿的求学欲望，为将来上学读书奠定基础。

（4）摆正孩子在家庭中的地位：家庭是孩子的第一所学校，处于"以自我为中心"的幼儿自控力差，缺乏基本的是非观念，攻击性较强。这对幼儿今后的社会化发展不利，容易导致社会适应不良。因此,要将社会规范引入幼儿生活,使其认识到自己在家庭中的地位和扮演的角色,要尊敬家长,关心家庭等。

(5) 正确对待幼儿的过失和无理取闹:幼儿偶尔的无理取闹,常常是为了引起家长的注意,要对其说明道理,不能无原则地迁就或哄劝,对待幼儿的过失要正面引导,不要打骂、要少批评多鼓励。因为赞美是幼儿心理发展的最好的催化剂。用成人的眼光去要求和评价幼儿的行为,对孩子犯的所谓"错误"给以严厉的批评,都将影响幼儿的自尊和自信,不利于孩子健康心理的形成。

(四) 童年期

6、7岁到11、12岁称为童年期,亦称为学龄期。

1. 童年期的生理、心理特点

(1) 智力发展最快的时期:这个时期正是小学阶段,脑的发育已趋成熟,7岁时大脑重为1 250~1 350 g,12岁已增长到1 350 g。大脑皮质兴奋和抑制过程都在发展,行为自控能力增强,除生殖系统外其他器官已接近成人。

(2) 情感外露、兴趣易变:随着活动范围、内容和交往对象的增多及活动能力的增强,对事物富有热情,往往以兴趣左右自己的行为,成为"游戏机迷"等,情绪直接、容易外露、对微小的成绩会得意忘形,而遇到挫折又会垂头丧气。

(3) 综合分析能力增强,但辨别能力差:此期孩子感知逐渐具有目的性和有意性,感知敏锐性提高;有意注意迅速发展,注意稳定性增长,学会较好的分配注意;形象思维逐步向抽象、逻辑思维过渡;记忆从机械记忆逐渐向理解记忆过渡;口头语言发展迅速,开始掌握书面语言,一些孩子能够很好地掌握书法、美术、体育、声乐等方面的技能。但由于辨别是非能力差,社会上的不良习气易被感染,如酗酒、抽烟、斗殴等。

(4) 社会交往转折期:此期孩子进入学校,自我意识进一步发展,社会意识迅速增长,从以依赖家长为主转化为以学校中具有权威性的老师为主。这时老师的言行比家长更有作用。同学间在学习与集体生活中逐渐出现从"群体"到"伙伴"方向发展,对家长、老师的依从性到五六年级开始下降。

2. 童年期心理保健

(1) 培养对学校和学习的兴趣:在这一阶段,孩子由以游戏为主的生活过渡到以学习为主的校园生活。大多数儿童怀着喜悦的心情进入小学,在老师的教育引导下培养起学习的兴趣。然而,也有少数儿童不能很快适应;因此,家长可在孩子入学前进行与学校生活规律相一致的训练。学校注重教学环境,营造严肃、活泼、快乐、温暖的学校生活,调动学生的学习兴趣,使孩子尽快适应学校。

(2) 激发学习动机:老师和家长要充分利用孩子的好奇心、探索欲,重视教学的直观性、启发性和趣味性,让孩子听得有趣,学得高兴,记得准确、牢固,增强孩子注意力,培养、激发孩子的学习动机,培养积极的学习态度和良好的学习习惯,如培养专心听课、积极思考、踊跃提问、计划学习等习惯。

(3) 注意开拓创造性思维:儿童的教育不但要强调传授文化知识,还应注意儿童思维的灵活性、多向性和想象力的培养。正确处理好学与玩的关系,真正体现"寓教于乐",在学与玩中,发现问题,解决问题等。

(4) 注意“情商”的培养:小学阶段是打基础的阶段,不仅是智力因素发展的重要时期,也是非智力因素(即“情商”)发展的重要时期。情商即良好的心理品质。调查表明,智商高不一定能使人成功,而情商高的人更易成功。因此,学校必须注重儿童良好的心理品质培养,尤其要关注以下几方面:①良好的道德情操;②积极、乐观、豁达的品格;③良好的行为习惯,如勤俭好学、谦虚礼貌、诚实守信等;④良好的意志品质。困难面前不低头的勇气,有持之以恒的韧性;⑤善于与人相处,同情和关心他人的品质;⑥善于调节控制自己的情绪和情感;⑦有责任心。

知识链接

儿童期常见的心理问题

①吸吮手指和咬指甲:婴儿吮吸指头是原始的本能反射。1到2岁吸吮手指最频繁,咬指甲现象在6岁时达高峰。学龄期此现象逐渐减少,或自然消失。有些小儿由于缺乏母爱、伙伴等,不适应环境或适应困难,致使其以吸吮手指或咬指甲作为自我安慰,从中获得快感,以致逐渐形成顽固性习惯,个别持续到成年。常常遭到小伙伴的讪笑。②口吃:俗称结巴,是一种语言障碍,表现为讲话不流畅、阻塞、重复。发生原因最多见于父母对小儿学话过于急躁,做过多矫正或强迫小儿讲话造成。一些小儿因受惊吓或刺激形成,有的小儿模仿成人而形成。③依赖与退缩:指全部生活均依赖父母安排,“饭来张口,衣来伸手”,甚至表现为不能离开父母,一旦离开就不知所措,没有一点独立能力。依赖与退缩行为常与环境有关,一方面,父母的过分照顾会导致此行为;另一方面,遭受父母遗弃,也会产生该行为。④攻击性行为:是指儿童对他人进行言语和身体的攻击。⑤情绪不稳定:担心不能达到目标或不能克服的困难,自尊心和自信心受挫,增加失败感和内疚感,而呈现的过度焦虑、强迫行为和恐惧等。⑥说谎:常见的有因年幼认知能力差无意性说谎、被“逼”说谎、逗乐式说谎、虚荣心说谎、报复心理说谎等五种。⑦学习困难:一种学习技能的发育障碍。分为:阅读障碍、计算障碍、拼音障碍、书写障碍,这些小儿临床检查无视觉和听觉障碍,也无明显的智力障碍。

二、青春期

青春期的年龄范围是11、12岁到14、15岁,亦称为少年期。

1. 青春期的心理特点

(1) 盲目的成熟:这一时期脑和神经系统的发育基本完成,生长发育进入“第二加速期”。这个阶段的少年生理和心理发生巨大变化。一方面,他们逐渐意识到自己已长大成人,要求把他们当成人看待,希望独立,不喜欢老师、家长过多的管束,常表现出不听话,不接受成人的意见,为了维护自尊而对对方的要求采取相反的态度和言行,即“逆反”心理。另一方面,他们阅历还浅,涉世不深,在许多方面还不成熟,生活上、学习上都还有较大的依赖性,这使他们处于“长大未成人”的半成熟状态,呈现盲目的成熟,容易形成“以自我为中心”。

(2) 嫉妒心理:嫉妒是对他人的某种优势而产生的不愉快的情感,是对别人的优势以心怀不满为特征的一种不悦、自惭、怨恨和恼怒,甚至带有破坏性的负性情感。青少年由于心理发展不完全成熟,很容易对同伴产生嫉妒心理,表现为对对方不满、愤恨,甚至加以伤害。

(3) 交友需求的增长:第二反抗期的出现常使少年渴望得到别人的接纳和尊重,非常注意同学、朋友、同龄人对自己的认可与评价,而“相似性吸引”的人际交往规律使他们愿意寻找“知心朋友”,从而出现“同龄人集群”现象。

(4) 动摇的求学意识:青少年期的认知活动具有一定精确性和概括性,意义识记增强,抽象逻辑思维开始占主导,思维的独立性、批判性有所发展,逐渐学会了独立思考问题。但是由于学习方法不当、父母的期望值过高或学习受挫等,对学习的兴趣减退,对自己评价过低、自卑,动摇了进一步求学的愿望。

(5) 性意识开始觉醒:青春期在内分泌激素的作用下,男女第二性征相继出现,女性出现月经来潮,男性出现遗精。青少年对自己在体态、生理、心理等方面的变化会产生一种神秘感,对遗精和月经初潮等产生紧张、恐惧和焦虑,对性意识的需求增加。由于青少年性心理的成熟滞后于性生理的成熟,常会产生一系列性心理问题,如性认知偏差、性焦虑和恐惧、手淫、早恋、过早性行为等。

(6) 网络成瘾:指在无成瘾物质作用下的上网行为冲动失控,表现为由于过度使用互联网而导致的心理社会功能损害。网络成瘾少年,常将虚拟世界与现实混淆,甚至回避现实,失去自己应该承担的社会角色,不仅危害青少年的生理和心理健康,而且还成为一种日益严重的社会问题。

2. 青春期的心理保健

(1) 发展良好的自我意识:青春期是心理上的“断乳期”,也是反抗期,一个显著的特点就是对自身发展认识超前,即自我意识的迅速发展,他们渴望具有与成人一样平等的地位和权利,像成人一样承担一定的社会权利、责任和义务,强烈要求独立思考、选择,这种愿望提高了他们的责任感,发挥了他们的创造性和主动性。另外,他们因为阅历不深,知识经验不足,又怕别人把自己看成是“小孩子”,为了表现自己是强者,有时容易出现一些冒险行为。因此,家长和教师要引导他们学会客观地认识自己,客观地评价他人,尊重他们的权利和地位,承认他们是一个独立的成员,平等相待。遇到矛盾时,要关心和帮助、循循善诱予以解决。

(2) 加强性意识教育:及时地对青少年进行合理、科学的性教育,包括性生理健康和心理健康、性道德和法律教育,如正确认识月经、遗精等,通过教育消除青少年对性器官和第二性征的好奇、不安、恐惧等心理。增强法制观念,培养高尚的道德情操,自觉抵制黄色影视书刊的不良影响。

(3) 激发学习动机:青春期是学习的重要时期,但各种问题均可干扰学习活动而影响学习质量,反之学习障碍又可困扰人的精神生活。因此,教师要不失时机地“授人以渔”,教会他们学习,要充分利用少年迅速发展的智力与独立意识,培养他们的学习兴趣,教会学生多种学习方法,增强他们的学习信心,同时强调学习没有捷径,勤奋永远是第一要诀。

(4) 注重青春期的“伙伴”世界:此期孩子伙伴关系依从性进入高峰期,他们更注重朋友间的共同价值观，别人很难进入他们的小团体。因此，家长和教师要引导并教育他们正确认识自己，明辨是非，掌握交友的基本原则，了解相互交往的重要性，提供更多社会交往的机会，建立相互尊重、相互帮助、同心同德的人际关系。

（5）消除心理代沟：代沟是指父母与子女间心理上的差异和距离，以及由此引起的隔阂。代沟产生的主要原因：一方面，孩子快速的生长，自我意识不断发展，心理已趋向成熟，具有积极的社会化倾向，但不完全成熟；另一方面，作为孩子的家长没能及时把不断成长的孩子认为长大，容易用以往习惯的教育方式对待孩子，这样会使家庭关系紧张，影响两代人的心身健康，导致个别子女离家出走甚至更严重的后果。因此，对于"代沟"问题应加强心理指导，教育子女应尊重、体谅父母，同时指导父母尊重、理解和信任孩子。

三、青年期

青年期的年龄范围是15、16岁到35岁。

1. 青年期心理特点

（1）生理发育成熟：青年在22岁左右形态发育完全成熟。此时骨骼已全部骨化，身高达最大值，第二性征在19～20岁彻底发育完成，男女体态区分明显。进入青年期的人各项生理功能日渐成熟。脉搏随年龄增长而逐渐减慢；血压趋于稳定；肺活量增加且趋于稳定；脑的形态与功能已趋成熟。身体素质包括机体在活动中表现出来的力量、耐力、速度、灵活性、敏感性，以及柔韧性等都在青年期进入高峰。

（2）智力发展的高峰期：大脑神经结构发育完善，获得敏锐的观察力，良好的记忆力、理解力和概括力，他们求知欲旺盛，思维活跃，逻辑性强，对人生观和世界观等问题发生兴趣，喜欢探讨人生的理想、价值、意义等方面的问题，是人生发展过程中最具复杂性和不平衡性，最易产生各种心理矛盾的时期。许多心理学家称青年期为"暴风雨时期"、"危险期"或"心理断乳期"。

（3）自我意识的确立：在青年早期，他们评价别人的意识与能力强于自我评价，但随着智力的发展，知识的全面和视野的拓宽，青年人开始审视、思考自己的现在、憧憬未来，越来越多地谈论理想、信念、人生观、价值观等问题，从而使"本我"、"自我"与"超我"不断碰撞，催促着青年人自我意识的不断发展。当客观现实与个人的期望、判断相统一时，他们便产生自我认同感，否则就会出现心理冲突，迷失自我，甚至发展为自我拒绝。但是他们逐渐意识到自己在变化中的独特性和他与别人的相似性。

（4）情绪、情感丰富而不稳定：青年期是人的情感体验进入最丰富的时期，也是"理智弱于情绪的冲动期"。由于青年人要面对学业、就业、恋爱、婚姻，以及不同的人际关系等，接触社会增多，随之产生了大量的内心体验，使得他们的情绪、情感不断分化，表现出敏感、强烈、冲动、不稳定，对事物的反应带有明显的两极性，时而热情奔放，时而郁闷消沉。随年龄的进一步增长，认知能力的提高，自我控制能力增强。

（5）与他人、集体、社会的磨合期：青年期也正是社会实践深化的阶段，社会交往开始向高层次发展。随着他们的自我意识迅猛增长，成人感和独立感、自尊心与自信心越来越强烈，期望个人的见解能得到社会与他人的尊重，同时，他们旺盛的生命力与增长的知识常使一些青年自我感觉良好，不愿意接受集体的制约，或不愿意对集体、社会尽义务，他们认

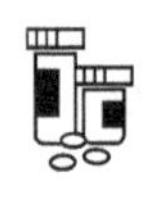

为：父母、师长的忠告是对他们自由的干预，或者是危言耸听。当他们深入社会后，常常会遇到各种挫折或不能很好地进行人际交往，甚至形成社交障碍时，表现出他们的社会成熟度相对迟缓，才感到社会的强大与个人的渺小，为此感到苦闷、自卑，以致影响了身心健康。

(6) 性的困惑问题：青年时期是发生性心理问题的高峰期。青年人对性的好奇与性知识的需求是其人生发展的必然现象。在现实生活中，青年人对性的自然属性了解不多，常常产生神秘感、冲动感、可耻感以及禁忌感和否定感；对性的社会属性知之甚少，尤其有的人在与异性交往中不能认识到男女正常交往是必要的，常表现出不自然、脸红、心跳加快、说话语无伦次，缺乏或不善于与两性交往的心理，常压抑了自己。

(7) 择业的心理问题：青年处于择业的关键时期，目前，一部分高校毕业生择业期望值过高，对工作环境和工作薪水要求过高，不愿去基层，怕吃苦；另一部分学生缺乏自信，在择业过程中犹豫、退缩、信心不足，当遇到几次求职挫折后，便是萎靡不振，自我封闭，甚至自暴自弃；有的学生对用人单位严格的录用程序感到胆战心惊、难以入睡等，呈现出择业焦虑的心理。

2. 青年期心理保健

(1) 树立正确的自我观念、增强社会适应能力：正确的自我观念是心理健康的重要条件。通过各种教育活动，把自己放在与社会、集体、他人及自身前后进行对比，充分了解自己的长处与不足，使青年人学会给自己做出正确的自我分析和客观评价，并主动进行自我调整、自我控制和自我教育。

(2) 确定适度的抱负水平：青年期仍处于发展过程中，无论是生理上或心理上都具有独特性、复杂性和不平衡性，他们期望值很高，在心理上形成积极的自我同一性。但是，青年人往往对现实生活中可能遇到的困难和阻力估计不足，遭受挫折时易引起激烈的情绪波动，产生挫折感。有的甚至悲观失望，丧失生活的信心，陷入绝望的境地。因此，要引导青年人正视现实，正确解决理想与现实的矛盾，培养他们恰当地树立自己追求的目标，并通过努力最终实现这一目标。

(3) 正确处理独立性与依赖性的矛盾：青年人在知识和能力方面也有了较大提高，在家庭和社会中所处的地位也发生了变化，这一切为他们要求独立创造了条件和基础。但是，他们仍具有明显的依赖性，如经济与生活方面还不能自食其力，处理问题的方式、方法上缺乏经验，信心不足等。因此，教师和家长要注重培养他们的自理能力，尊重他们，多鼓励和正确引导，增强他们的自信心，使他们树立正确的人生观、世界观，以维护和促进心理健康。

(4) 学会控制自我情绪：青年人朝气蓬勃，富于幻想，但心境和情绪的变化波动较大，易受周围环境变化的影响，表现为目的达到时信心百倍、喜形于色；遭受挫折打击时消极颓废，自卑、自弃。他们不善于处理情感与理智之间的关系，以致不能坚持正确地认识和理智地控制。因此，家长与老师应引导青年人注重自身修养，树立正确的人生观；鼓励他们积极参加社会实践活动，在活动中学会有效地控制和调整自身情绪。积极培养广泛的兴趣爱好，增加快乐体验，缓冲不良情绪，并引导他们合理地宣泄以调节情绪。

(5) 建立和谐的人际关系：青年期是人一生中社会交往活动极其活跃的时期。人的成就除了个性、能力之外，很大程度上受人际交往能力与和谐的人际关系的影响。一些青年人进入社会后出现社会交往困难或狭窄，表现出与人交往中，只局限于“圈子内”的伙伴，不愿意与成人和长辈沟通，甚至形成社交障碍，感到苦恼自卑，以致影响了身心健康。因此，家长和老师要关心帮助青年，为青年人的交往提供途径和机会，如组织各种活动，让青年人尝试各种新的社会角色，并且在交往中帮助他们掌握人际交往的原则和技巧，建立和谐的人际关系，促进心身健康。

(6) 树立良好的友谊观和恋爱观：青年开始产生追求异性的需要，由于性心理成熟相对于性生理成熟发展滞后，在与异性交往中，友谊、恋爱、婚姻等容易出现困惑，处理好时会产生幸福感，处理不好时会给他人或社会带来危害。因此，首先要积极开展性健康教育，正确理解性意识与性冲动，要接受其自然性与合理性；增进男女正常的交往，加深相互了解，平稳情绪，认真择偶，解除心理困惑；同时，要加强恋爱观和婚姻观的教育，对恋爱本质、择偶原则与标准、性行为和性道德等问题进行认识与评价，处理好恋爱、婚姻与家庭的关系。

(7) 培养良好的择业心理：当代社会给青年人提供了很多就业机会，但竞争力也很强。因此，首先要提高青年人勇于创业的意识，摆正心态去就业或择业，即在广泛收集各方面信息的基础上，客观的掂量自己的能力，面对现实、扬长避短、瞄准方向、脚踏实地、坚持不懈地去努力。工作中不断培养自己的职业兴趣，才能充分发挥自身潜能，获得良好的情感体验，并能创造性地开展工作。同时，要纠正职业意识偏差，不要只考虑地位、收入，而较少考虑其社会价值。

四、中年期

中年期的年龄范围是 35 至 60 岁。

1. 中年期的生理心理特点

(1) 生理功能逐步衰退：进入中年期以后，人体的各个系统、器官和组织的生理功能从成熟走向衰退。易发生诸如冠心病、高血压、脑血管意外等心脑血管疾病和慢性支气管炎、糖尿病等呼吸道及内分泌疾病，以及运动、消化系统慢性疾病，如骨质疏松、骨关节病、胃炎等，甚至因为免疫力下降，癌性突变细胞的监视功能减弱，易出现癌症。

(2) 智力发展的最佳期：随着知识经验的积累，中年期的智力迅速发展，分析能力、思维能力都达到了较高的水平，对人、对事均能做出理智的判断，有独立的见解和独立解决问题的能力。此期是最容易出成果和取得事业成功的阶段。

(3) 情绪稳定：中年人经过生活多年的磨练，在面对各种困难、挫折和人际交往中的矛盾时，能够以冷静、理智、宽容和自控等方式从容不迫地对待，较少冲动，体现出成熟美。

(4) 意志坚定：中年人的自我意识明确，能够按照自己的意愿安排学习、工作和生活，善于决定自己的言行，有所为和有所不为。对既定目标，勇往直前，遇到挫折不气馁，同时也能理智地根据环境和社会的变化调整自己的心态和生活目标。

(5) 个性固定、特点突出：中年人在几十年的生活实践中，经历了自我意识的建立、改造与再完善的反复锤炼和增长的社会化过程，个体在能力、气质、性格等心理特征以及需要、兴趣、信念等个性倾向性方面存在着明显的差异，也形成了自己稳定的个性，体现出自己的风格，有助于其排除干扰，坚定信念，以自己独特的方式建立稳定的社会关系，并顺利完成自己追求的人生目标。

(6) 紧张的心身压力:中年人要肩负着家庭和事业两副重担,虽然应对能力加强,但是生理功能逐渐减退,面对上学的子女、年迈的老人,以及自身的学习、工作和生活等,他们要付出很多的代价来扮演好强者、成功者的角色,所以,中年人无论在生理上还是心理上承受的压力都是最持久、最沉重的。

2. 中年期心理保健

(1) 社会重视、关心体谅:中年是各种身心和精神疾病的高发年龄段,但由于时间、经济、认识等原因真正主动进行自我检测,开展保健的人很少,这就需要医疗保健部门、社会保险机构和心理咨询机构联合起来,建立新型的管理监测系统。特别是加强社区卫生保健服务。

(2) 关注家庭、重视沟通:家庭成员之间关系不和是影响心身健康的常见问题,如夫妻冲突、亲子不和、婆媳隔阂都通过累积效应对身心健康造成影响。子女管教困难、升学失败、求职不顺利等也是影响中年期心理健康的主要因素。另外,中年期也是婚姻问题的多发期。婚外恋、离婚、再婚、丧偶等问题都有可能在这一阶段发生,成为强应激源,影响中年人的心身健康。因此,要营造一种良好的家庭氛围,首先要增进夫妻间的沟通,互敬互爱,互信互助,消除误会,保持在情感和行动上较高的统一性。加强与子女的沟通,要经常和孩子交谈,了解他们的心理状态及心理需要,对孩子不过度保护,也不过度放纵姑息,父母教育孩子的态度和方式要一致。

(3) 面对现实,量力而行:对自己的体力与能力要有正确的认识和估计,不要将超负荷的任务强加于己,注意劳逸结合,尽力而为。要善于科学用脑,用正确的思维方法来指导和调节生活和工作中的各种矛盾。正确评价自己,要善于自我调节与控制,不要为眼前的利益而牺牲自己的健康,适当增加一些文体活动,不仅能消除疲劳,还可陶冶情操,保持良好的心境与稳定的情绪,增进心理健康。

(4) 保持良好的人际关系:人际关系紧张是影响中年人心理健康的重要原因之一。中年人要注意协调和处理好各种人际关系,要克服虚荣、嫉妒、冲动、软弱、孤僻和过分内向的个性,正确认识和对待自己的经济地位,工作环境和生活变迁等,培养踏实、稳重、果敢、坚韧、合群的个性,建立良好的人际关系。

(5) 修身养性,陶冶情操:中年人要提高文化修养,力戒奢欲,光明磊落,培养幽默感。主动发展琴棋书画等业余爱好,加强体育锻炼,丰富有益健康的业余文化爱好和精神生活。同时,学会放松来调节自己,如听音乐、打太极等,以利于减压,消除疲惫和紧张状态。

(6) 重视心理咨询,防止心理疾病:中年人心理负担较大,如调适不当,易出现一些心身障碍,甚至心身疾病。因此,中年人遇有严重心理问题而难以自我消除时,应寻求心理咨询,获得心理帮助,防止心理疾病。

知识链接

更 年 期

男女的更年期不一致,女性一般45岁到55岁,男性比女性晚10年。

1. 更年期生理、心理特点　由于性腺功能减退,卵巢衰老,导致内分泌改变,是人一生中生理变化比较剧烈的时期，也是一个人从成熟走向衰老的过渡期，常常表现为头昏、失眠、乏力、注意力不集中、记忆力下降等神经衰弱症状和自主神经功能紊乱，在其影响下，他们在日常生活中表现出神情紧张、敏感、多疑、自私、唠叨、情绪起伏波动、易激怒、烦躁、焦虑和抑郁等心理症状，严重时会对生活失去信心。如果以上症状多而集中，称为“更年期综合征”。

2. 更年期心理保健

(1) 科学地理解更年期是生命的必然过程：掌握更年期生理、心理知识，正确地对待自己的心身变化，无论有无症状，都要积极地防治，保持日常饮食、睡眠等生活规律，注重适度的体育锻炼，加强保健。

(2) 提高自我控制能力：应有意识地控制自己更年期的各种症状，对于症状带来的苦恼，要善于自我宽慰，自我调节，自我控制。切忌盲目地疑虑，无休止地寻找和探求自己身上所出现的任何一点不适，有情绪困扰时找心理医生咨询。

(3) 建立良好的社会支持系统：家庭成员、同事、朋友和单位领导都应了解更年期基本知识，给予多方面的理解、体谅、同情、照顾和关心，使之平稳地度过更年期。

(4) 做好退休前的心理准备：许多老年人退休后的适应困难，甚至出现心身疾病，都来自于退休前的心理准备不充分。因此，要提前安排退休后的角色转变，要主动设计退休后的社会角色，培养新的兴趣和爱好填充退休后的时间。

五、老年期

老年期的年龄范围是55岁或60岁以后，通常是指退休之后。

1. 老年人的生理、心理特点

(1) 生理功能衰退：人体衰老是涉及全身各种细胞、组织和器官的退行性改变，既有形态上的改变，又有功能上的下降；既有随年龄增加出现生理性衰老，又有因老年疾病引起的病理性衰老，表现出皮肤的老化、松弛、皱纹增多、老年斑；感官、运动系统的老化，以及内脏各器官，尤其是内脏重要器官心、肺、肾等的储备能力明显下降。

(2) 老年人的心理变化：老年期因大脑中枢和周围神经系统发生变化，脑细胞减少，脑组织萎缩，容积缩小，脑血流量比青壮年减少1/5，脑功能下降，发生一系列心理上的改变，表现出记忆力的改变是以近期记忆、机械记忆能力下降为主，远期、理解性记忆能力保持较好；老年人的晶体智力易保持，而流体智力明显下降，老年人解决问题的能力随年龄增长而降低下；老年人的情绪不稳定，常表现为易兴奋、易激惹、喜唠叨、常与人争论、情绪激动后需要较长的时间恢复；在性格方面常常表现为固执、刻板、以自我为中心等特点，容易影响人际关系，乃至夫妻感情。

(3) 老年人常见的心理问题：①失落、无用感。老年人主观上觉得“自己已经上了年纪，成为老人了”，尤其是离退休的老年人，离开了多年熟悉的工作环境和人员，感到失落，认为自己“不中用”了，整天无所事事，意志衰退，情绪消沉，以至于敷衍度日，有的出现焦虑、多疑、失眠、多梦、心悸等心理现象。②“空巢”心理。指老年人不能正确认识子女“离巢”是家庭发展的必然规律，常有“人去楼空”的心理不适应现象。表现为孤独、寂寞，爱回忆往事,不喜欢参加活动,闭门发呆,不同亲友来往。总觉得别人对自己很冷淡,觉得人情冷漠,认为子女离开了自己就没有了情感依附。③主观健康评价差。随着老年人体质的下降,躯体各器官功能的减弱,衰老现象日渐明显,抵抗外界刺激的能力也随之降低,就会更多地关注自身躯体内部的变化,主观评价逐步变得悲观,尤其是80岁以后的老年人。④对生病、死亡的恐惧。老年人常担心自己生病卧床不能自理后,拖累子女、消耗经济,以及老年人最忌讳说“死”这个字,不愿意听到同龄老人去世的消息,对待死亡感到害怕。

2. 老年人心理保健

(1) 确定生存意义,提高心身健康水平:乐天知命,生老病死、一代一代繁衍生息是自然规律,帮助老年人面对衰老,正确认识老化与不服老的辩证关系,人只要活到老,在漫长岁月中所形成的个性与行为方式已根深蒂固。但是,老年人应认识并接受老之已至的现实,量力而行,千万不要从事超负荷的紧张活动。不服老的心理会对体力和精力带来损害。

(2) 正确处理人际关系:离退休后,应在晚年生活中结交新朋友,友爱互助,交流经验与思想,减少孤独与寂寞。在家庭中老年人与家庭成员要和睦相处,尤其是与子辈、孙辈间由于各自所处时代不同,价值观也不一样,代际之间出现差异是正常现象。老年人切忌对后辈干预过多,以保持良好的代际关系。

(3) 积极参加适当地运动,增强体质:生命在于运动,老年人只要不过分劳累和紧张,要适当地进行体育运动,如太极拳、气功、散步等,做到生命不息,运动不止,有利于心身健康。

(4) 坚持合理用脑:老年人应遵循“用进废退”的原则,坚持学习,科学用脑,这不但有利于减慢心理的衰老过程,而且能不断接受新事物。

(5) 正视现实,发挥余热:机体衰老是自然规律,社会角色的改变是必然结果,老年人离退休后,要重新调整自己,重树生活目标,追求新的乐趣,也可以将自己的知识和技能根据自身体质及心理状态,为社会做出一定的贡献。

(6) 创造愉快的心情:老年人要善于控制自身的情绪,生活规律,尽量减少消极悲观情绪,保持乐观的心境,遇事不急不躁,容人宽己,使自己在轻松、愉快、和谐的气氛中生活。

(7) 发挥社会支持系统的作用:老年人随着生理功能的降低,生活范围的缩小,经济能力的下降,需要多方面的关心与帮助,如政府、单位、社区、家庭都应该对老年人多加关心、爱护和支持,形成尊老、爱老、养老的社会氛围,为老年人提供各种方便、满意的服务,以保证老年人安度晚年。

第三节 心理障碍

一、心理障碍的概念及特点

(一) 心理障碍的概念

心理障碍(mental disorder),又称“精神障碍或心理疾病”,是指由于某种原因导致心理功能不能正常发挥作用,影响个体正常的生活、工作和学习的状态,使个体无法有效地适应日常生活的需求。即是心理活动中出现的轻度创伤，是在特定时段或特定情境中由不良刺激引起的心理异常现象，属于正常心理活动中暂时性的局部异常状态。

（二）心理障碍的特点

（1）心理障碍的人其心理活动的外在表现与其心理内在活动不相称或反应方式表现，与常人不同，偏离常态。导致个体社会适应困难，具有不协调性，如与人交往困难，使人际关系复杂。

（2）心理障碍的人往往对障碍对象有强烈的心理反应及行为，针对性强，如对某人不能接纳或对某物品不能使用等。

（3）心理障碍的人不能按常人的标准完成某项社会功能，如学习、工作和生活等。

（4）多数心理障碍者会使当事人感到精神痛苦（严重精神疾病除外），不能通过自我调整和非专业人员的帮助而解决根本问题，愿意得到心理医生帮助，如焦虑障碍者长期处于常人少有的莫名其妙的恐惧、紧张不安中，感到痛苦万分，需要得到帮助给予解决。但要注意在某些特殊情况下，正常人也可能出于个人目的，故意表现为各种怪异的不合常态的行为，需要根据心理状态的表现和规律加以鉴别。

二、心理障碍的分类

心理障碍的分类是将复杂的精神现象，根据规定的标准加以归类的过程，有助于探讨各种心理障碍的病理、生理机理，对于合理预防、治疗，以及预测疾病的转归有重要的意义。因为各学派理论和方法等方面不同，彼此之间在界定心理障碍分类方面也难以取得一致，各有所长，但其实质并没有什么不同。

（一）按照心理现象学分类

1. 认知障碍 指认知过程障碍，包括感觉障碍、知觉障碍、思维障碍、注意障碍、记忆障碍、智能障碍、自知力障碍、定向力障碍等八个方面。

2. 情感过程障碍 指情感体验过程的障碍，包括情感的性质、稳定性、协调性的改变。

3. 意志行为过程障碍 指意志活动和行为动作方面的异常。有意志障碍和行为障碍。

4. 意识障碍 在精神障碍中描述意识障碍与其他学科有所不同，不仅指周围意识的改变，而且包括了患者对当前状态的自我意识。

（二）按照精神病学分类

精神障碍的分类标准目前主要有三种，一是世界卫生组织颁布的“国际疾病分类，(ICD)”，来自于世界卫生组织组织编写的《疾病及有关健康问题的国际分类》，此标准包括各科疾病，其中第五章是关于精神障碍的分类。目前使用的版本是已经修改的第十版(ICD-10)，其将精神与行为障碍分为 11 大类。二是美国“精神障碍分类(DSM)”，来自于由美国精神医学会编写的《精神疾病诊断和统计手册》，该标准在国际上影响较大，现在已经修订到了第四版，简称 DSM-IV，将心理障碍分为 17 大类。三是 1986 年以来我国参考 ICD-10 和 DSM-IV，由中华精神科学会委员会制定的《中国精神疾病分类方案与诊断标准》(CCMD)，2001 年出版的第三版，即 CCMD-3，将心理障碍分为 10 大类。

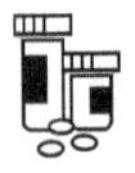

根据 CCMD-3，我国制定的心理障碍有10项。

(1) 器质性精神障碍：阿尔茨海默病、脑血管病所致精神障碍、其他脑部疾病和躯体疾病所致精神障碍等。

(2) 精神活性物质或非成瘾物质所致精神障碍。

(3) 精神分裂症和其他精神病性障碍：精神分裂症、偏执型精神障碍、急性短暂性精神病、感应性和分裂情感性精神病等。

(4) 心境障碍(情感性精神障碍)：狂躁发作、双相障碍、抑郁发作、持续性情感障碍、其他或待分类的情感精神障碍等。

(5) 癔症、严重应激障碍和适应障碍、神经症。

(6) 心理因素相关生理障碍：进食障碍、非器质性睡眠障碍和非器质性性功能障碍等。

(7) 人格障碍、习惯和冲动控制障碍和性心理异常。

(8) 精神发育迟滞与童年和少年期心理发育障碍：精神发育迟滞、言语和语言发育障碍、特定学校技能发育障碍、特定运动技能发育障碍、混合性特定发育障碍、广泛性发育障碍等。

(9) 童年和少年期的多动障碍、品行障碍和情绪障碍：多动障碍、品行障碍、品行与情绪混合障碍、特发于童年的情绪障碍、儿童社会功能障碍、抽动障、其他或待分类的童年和少年期的行为障碍，以及其他或待分类的童年和少年期的精神障碍等。

(10) 其他异常心理和心理卫生情况：待分类的精神障碍、其他心理卫生情况和待分类的其他精神障碍。

三、心理异常的判断标准

人的心理现象非常复杂，心理正常与异常之间没有严格的界限，从心理健康到心理异常是一个从量变到质变的过程。因此，在判别异常心理时很难规定一个绝对的标准。目前通常按以下几种标准进行综合判断。

(一) 内省经验标准

内省经验标准包括两方面。一是以自身的经验为依据判断心理活动正常与否，即患者自己的主观经验，他们感到精神痛苦焦虑、抑郁，或不能适当控制自己的行为，因而寻求他人的支持和帮助。患者主观的痛苦体验往往成为医生判定患者是否异常的依据。但是，患有严重精神疾病的患者常常否认自己是“不正常”的，这种违背客观的否认恰恰是其行为异常的最好证明。二是以一般人的心理状态为标准判断心理活动的正常与否，即观察者以自身生活经验作为出发点或参照点，去评价他人的心理活动和行为表现。

内省经验标准是以经验为依据，所以此标准带有极大的主观性而缺少客观的科学性。评价常常受观察者自身经验、知识水平、心理状态、态度倾向性等多因素的影响，可能会出现因人而异，或同一个体不同观察者评价结果却完全不同的现象。如果观察者自己的心理并不健康或生活阅历局限，那么凡是与观察者自己主观经验不同者都可能被视为异常或病态，判断错误的可能性就会很大。接受过专业知识训练和有较丰富临床经验的从业人员，对大多数个案形成的评判标准会取得大致相近的看法。而非专业人员的观察结果一致性较差。

（二）统计学标准

采用统计学上常态分布的概念来区分正常与异常。人类的许多心理特征在人群中呈正态分布，即绝大多数人处于中间位置，视其为心理正常。只有极少数人偏于两极端则为异常。例如：症状自评量表（SCL-90）是经过大样本测查后，通过统计学方法分析得出结果，在一定范围内是正常的，超过某个值即为异常。但是在某些情况下也有例外，如：人们的智商（IQ）水平属于常态分布，绝大多数人集中在中间值部位，但是IQ＞130并不意味着异常，很可能为超常。只有IQ＜70为异常，表现为智力低下。智力超常的人尽管在人群中是极少数，但不会被认为是病态。

统计学标准提供了心理特征的数量资料，比较客观，便于比较和交流，操作也简便易行。但是，任何心理测试工具都不可能全面反映每个人的心理活动及行为，测量结果还会受社会文化等多因素的影响，有些心理活动无法测出或无统一的规律可循，所以这种统计学标准也有局限性。因此，不能仅仅根据统计学标准做出诊断。

（三）医学标准

这一标准临床医师广泛采用，又称症状和病因学标准，即用医学检查、诊断躯体疾病的方法来判断心理是否处于异常状态，认为心理障碍患者的脑部都存在相应的病理变化，患者心理和行为的异常表现被视为疾病症状，产生原因则是脑功能失调。随着科学技术的不断进步，各种先进的诊断技术逐步应用于临床，在很大程度上提高了病因和症状的判断水平。如阿尔茨海默病（Alzhelmer's disease，AD）有神经病理学的改变，临床上根据这些检查结果做出的诊断是科学的、有说服力的。但是，由于心理异常原因的多元性，除了脑器质精神病和躯体疾病伴发的异常心理以及感染中毒所致的异常心理以外，对那些由于心理社会因素起主导作用的心理异常，如神经症和人格障碍等心理障碍的判断则显得无能为力。

（四）社会标准

社会标准是指以社会准则为标准衡量人的心理活动是否与社会的生存环境相适应，来评价人的心理健康状态，判断人的心理活动正常与否。凡是能够根据社会要求和道德规范控制自己的行为，符合社会准则、道德标准、价值观，并被社会所接受者，即为正常；否则为异常。这种观念虽符合一般常识的看法，但是判断标准并非恒定不变，需要与当时的社会文化背景息息相关，并且随着时代的变迁而不断变化。因此，不同国家、地区、民族、风俗、信仰、文化等，其社会准则不尽相同，即使在同一社会文化背景下，也会随着时代的不同有不同的判断。如同性恋者，最初认为他们是有犯罪行为的，要被判刑，但是随着时代的变迁，人们逐渐接受了同性恋者，甚至一些国家为同性恋者注册为合法伴侣。

（五）时间标准

正常人在特定情况下也可能出现一过性的心理和行为异常，但症状的持续时间不会太长。如：自己认为很有把握的一门课程，在考试中失利，导致自己近两天情绪低落，睡眠不安等，属于正常的，但是如果情绪反应持续的时间过长，影响了正常的生活、学习和工作，就成为心理障碍了。因此，在判断心理障碍时，不仅要判断症状是否存在，还要根据症状持续的时间长短来衡量。至于症状持续的时间多长可作为诊断标准，没有统一定论，不同的症状有不同的标准。一般而言，对于严重的症状，即使持续时间较短也可以诊断。如果症状轻微,就需要观察较长时间来确定诊断。

四、心理障碍的原因

(一)生物因素

1. 遗传因素 许多心理障碍具有明显的遗传倾向,如精神分裂症、人格障碍、情感性精神病等。尽管细胞遗传学和分子遗传学研究至今缺乏一致性结果,目前一般认为心理障碍的发生属多基因遗传方式,是基因将疾病的易感性一代传给一代。

2. 神经生化因素 中枢神经系统是一个结构极其复杂、功能高度统一的整体,神经元间以化学传递(多巴胺、5-羟色胺、去甲肾上腺素等)的方式相互作用,并与内分泌、免疫等各系统相互联系,以保证机体内环境的稳定和正常状态。例如,精神分裂症患者体内多巴胺神经递质活性增高。老年痴呆症与大脑中海马部位乙酰胆碱含量下降有关。

3. 器质性因素 与中枢神经系统感染、中毒、脑外伤等因素有关,导致不同程度的心理功能受损,呈现进行性的认知损害,出现记忆力下降、注意力不集中及情绪淡漠等,如吸毒、药瘾、脑肿瘤。

4. 体质因素和神经类型 包括营养状况、健康水平、免疫力、耐力、体型、气质等,有研究表明人在营养缺乏状态下,有可能出现精神障碍,表现为反应迟钝、精神衰弱、情绪平淡或幻觉等。不同的气质类型在应激状态下易导致不同的神经症,如兴奋性的人易导致躁郁性精神病或心身疾病。

5. 性别、年龄因素 人的机体发育、生理功能和心理活动等可因性别、年龄的不同而表现出个体差异。如女性生产后可发生产后抑郁症;酒精成瘾多为男性;更年期由于内分泌改变易出现焦虑、抑郁、多疑等心理异常现象。

(二)心理因素

1. 应激因素 生活事件常常是导致个体产生应激反应的应激源,其中恋爱、婚姻、家庭问题,学校与工作场所中的人际关系问题等是主要的应激源。在应激状态下,机体可以出现一系列生理、生化、内分泌和免疫系统的改变,造成机体内环境失去平衡,会导致神经症、心身疾病的产生。

2. 人格特征 人格是个体心理素质的体现,相对稳定并可预测,如有的人热情、开朗、对人坦率、乐于助人,追求刺激和挑战,这种人外向思想感情容易交流,在心理应激过程中对挫折表现出较强的耐受性,即使在人际关系中有一定误会与矛盾,也容易获得解决。相反,比较内向、拘谨、懦弱、抑郁、回避刺激的人,对别人保持距离,不太关心别人,在人际关系中误会与隔阂较多。心理应激的耐受能力较差,在困难面前显得无能为力,容易悲观丧气,表现为社会适应不良,称为人格障碍。

(三)社会文化因素

一个人心理障碍的发生不完全是内部心理过程的问题所致,大多数是个人的社会文化生活的产物,有着深刻的社会根源。现代人生活在极其复杂的生态、社会和文化环境中,社会制度、文化程度、竞争意识、贫富差距,以及价值观念、各阶层文化传统和风俗习惯诸方面的差异,都会增加心理障碍发生的可能性。研究表明,心理障碍的分布、患(发)病率、表现形式、病程和转归等都与社会文化环境有密切关系，如在城市工作的人心理障碍的发生率高于在农村工作者。

（姬栋岩）

复习思考题

1. 心理健康的标准是什么？
2. 简述儿童期及青春期主要的心理特点。
3. 简述不同年龄阶段心理保健注意事项。
4. 心理异常的判定标准是什么？
5. 联系实际分析心理障碍的原因。

第四章
心理应激与应对

汶川地震灾后急性应激障碍案例：患者，女，15岁，某中学初二学生。在地震中被埋20多个小时后被老师救起，同班的妹妹被砸死。地震后变得不爱说话，爱发脾气，失眠，食欲下降。一闭上眼睛就会看到当时地震的场景。说到读书时就会明显气促，表示绝不会去读书，要和妈妈一起去打工。当谈及地震或者感受到余震就会紧张、恐惧、气紧，一次余震时突然从床上跳起来大声叫妈妈快逃。经常做与地震有关系的恶魔，梦中吼叫："又来了，妹妹，快跑。"

现实中我们发现，在灾难性应激后一些人表情呆滞，处于茫然状态，继而不动不语，呆若木鸡，对外界刺激无相应反应；一些人则失声痛哭，表情紧张、恐怖。

根据上述案例分析应激对身心健康的影响，及如何应对并减轻应激对人的身心伤害。

第一节　心理应激概述

一、应激和心理应激的概念

（一）应激的概念

应激是加拿大病理生理学家塞里(Selye，1936)首先提出的。他在研究中发现出血、感染、中毒、冷热以及心理冲突等，都会产生诸如心跳加快、血压升高、呼吸频率变化等全身的生理生化变化，并将此非特异性反应称为"全身性适应综合征"，即应激反应。随着医学模式的转变，应激已成为人类全面认识健康和疾病的重要组成部分。

对于应激的界定，目前大家普遍认为，应激是个体"察觉"各种刺激对其生理、心理及社会系统构成威胁时出现的整体现象，所引起的反应可以是适应或适应不良。此定义把应激看作一个连续的动态过程，它既包括作为应激源的刺激物，也包括应激反应，还包括有机体与刺激物或环境之间的互动作用。

我们可以从以下三个方面理解应激的含义。

1. 应激是一种刺激物　这种刺激物来源十分广泛，可以是躯体的、心理的、社会的和文化的。当刺激达到一定量时才能引起生物体做出反应。

2. 应激是一种反应 应激是对不良刺激或应激情境的反应。这是由塞里的定义发展而来。他认为应激是一种机体对环境需求的反应,是机体固有的,具有保护性和适应功能的机体防御反应,它包含三个反应阶段:警戒期、阻抗期、衰竭期。

(1) 警戒期:也称为动员期,当机体受到伤害性刺激之后,会产生一系列生理生化的变化,以唤起体内的整体防御能力。

(2) 阻抗期:生理和生化改变继续存在,合成代谢增强,如垂体促肾上腺皮质激素和肾上腺皮质激素增加,以增强应对应激源的抵抗程度。在大多数情况下,应激只引起这两个阶段的变化,即可达到适应,机体恢复正常。

(3) 衰竭期:如果应激源持续存在,阻抗期延长,机体会丧失所获得的抵抗能力,最终进入衰竭期,表现为淋巴组织、脾、肌肉和其他器官发生变化,导致躯体的损伤而产生所谓"适应性疾病",甚至死亡。

3. 应激是刺激物与机体的互动过程 应激过程分为输入、中介、反应、应对四个部分,这四个部分相互联系、相互影响。

(二) 心理应激

1. 心理应激的概念 心理应激的概念是瑞鲁斯(Lazarus,1968)提出的,是指人体对外界有害物、威胁和挑战经认知评价后,认为其危害个体的生存和地位时,所产生的生理、心理和行为反应。塞里认为心理应激和生理应激的不同在于生理性应激是由生物性损伤性应激源引起,反应也只是生理上的非特异性反应;心理应激则强调应激源是对人的生存有威胁的社会性、心理性或生物性刺激物,反应则是生理、心理或行为两方面的,从应激源和反应来看,主要是心理性的。在心理应激中,心理在应激源、应激反应和应激状态方面都起主导作用。

2. 心理应激源 心理应激源有来自各种生活事件的社会性应激源,也有来自内部动机冲突的心理性应激源,有能否顺应不同社会规范、生活准则要求的文化性应激源。

3. 心理应激反应 主要在心理和精神方面的反应。应激状态可表现为一些心身紧张症状,尤其以情绪反应为主,如焦虑、抑郁、愤懑、激动、攻击、失望、无助、沉默、懊丧、淡漠,甚至是轻生。

影响心理应激性质和程度的因素是多方面的,如个性特征、主观认知评价、既往经验、文化素养等。

在机体的应激过程中,生理与心理是密切联系在一起的。生理应激时,全身适应综合征也伴随有心理反应;心理应激时,强烈的心理反应也伴随有一系列生理反应,它们之间相互作用、相互影响,彼此转化。生理反应和心理反应是并存或共生的关系。

二、应激源

应激源(stressor)是指引起应激反应的各种内外环境刺激。生活中的刺激十分广泛,但只有在被个体评价为对自身有威胁或挑战并引起反应时,才称为应激源。应激源依据来源不同可分为四类:躯体性应激源、心理性应激源、社会性应激源和文化性应激源。

1. 躯体性应激源 指直接作用于机体而产生应激反应的刺激,包括各种物理性、化学性刺激物。例如,高温、低温、强烈的噪声、损伤、微生物和疾病等。

2. 心理性应激源 主要是指挫折、心理冲突和认知障碍。如个体的强烈需求或过高期望、能力不足,对周遭的人或事物有不合理的认知评价等。

3. 文化性应激源 指因风俗、习惯、生活方式、宗教信仰等引起应激的刺激或情境。如迁居异国他乡、语言环境改变等"文化性迁移"。

4. 社会性应激源 指引起应激反应的社会事件、情景的改变所造成的刺激。社会性应激源又以生活事件为主。生活事件按其内容大致可分为三大类:一是与环境相关的生活事件,如自然灾害、战争和动乱、社会政治制度变革、人口拥挤、人际关系紧张、环境污染及文化污染等;二是与工作有关的生活事件,如工作压力大、待遇差、发展机会少、同事关系或上下级关系不好等;三是与生活有关的生活事件,包括恋爱、夫妻关系、离婚、配偶患病或死亡、子女问题、住房拥挤、经济拮据、生活无保障、有长期需要照顾的病残亲人及家庭成员关系紧张等。

流行病学的研究指出,社会生活事件与高血压症、溃疡病、脑血管意外、心肌梗死、糖尿病、癌症等发病率的升高有一定的关系。美国华盛顿大学医院精神病学家霍尔姆斯(Holmes)等对5000多人进行社会调查,把人类社会生活中遭受到的生活危机(life crisis)归纳并划分等级,编制了社会再适应评定量表(表4-1)。该评定表列出了43种生活变化事件,并以生活变化单位(life change units,LCU)为指标加以评分。他们在一组研究中发现LCU与10年内的重大健康变化有关。在中等生活变故的人群中,37%有重大的健康变化;有重大生活变故者中,70%呈现重大健康变化。Holmes等提出,LCU一年累计超过300,则预示今后2年内将有重大的病患;后来又进一步提出,若一年LCU不超过150,来年可能是平安;LCU为150~300,则有50%来年患病的可能性;LCU超过300,来年患病的可能性达70%。1976年他们报道,从回顾性和前瞻性调查表明,心脏病猝死、心肌梗死、结核病、白血病、糖尿病、多发性硬化等与LCU升高有明显关系。一般来说,伴有心理上丧失感的心理刺激,对于健康的危害最大。这种丧失感可以是具体的事或物,如亲人死亡等;也可以是抽象的丧失感,例如工作的失败等。其中,尤以亲人(如配偶)丧亡的影响最大。有些研究工作者指出,丧失或亲人的丧亡能引起个体一种绝望无援、束手无策的情绪反应,此时个体不能从心理学和生物学上来应付环境的需求。

霍尔姆斯等人的量表是根据美国社会和美国人的生活、道德、伦理和价值观念制订的,与我国国情有一定差距。因此有必要根据我国国情、文化背景和社会生活情况制定我国自己的量表。我国于20世纪80年代初引进生活事件评定量表,根据我国的实际情况对生活事件的某些条目进行了修订或增删。如上海市精神卫生中心编制的"正常中国人生活事件评定量表"、杨德森和张亚林编制的"生活事件量表"。

表 4-1 社会再适应评定量表

变化事件	LCU 均值	变化事件	LCU 均值
1. 配偶死亡	100	23. 子女离家	29
2. 离婚	73	24. 婚姻纠纷	29
3. 夫妻分居	65	25. 个人取得显著成就	28
4. 坐牢	63	26. 配偶参加或停止工作	26
5. 家庭亲密成员丧亡	63	27. 入学或毕业	26
6. 个人受伤或患病	53	28. 生活条件改变	25
7. 结婚	50	29. 个人习惯改变(如衣着、习俗、交际等)	24
8. 被解雇	47		
9. 复婚	45	30. 与上级有矛盾	23
10. 退休	45	31. 工作时间或条件的变化	20
11. 家庭成员健康变化	44	32. 迁居	20
12. 妊娠(夫妻都加分)	40	33. 转学	20
13. 性功能障碍	39	34. 消遣娱乐的变化	19
14. 增加新家庭成员(如出生、过继、老人迁入)	39	35. 宗教活动的变化(远多于或少于正常)	19
15. 业务上再调整	39	36. 社交活动的变化	18
16. 经济状况的变化	38	37. 少量负债	17
17. 好友丧亡	37	38. 睡眠习惯改变	16
18. 改行	36	39. 生活在一起的家庭人数变化	15
19. 夫妻多次吵架	35	40. 饮食习惯改变	15
20. 中等负债	28	41. 休假	13
21. 赎回抵押品	31	42. 圣诞节	12
22. 所担负工作责任方面的变化	29	43. 轻微的违法行为(如违章穿马路)	11

三、应激反应

当个体经认知评价而察觉到应激源的威胁后，就会引起心理与生理的反应。

(一) 心理反应

应激引起的应激反应可分两类：一类是积极的心理反应；另一类是消极的心理反应。积极的心理反应是指适度的皮层唤醒水平和情绪唤起，注意力集中，积极的思维和动机的调整。这种反应有利于机体对传入信息的正确认知评价、应对策略的抉择和应对能力的发挥。消极的心理反应是指过度唤醒(焦虑)、紧张，过分的情绪唤起(激动)或低落(抑郁)，认知能力降低，自我概念不清等。这类反应妨碍个体正确地评价现实情境、选择应对策略和正常应对能力的发挥。应激的心理反应可以分期。进入时相的顺序及每一时相的持续时间和临床表现都有较大的变动性。影响变动的因素有：事件发生前对应激程度及持续时间的预期、个人经历及性格类型等。一般的顺序是:惊叫、否认、侵入、不断修正、结束(图4-1)。临床上最常见的是否认与侵入两个时相,其他时相可以不出现或不明显,时相顺序也可以变换。这种应激时相的划分在急性应激下较为明显,在慢性应激时则不太明显。

1. 惊叫 常发生于未曾预料的事件信息的突然冲击时,可表现为哭泣、尖叫或昏倒。

2. 否认 这是情绪麻木、概念回避及行为束缚相结合的时相。情绪麻木是缺乏正常对刺激做出反应的感觉;概念回避是有意不涉及应激情境的概念,行为束缚是个体活动范围变窄,表现为专心致志地从事一般的重复动作而不顾周围。

3. 侵入 这是应激性事件的直接或信号性行为以及自发的观念性或情感性折磨再现。包括有关应激事件的梦魇、反复的自发印象,或由其他事件而派生的吃惊反应。

4. 不断修正 这是机体动员应对机制适应的过程,若应对成功就进入结束,如受阻或未获成功则可能转入病态。

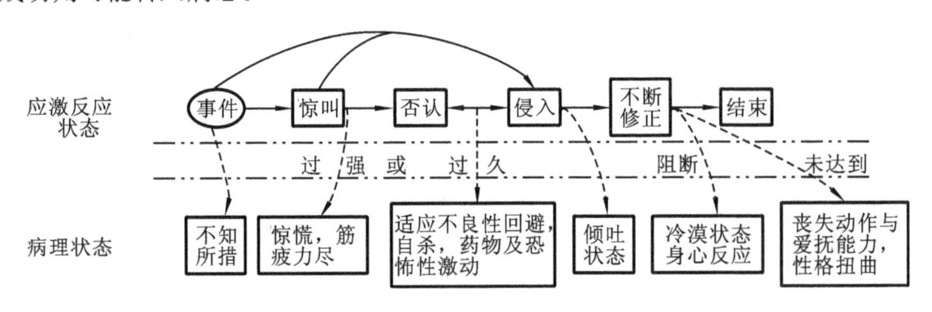

图 4-1 应激状态的时相

(二) 生理反应

当机体受到强烈刺激时,应激反应的主要神经内分泌改变为蓝斑(LC)-交感-肾上腺髓质轴和下丘脑-垂体-肾上腺皮质轴的强烈兴奋,多数应激反应为生理生化变化与外部表现,皆与这两个系统的强烈兴奋有关。

1. 蓝斑-交感-肾上腺髓质系统 该系统的主要中枢效应与应激时的兴奋、警觉有关,并有紧张、焦虑的情绪反应,该系统的外周效应主要表现为血浆内肾上腺素、去甲肾上腺素浓度升高。交感-肾上腺髓质系统的强烈兴奋主要参与调控机体对应激的急性反应,引发一系列的代谢和心血管代偿机制以克服应激原对机体的威胁或对内环境的扰乱作用等。这些作用促使机体紧急动员,处于唤起(arousal)状态,有利于应付各种变化的环境。但强烈的交感-肾上腺髓质系统的兴奋引起耗能和组织分解、血管痉挛、组织缺血、致死性心律失常等。

2. 下丘脑-垂体-肾上腺皮质激素系统(HPA) 应激时 HPA 轴兴奋的中枢效应:HPA 轴兴奋释放的中枢介质为促肾上腺皮质激素释放激素(CRH)和促肾上腺皮质激素(ACTH),CRH 刺激 ACTH 的分泌进而增加糖皮质激素(GC)的分泌,它是 HPA 轴激活的关键环节。CRH 另一个重要功能是调控应激时的情绪行为反应。应激时 HPA 轴兴奋的外周效应:应激时糖皮质激素分泌迅速增加,对机体抵抗有害刺激起着极为重要的作用。GC 升高是应激时血糖增加的重要机制,它促进蛋白质的糖异生,并对儿茶酚胺、胰高血糖素等的脂肪动员起容许作用;GC 对许多炎症介质、细胞因子的生成、释放和激活具有抑制作用,并稳定溶酶体膜,减少这些因子和溶酶体酶对细胞的损伤;GC 还是维持循环系统对儿茶酚胺正常反应性的必需因素，GC 不足时，心血管系统对儿茶酚胺的反应性明显降低，严重时可致循环衰竭。

慢性应激时 GC 的持续增加会对机体产生一系列不利影响。GC 持续增高对免疫炎症反应有显著的抑制效应，生长发育的延缓，性腺轴的抑制以及一系列代谢改变，如血脂升高、血糖升高，并出现胰岛素抵抗等。

第二节 应激的中介机制

心理应激的中介机制是指机体将应激源（输入信息）转化为应激反应（输出信息）的加工、处理过程。心理应激的中介机制只有通过认知评价、应对方式、社会支持等中介因素对应激源做出加工、处理，才能确定应激反应的有、无和强烈程度，进而产生对健康和疾病的影响。其中，除社会支持来自个体的社会关系外，其余的中介因素均取决于个体自身的素质。

一、认知评价

认知评价是大脑的功能。个体对应激源的认知评价直接影响个体的应对活动和心身反应，因而是应激源是否会导致个体应激反应、并决定应激反应强度的关键因素之一。同样是一次失败，不同的个体会产生不同的认知评价，采用不同的应对方式，从而可以决定这一生活事件是否引起应激反应及反应的强烈程度。正如塞里所指出的："问题不在于发生了什么，而在于你如何对待它。"

认知评价包括两个方面：一是对生活事件的性质、程度及其与自己的利害关系做出评价和判断；二是对自己处理该生活事件的能力、对策做出评价和判断。

认知评价与个体本身的价值观、道德观、性格特征、身体状况、年龄、性别、知识经验、能力才干甚至社会关系、经济实力等诸多因素有关。可见，提高个体各方面的素质，有利于正确地认知评价，减缓应激对心身的损害。

二、应对方式

应对方式，是个体对抗应激的一种手段，是个体面对困难情境做出适应性反应的过程。即"个体对环境或内在需求及其冲击所做出的恒定的认知方面或行为方面努力"。我国著名心理学家姜乾金认为，应对是多维的，是人们为缓解应激对个体的影响、摆脱心身紧张状态，而有意识地综合评价、判断生活事件的严重程度，分析自己的能力与现实条件，权衡利弊及可能产生的后果，选择、确定自认为恰当的应对手段时产生的心理活动与行为策略。它具有两个功能：一是改变现存的人与环境关系（问题指向性应对）即通过改变个体的行为或改变环境条件来对抗应激源；二是对应激性情绪或生理性唤醒的控制（情绪调节性应对）。通过应对以降低烦恼并维持一个适当的内部状态以便较好地处理各种信息。

知识链接

凡是能引起人们的心理发生不良或不利影响的情境，都会使人产生痛苦、不舒适的感觉,人们就需要花费很多精力与时间去消除或减轻它带来的痛苦和不适,有人将其称为"心理困难"。对这些常见的心理困难人们根据各自不同的理解,又将其称为"挫折"、"紧张"、"烦恼"、"压力"、"冲突"等。而心理学中则将这些心理困难统称为"心理应激"。或者说这些心理困难对人体来说是一种强烈的心理应激源,个体都会对它产生应对。

三、社会支持

社会支持是指个体的家庭、亲友、同事、党团、工会组织等所给予的精神与物质上的帮助和支援。

目前学术界关于社会支持影响个体心理健康的机制尚有分歧,存在两种不同观点和假设模型。一种观点是独立作用假说,也称为主效应模型。该理论认为,无论生活事件存在与否,个体是否处在压力状态下,社会支持始终具有一种潜在的维护身心健康的作用。此结论来自研究的统计结果,统计发现社会支持对个体身心反应症状的主效应,而未出现社会支持与不良生活事件之间的交互作用,故称为主效应模型。另一种观点是缓冲作用说,也称为缓冲器模型。这个观点认为社会支持对健康的影响在于其可缓冲生活事件对健康的损害,但其本身对健康无直接影响。缓冲作用主要体现在两个方面:其一,社会支持可影响个体对潜在应激事件的认知评价,即由于个体认识到社会支持存在,不会把潜在应激源评价为现实应激源。其二,应激源产生后,足够的社会支持可帮助个体消除、减弱应激源,并对应激源进行再评价,从而缓解应激反应症状。

知识链接

在实验室导致的应激情景下,若有同窝动物或动物母亲的存在,或有实验人员安抚时,可以减少小白鼠的胃溃疡、地鼠的高血压、山羊的实验性神经症和兔的动脉粥样硬化性心脏病的形成。在人类,与世隔绝的老人的相对死亡率比与社会有密切联系的老人的高。孕妇分娩时,有丈夫在场则产程明显顺利,孕妇并发症相对减少、恢复较快。可见,社会支持对健康的积极作用是肯定的。

心理应激的中介因素还有个性特征、遗传因素、年龄、性别、健康状况等。同认知评价一样,个体应对方式与其认知水平、性格特征、经验或经历、性别年龄及对社会支持的信念等诸多因素有关。应对方式对生活事件给机体带来的影响具有举足轻重的作用。恰当的应对有利于解决生活事件,减轻事件对个体的影响,测量一个人的应对方式与水平,有助于了解其抗应激的能力。

(孙　萍)

第三节　应激的应对方法

人类社会中应激源的存在是不可否认的客观事实。正确地应对应激源，减少或免除不良应激对健康的影响，是既直接涉及个人，又关系整个社会的问题。对应激处境采取的对策不同，效果亦不同。国内外关于应激的应对方法的研究很多，下面介绍几种主要的应对方式。

一、合理运用心理防卫机制

心理防卫机制是最初由西格蒙德·弗洛伊德提出，后经他的女儿安娜·弗洛伊德进行了系统研究后逐渐形成成熟理论。心理防卫机制(psychological defense mechanism)是指个体面临挫折或冲突的紧张情境时，在其内部心理活动中具有的自觉或不自觉地解脱烦恼，减轻内心不安，以恢复心理平衡与稳定的一种适应性倾向。心理防御机制可以分为四种。

(一) 逃避性防卫机制

1. 压抑　压抑是指个体将一些自我所不能接受或具有威胁性、痛苦的经验及冲动，在不知不觉中从个体的意识中排除，抑制到潜意识里去，是一种“动机性的遗忘”。个体在面对不愉快的情绪时，在不知不觉中有目的地遗忘，与因时间久而自然忘却的情形不一样。由于压抑作用，表面上看起来我们已把事情忘记了，而事实上它仍然在我们的潜意识中，在某些时候影响我们的行为，以致在日常生活中，我们可能做出一些自己不明白、不能控制的事情。

2. 否定　否定是一种比较原始而简单的防卫机制，其方法是借着扭曲个体在创伤情境下的想法、情感及感觉来逃避心理上的痛苦，或将不愉快的事件“否定”，当作它根本没有发生，来获取心理上暂时的安慰。如“眼不见为净”、“掩耳盗铃”，都是否定作用的表现。

3. 退行　退行是指个体在遭遇到挫折时，表现出与其年龄不相符的幼稚行为，是一种不成熟的倒退现象。根据勒温等人的研究，二至五岁的儿童遭遇挫折而表现退行行为，平均要比实际年龄倒退一年或一年半。退行行为不仅见于小孩，有时也发生于成人。

4. 潜抑　在日常生活中，某些事情的发生，往往会触发人的一些感受，通常个体会做出自然与直接的表达，但在特别的情况，个体的反应会不寻常，基于各种原因，很可能会无意识地将真正的感受作了压抑。如“若无其事”、“不以物喜，不以己悲”等。

(二) 掩饰性或伪装性防御机制

1. 反向　反向是指当个体的欲望和动机，不为自己的意识或社会所接受时，唯恐自己会做错，就将其压抑至潜意识，并再以相反的行为表现在外显行为上。换言之，使用反向者，其所表现的外在行为，与其内在的动机是成反比的。在性质上，反向行为也是一种压抑过程。例如，我国“此地无银三百两”的故事就是反向的表现。

2. 合理化　当个体的动机未能实现或行为不能符合社会规范时，尽量搜集一些合乎自己内心需要的理由，给自己一个合理的解释，以掩饰自己的过失，以减免焦虑的痛苦和维护自尊免受伤害，这叫“合理化”。如“酸葡萄效应”、“甜柠檬效应”就是合理化的表现。

3. 仪式与抵消 无论人有意或无意犯错，都会感到不安，尤其是当事情牵连他人，令他人无辜受伤害和损失时，会感到内疚和自责，个体可能会用象征式的事情和行动来尝试抵消已经发生的不愉快事件，以减轻心理上的罪恶感，这种方式，称为仪式与抵消。如打碎东西说“岁岁平安”就是一种仪式与抵消的表现。

4. 隔离 所谓“隔离”是把部分的事实从意识境界中加以隔离，不让自己意识到，以免引起精神上的不愉快。最常被隔离的是与事实相关的个人感觉部分，因为此种感觉易引起焦虑与不安，所以不愿意想到或提起。如人死了，不说死掉而用“仙逝”、“长眠”、“归天”等。

5. 理想化 在理想化过程中，当事人往往对某些人或某些事物作了过高的评价。这种高估的态度，很容易将事实的真相扭曲和美化，以致脱离了现实。

6. 分裂 有些人在生活中的行为表现，时常出现矛盾与不协调的情况。有时在同一时期，在不同的环境或生活范畴，会有十分相反的行为出现。这个机制使一些心理观念由意识中分开或孤立出来，并且独立或自动地运作。其结果可能会导致某些心理或人格上的分裂，如失忆症或多重人格等。

7. 曲解 曲解是一种把外界事实加以歪曲、变化以符合内心的需要。如用夸大的想法来保护其受挫的自尊心。因歪曲作用而表现的精神病现象，以妄想或幻觉最为常见。妄想是将事实曲解，并且坚信不疑，如顽固地认为配偶对其不贞。幻觉乃是外界并无刺激，而由脑子里凭空感觉到的声音、影像或触觉等反应，它与现实脱节，严重歪曲了现实。

（三）攻击性防卫机制

1. 转移 转移是指原先对某些对象的情感、欲望或态度，因某种原因(如不合社会规范或具有危险性或自我意识不允许等)无法直接表现，而把它转移到一个较安全、较为大家所接受的对象身上，以减轻自己心理上的焦虑。如“指桑骂槐”就是转移机制的表现。

2. 外射 又叫投射作用，是把自己不能接受的欲望、感觉或想法投射到别人身上，以避免意识到那些自己不能接受的欲望、感觉或想法。如“临渊羡鱼”、“我见青山多妩媚，青山见我亦多情”等就是外射的表现。

3. 内向投射 内向投射也叫摄入，与投射作用相反，是指广泛地、毫无选择地吸收外界的事物，而将它们变成自己人格的一部分。由于摄入作用，有时候人们爱和恨的对象被象征地变成了自我的组成部分。如当人们失去他们所喜爱的人时，常会模仿他们所失去人的特点，使这些人的举动或喜好在自己身上出现，以慰藉内心因丧失所爱而产生的痛苦。相反，对外界社会和他人的不满，在极端情况下变成恨自己因而自杀。内向投射也可能是自罪感的表现，他们常常模仿死者的一些性格特点来减轻对死者的内疚感。内向投射或仿同的对象，常是所爱、所恨和所怕的人，尤其是父母。“近朱者赤，近墨者黑”就是一种内向投射现象。

（四）替代性防卫机制

1. 幻想 幻想是指当人无法处理现实生活中的困难，或是无法忍受一些情绪的困扰时，将自己暂时离开现实，在幻想的世界中得到内心的平静和达到在现实生活中无法经历的满足。日常说的“白日梦”就是一种幻想的形式。

2. 补偿 阿德勒认为每个人天生都有一些自卑感(来自小时候，自觉别人永远比自己高大强壮,因而产生的自卑),而此种自卑感使个体产生"追求卓越"的需要,为满足个人"追求卓越"的需求,个体通过"补偿"方式来力求克服个人的缺陷。我们使用何种补偿方式来克服我们独有的"自卑感",便构成我们独特的人格类型。因此阿德勒主张,欲了解人类的行为,根本上必须掌握两个基本的观念——自卑感和补偿。

当个体因本身生理或心理上的缺陷致使目的不能达成时,改以其他方式来弥补这些缺陷,以减轻其焦虑,建立其自尊心,也称为补偿。

(五)建设性防卫机制

1. 认同与自居 认同是指个体向比自己地位高或成就大的人认同,以消除个体在现实生活中因无法获得成功或满足时,而产生的挫折感。即在心理上分享他人的成功,为个人带来不易得到的满足或增强个人的自信。孩子往往像父母,其原因之一就是孩子吸取并同化了父母的各种特征。当我们说自居作用时,往往指存在问题时的自我防御。自居表现为通过攀附别人提高自己的价值感,借他人的光彩来荣耀自己。自居作用表现为几种现象:受到挫折的人往往仿效成功者,力求与其取得一致,象征性得到成功满足,从而使因挫折引起的焦虑和自卑感下降。对榜样和偶像的追求往往是一种自居作用。自居作用通常是模仿其他人的个别特点,而不必是整个人。男孩可能力求自己在力量方面等同一致于父亲,而完全不在乎父亲的读书兴趣和其他的嗜好,因为他认为力量远比任何消遣活动更重要。

2. 升华 升华是指一种最积极的富有建设性的防御机制。因为它可以把社会所不能接受的性欲或攻击性冲动所伴有的力比多(libido)能量转向更高级的、社会所能接受的目标或渠道,进行各种创造性的活动。从文艺家的一些著名创作如歌德的《少年维特之烦恼》等,可见到升华机制的作用。

二、国外学者对处理应激的看法

近年来,国外学者提出了一些有效处理应激的技术,如麦可林(McLean)提出了三个步骤:①降低应激源的强度;②学习维护健康的技巧;③缓冲应激对健康的危害。弗朗纳瑞(Flannery)提出四种应对策略:①有自信心能控制应激源;②掌握所从事的任务,为了长远的利益敢于牺牲当前的利益;③注意饮食营养,定期体育锻炼,放松;④利用社会支持。

斯勒比(Slaby,1988)在《应激为你所用六十法》中提到有60种可供选择的方法,归纳为以下六个方面。①基本观点:主要是认识应激的客观存在,不可避免,并要争取为自己所用;其次,要善于组织,在危机中找机遇。②了解自己躯体的状况,如注意饮食,早期发现病症,及时治疗,注意休息,锻炼身体等。③了解和掌握自己的情绪,作出现实的选择,制订好计划和努力的目标,认清自我价值,发现自己的优点与不足,面对现实。④处理好人际关系,如懂一点为人处世之道,待人以仁,为人有礼,保持幽默感,灵活一些,不传闲话等。⑤掌握处理好工作的一些方法,如凡事要有一些准备,多与周围人交流,力争把事情办好;对可预见性的应激,设置些缓冲区,使用提高效率的现代技术等。⑥学会放松和静思。以上几点都可结合各人的情况,逐渐建立起自己对付应激的技巧。

三、国内学者对处理应激的一般看法

我国的传统文化历来重视修生保健,注重人与自然、社会的和谐,且在不同的历史时

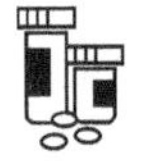

期，由于道德观念，社会风尚的差异，处理应激的方法在内涵上有所不同，概括来看，主要有以下几条原则。

（一）对应激有接纳和乐观的态度

从历史上看，人类的发展离不开自然的和社会的环境应激。人类正是在不断克服应激，战胜应激的过程中得到发展的。追求所谓“无刺激的平静社会”是不切合实际的幻想。“梅花香自苦寒来，宝剑锋从磨砺出”，个人的成长和成熟需要应激的考验。虽然应激是不可避免的，如果有思想准备，在应激面前提出适当可行的对策，主动应对或处理，不仅能有效地处理应激，而且能提高应对能力。

（二）主动参加社会锻炼

同一应激事件，不同的人反应不同，其区别之一就是个人素质与经验。而素质与经验通过锻炼是可以加强的。久经锻炼的人临危不惧，常能急中生智，做出正确的判断和反应。

（三）建立正确的价值观

应激系统中很重要的一个调节因素是主观上对应激源的认知评价，不同的价值观就有不同的评价，并会引起不同的反应。中国传统文化中的“和为贵”、“人心齐，泰山移”、“见小利，则大事不成”、“吃一堑，长一智”、“欲速则不达”等价值观对正确理解应激源有重要的指导意义。

（四）提倡顾全大局

遇事要从大处着想，明辨是非。如处理人际关系时，提倡严于律已，宽以待人。加强相互理解，相互体谅，是防止人际间矛盾激化的有效方法之一。在社会支持网络中，就存在个体与群体的关系。要真正发挥社会支持网络的作用，必须摆正个体与群体或社会的关系，个人应对应激的技巧是重要的，但离开群体，离开社会，就不可能真正应对社会应激处境，特别是重大的应激处境。

（五）注意自我调节，有张有弛

现代社会难免会出现工作过于紧张、学习负担过重、生活压力大等情况。对应激源除了正确理解，还应注意调整工作、生活方式，调节情绪。如做好时间管理，坚持体育锻炼，保持合理的饮食、作息习惯，尽量参加娱乐、休闲活动，学习适合自己的放松技巧等。这样不但能缓冲应激处境，还能提高工作效率。

（六）充分发挥社会支持系统的调节作用

遇到个人难以处理的应激事件时，应该分析自己具备的社会资源，如亲属、朋友、同事、媒体、相关政府机构等，并主动寻求帮助。

（七）求助于医务人员

在应激反应过程中，如自我调节不能应对，出现一些个人或非专业人员不能解决的心理障碍或者心理疾病时，应立即求医，接受心理咨询、心理治疗或药物治疗。

（荣爱珍）

第四节 心身疾病

一、心身疾病的概念

心身疾病(psychosomatic disease),又称心理生理疾病(psychophysiological disease),严重威胁着人类健康,日益受到医学界的高度重视。目前心身疾病有广义和狭义两种解释。广义的心身疾病是指心理社会因素在疾病的发生、发展过程中起重要作用的躯体器质性疾病和躯体功能性障碍。狭义的心身疾病指心理社会因素在疾病的发生、发展过程中起重要作用的躯体器质性疾病,如冠心病、原发性高血压和溃疡病等。

每个人一生中都会遇到各种各样的应激性事件,应激性事件能引起自主神经和内脏功能的一系列变化,这种变化大多数情况下是可逆的、生理性的,称为心理生理反应(psychophysiological reaction),又称心身反应(psychosomatic reaction)。当应激性事件过于强烈、持续时间较长或发生于某些具有易患倾向的个体身上时,这些变化可持续存在,并发展成病理性改变而形成心身疾病。因此,心身疾病的诊断应具备以下基本条件:①疾病的发生与转化过程与心理社会因素密切相关;②主要表现为躯体症状,并有器质性病理改变和已知的病理生理过程;③应排除典型的精神障碍及与心理社会因素关系不密切的躯体疾病。

二、心身疾病的病因

心身疾病由多种因素引起,主要与社会文化、心理、生理等因素有关。

(一)社会文化因素

社会文化因素一般指人们的生活和工作环境、家庭状况、角色、社会制度、社会地位、人际关系、生活方式、经济条件、职业、文化传统、风俗习惯、宗教信仰等诸多方面的因素。在当今社会,工业化与科学技术的迅速发展,生活和工作节奏的逐渐加快,大量信息的冲击,社会矛盾的冲突,环境污染、交通拥挤、人口高度集中、竞争日趋激烈等,都会造成不同程度的心理紧张,这是直接影响健康的社会因素。

流行病学调查表明,社会文化背景不同,心身疾病的发病也不同。美国每年高达60万人死于冠心病,占死亡人数总数的1/3以上;尼日利亚在8000例尸体解剖中,仅发现6例心肌梗死,占其死亡总数的0.75‰。这种差异与种族、饮食习惯等有关,但更重要的可能是与社会文化因素的差异有关。另外,同一社会文化的人群,由于地位和社会分工的不同,心身疾病的发病率也不相同。上海曾对7000多名40岁以上的人进行健康调查显示,冠心病的发病率,脑力劳动者为15.45%,而体力劳动者仅为1.72%。所处工作状态不同,患者的心理反应不同,如刚接任新职务和即将被重用之前的发病者,大多难以接受疾病事实;而对工作产生厌倦的人,则可能容易接受疾病,借此摆脱令其厌烦的工作;又如工作、家庭负担重者的心理反应较强烈。

生活事件与心身疾病的发病也密切相关。这主要取决于生活事件的性质、强度、持续

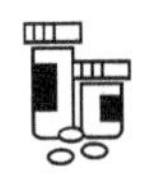

时间和个人对生活事件的认知与评价。国外有学者对4486名55岁以上的鳏夫进行长达39年随访研究，发现在其妻子去世后半年内死于冠心病者为5％，高出已婚的同龄人40％。

（二）心理因素

心理因素对躯体内脏器官的影响，是以情绪活动为中介而产生作用。情绪分为积极情绪和消极情绪，积极情绪对人的生命活动具有促进的作用，可动员机体的潜能，以适应不断变化的环境；而消极情绪如焦虑、悲伤、恐惧、愤怒、抑郁等，虽然也是适应环境的心理反应，但是强烈而持久的消极情绪，会使人的心理失衡，导致神经功能失调，影响健康。如果消极情绪经常反复出现，引起长期或过度的精神紧张，则可能引起神经功能紊乱、内分泌功能失调、血压持续升高等病变，从而导致某些器官、系统的疾病，如愤怒、激动、焦虑、恐惧都能使胃液分泌和酸度升高，而抑郁、悲伤则可使胃液分泌减少和胃肠蠕动减慢，长期焦虑还可使充血的胃黏膜糜烂。美国一家综合医院的门诊资料显示，500例胃肠病患者，发病前有明确情绪因素者占74％。国内资料也显示，68％的心肌梗死患者病前有情绪因素的影响，内科心身疾病患者中92％病前有明确的心理因素。

（三）生理始基

心理社会因素引起或加重躯体疾病，主要是通过机体的生理变化而发生的，生理始基是产生心身疾病的重要基础。生理始基是指心身疾病患者发病前的某些生理特点，它决定个体对疾病及种类的易患性。在同样的心理社会刺激下，仅少数人发病，并且所患疾病的类型也各不相同，有的患冠心病；有的患支气管哮喘；有的患消化性溃疡。也就是说，不同的生理始基使个体具有不同的相应心身疾病的易患性。现已发现，高甘油三酯血症是冠心病的生理始基；高尿酸血症是痛风症的生理始基；高蛋白结合碘是甲状腺功能亢进的生理始基；而胃蛋白酶原增高则是消化性溃疡的生理始基。

三、心身疾病的范围

由于各国学者的观点不一，心身疾病涉及的范围差异很大，流行病学调查结果也不尽相同。国外资料显示正常人群中心身疾病患病率为10％～60％。据国内粗略统计，心身疾病患者数占综合性医院初诊患者中的1/3左右。美国心理学专家Alexander最早提出的7种心身疾病，包括消化性溃疡、溃疡性结肠炎、甲状腺功能亢进、神经性皮炎、类风湿性关节炎、原发性高血压及支气管哮喘，长期以来被视为经典的心身疾病，并被称为“神圣七病”。目前把糖尿病、肥胖症、癌症也纳入心身疾病范围。心身疾病比较公认的是按器官系统进行分类。

（一）消化系统

有消化性溃疡、神经性厌食、神经性呕吐、溃疡性结肠炎、肠道激惹综合征。

（二）心血管系统

有原发性高血压、冠心病、心律失常、心脏神经症。

（三）呼吸系统

有支气管哮喘、神经性咳嗽、过度换气综合征。

（四）皮肤

有神经性皮炎、瘙痒症、荨麻疹、湿疹、银屑病、多汗症。

（五）内分泌系统

有甲状腺功能亢进症、肥胖症、糖尿病、更年期综合征。

（六）神经系统

有睡眠障碍、紧张性头痛、偏头痛、书写痉挛、自主神经功能失调。

（七）泌尿生殖系统

有月经失调、经前期紧张综合征、功能性子宫出血、性功能障碍、激惹性膀胱、遗尿症。

（八）骨骼肌肉系统

有类风湿性关节炎、腰背痛、肌痛。

（九）其他

有癌症、美尼尔综合征、原发性青光眼、口腔炎。

四、常见的心身疾病

（一）冠心病

冠心病（coronary heart disease，CHD）是由于冠状动脉粥样硬化导致心肌缺血、缺氧而引起的心脏病。冠心病是心血管最常见的心身疾病。大量研究结果表明，冠心病的发生涉及多种因素，但人格特征、心理应激及生活方式等心理社会因素在冠心病发生发展过程中起着至关重要的作用。

1. 人格特征 弗雷德曼（Friedman）首先提出A型行为类型者容易发生冠心病。此后许多研究者又进行了大样本的前瞻性研究，发现冠心病患者中A型行为者为B型行为者的2倍。A型行为的特点主要表现为：个性强、有强烈的进取心、争强好胜、固执、急躁、易怒、紧张、好冲动、说话急速有力、有时间紧迫感、缺乏耐心，常对人产生敌意。

有些学者还认为，A型行为者遇到应激性事件时，容易紧张、激动、愤怒、攻击和敌意，导致体内的儿茶酚胺和促肾上腺皮质激素过量分泌，使血压波动，血液黏度增加，血小板黏附力和聚集性增加，血脂增高，加速血栓形成，导致冠状动脉供血不足。A型行为与冠心病患者病情加重也有关系。研究结果表明，A型行为者患冠心病继发心肌梗死的可能性是非A型行为冠心病患者的5倍。

知识链接

弗雷德曼和罗森曼的实验

选择一些A型性格和B型性格的个体，围在一张桌子旁边，桌上放着1瓶上等法国白兰地酒。然后医生提出问题，如果谁能在15 min内第一个正确地回答问题，这瓶酒就属于谁。结果是：A型性格者特别认真，显得非常紧张和兴奋，B型性格者却显得十分轻松、平静。当宣布A型性格者获胜时，他们往往兴高采烈，手舞足蹈；若评判其

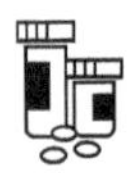

回答有误时,他们就十分气恼,甚至争论得面红耳赤。而B型性格者则对此泰然自若,十分坦然。这时对参加实验者进行检查,结果发现A型性格者血压升高、心跳加快、血浆中肾上腺素和去甲肾上腺素的含量均比实验前明显升高,且迟迟不能恢复常态;而B型性格者的各项指标则变化不大。

正是由于A型性格的行为表现,促使心脏负担加重,增加心肌的耗氧量,引起心肌缺氧;而且促使血浆中甘油三酯、胆固醇升高,增加血液黏度,从而加速冠状动脉粥样硬化形成。这些因素的长时间作用,形成了冠心病的病理基础。

案例引导

张某,女,55岁,护士。自幼学习成绩优秀,体育成绩突出。工作中处处争强好胜,在技术比武中常常名列前茅,在运动会比赛中也多次拿冠军。如果在工作中稍比别人差,一定会加班加点地努力,争取在下一次评比中超过别人。一次在运动会比赛中名列第二,便宣称自己比赛时未尽全力,对方获胜没什么了不起,下次比赛一定要超过她,弄得对方挺尴尬。生活中也处处要强,找对象时外表、学历要不比周围人差,家庭布置、生活水准也要超过别人,家里收拾得干干净净,经常为打扫卫生而干到半夜。工作生活风风火火,天天忙忙碌碌,难得清闲。对女儿的要求也非常严格,从小就给女儿灌输要力争第一的思想,给女儿报名参加了几个艺术培训班,要把女儿培养成具有艺术素质和高贵气质的人,长大后全面超过自己。当得知自己患了冠心病后,认为自己是得了"文明病"、"富贵病",也比别的病高一筹。该女士的行为模式是属于A型行为类型。

2. 生活事件及心理应激 生活中的应激因素常被认为是冠心病发生的重要原因之一。研究结果表明,与冠心病相关的常见应激源包括亲人死亡、环境变化、夫妻关系不和睦、与子女关系紧张、工作不顺心、事业受挫与失败、离婚、丧偶等,当个体遇到这些应激事件时,可产生焦虑、恐惧、愤怒、内疚和沮丧等情绪,导致冠心病的发作。近年来研究表明,强烈或持续的心理应激可致儿茶酚胺过量释放、心肌内钾离子减少,血压升高,局部心肌供血下降,使易感患者和原有心肌供血不足者发生冠心病。

3. 社会环境及生活方式 冠心病发病率与社会环境中不同社会结构、社会分工、经济条件、社会稳定程度等有一定相关性。研究结果证实,社会发达程度高、脑力劳动强度大、社会稳定性差等因素均为促使冠心病发病的原因。另外,大量饮酒、吸烟、高脂与高胆固醇饮食、缺乏运动、过食肥胖等也是冠心病的重要原因。

(二)原发性高血压

原发性高血压(primary hypertension)是以动脉血压增高为主的一种心血管疾病,是最早被确认的心身疾病,也是危害我国人民健康的常见心身疾病之一,其发病原因与遗传因素密切相关,但仍普遍认为原发性高血压是由综合因素所致,其中,心理社会和行为因素在发病中也具有相当重要的作用。

1. 人格特征 原发性高血压患者的人格特征无明显特异性,一般认为,患者人格特征倾向于焦虑、求全责备、刻板主观、易于激动、行为带有冲动性、过分谨慎、不善表达情绪、压抑情绪但又难以控制情绪，并且认为这种人格特征可能与遗传有关。

2. 生活事件及心理应激 长期的慢性应激事件是促发原发性高血压的影响因素。有研究表明，失业、离婚、长期生活不稳定者，发病率高。应激情绪反应中焦虑、紧张、猜疑、愤怒、恐惧容易引起血压升高，沮丧或者失望引起血压变化较轻。愤怒情绪如果被压抑，造成心理冲突，对原发性高血压的发生有很大影响。Hokanson研究了愤怒状态下高血压的发生，给被试者同等强度的激怒刺激，一组允许他们发泄自己的愤怒，另一组则不允许，结果发现后一组的人易发生高血压。Friedman用升压敏感的大白鼠做实验也得到类似的结果，即按压杠杆并同时受到电击才能得到食物造成心理冲突的大白鼠升压反应非常明显。实验发现，在痛苦和愤怒时，由于外周阻力增加，舒张压明显上升，但在恐惧时由于心排血量增加而导致收缩压升高。情绪反应时伴随的"神经-内分泌-心血管反应"，是人类种系发生过程中形成的防御反应，多数人一旦刺激消失反应也随即停止。如果个体的这类情绪反应消失很慢，或与其他心理因素建立了联系，情绪状态下发生的阵发性血压升高就会逐渐发展为持续性血压升高，最终导致原发性高血压。

3. 社会环境及生活方式 不同地区、不同生活方式、不同文化背景发病率有所不同，流行病学调查表明，城市居民高血压病发病率比农村高；长期从事注意力高度集中、精神极度紧张、缺乏体力活动职业者易患高血压病。生活方式也影响着高血压的发生，研究表明高脂血症、高盐饮食、过度肥胖、缺乏锻炼、大量吸烟和饮酒等因素都是高血压的危险因素。

（三）恶性肿瘤

恶性肿瘤是一种严重危害人民生命健康的常见病、多发病。在我国其发病率和死亡率均有逐年上升的趋势，而且发病年龄也越来越年轻，病因十分复杂至今尚未完全明了，但近年来有许多研究结果表明心理社会因素在恶性肿瘤的发生和转归中起着一定的促进作用。

1. 人格特征 自古以来，就有人注意到癌症发生与人格特征有关。早在公元2世纪Galen观察到抑郁的妇女较性格开朗者易患乳腺癌。也有许多资料表明，具有C型人格特征者，癌症发生率较非C型人格者高3倍以上，C型人格特征主要表现为：缺乏情感表达和压抑情绪（愤怒、怨恨、攻击、敌意等负性情绪）反应。主要表现为与他人过分合作，原谅一些不该原谅的行为，尽量回避各种冲突，不表达愤怒等负性情绪，屈从于权威等。常常感到无所依靠、无能为力而处于情绪低沉、悲观、绝望状态。

2. 生活事件 国内外大量研究证实，负性生活事件与癌症的关系密切。不少研究发现癌症患者发病前存在负性生活事件，特别是家庭重大变故如亲人亡故、丧偶、离婚等影响最为显著。我国从20世纪80年代开始对生活事件与癌症发生关系的研究，姜乾金(1987)调查发现癌症患者发病前的家庭不幸事件发生率高于对照组。徐震雷(1995)对胃癌患者的研究发现，胃癌患者在患病前3～8年内存在严重生活事件。

3. 情绪状态 多项研究证实，那些习惯于采用克制自己、压抑愤怒，不善于宣泄生活事件造成负性情绪的人易患癌症。B. Stoll(1982)的研究证实，具有以下心理行为特点的癌症患者平均生存期明显延长。①始终抱有希望和信心。②及时表达或发泄负性情感。③积极开展有意义和有快乐感的活动。④能与周围人保持密切联系。另有研究结果显示，缺乏社会支持的癌症患者复发率较高。

4. 生活方式 癌症是不良生活方式长期累积形成的疾病。不良生活方式如不科学、不合理的膳食(长期食用腌制食物)、缺乏运动、大量吸烟、酗酒、过度肥胖、不良性行为、应激等均可使人易患癌症。

(四) 消化性溃疡

消化性溃疡(peptic ulcer)是一组病因多样的消化道黏膜的慢性溃疡疾病,也是最常见的心身疾病之一,人群患病率可达10%以上。溃疡病的病因和发病机制较为复杂,一般认为它是多种因素相互作用的结果,而社会心理因素与该病的发生、发展有密切的关系。

1. 人格特征 可作为消化性溃疡的发病基础,又可改变疾病过程,影响疾病的转归。20世纪30年代Dunbar等发现溃疡患者具有负责、进取、强烈的依赖愿望,易怨恨、常压抑愤怒等人格特征。国外用艾森克人格问卷进行严格的配对研究,发现消化性溃疡患者具有内向及神经质的特点。其人格特点表现为孤僻、好静、遇事过分思虑、缺少人际交往、被动拘谨、顺从、依赖性强、缺乏创造性、刻板、情绪易激动、愤怒常受压抑。由于其习惯于自我克制,应激时情绪得不到宣泄,使迷走神经反射更为强烈,胃酸和胃蛋白酶原水平增高明显,易诱发消化性溃疡。

但近年的研究结果发现,具有任何人格特征者均可发生溃疡病,因而溃疡病无特异性的人格特征。如十二指肠溃疡患者存在不同的人格特征,75.4%有明显的焦虑倾向,24%为神经质型,51%为信赖型,而24.6%的患者无病理型人格特征。

2. 心理社会因素 消化性溃疡在与心理社会因素的关系中,十二指肠溃疡比胃溃疡表现更为密切。主要心理因素包括:①严重精神创伤,特别是在毫无思想准备时遇到重大生活事件或社会环境改变,如突发灾害、战争、社会动乱、失业、丧偶、离婚、恋爱、事业受挫、高考落榜等;②长期的精神紧张,如不良的工作环境,过度脑力劳动;③持久的不良情绪反应,如长期家庭矛盾,人际关系紧张,事业发展不顺利等导致的“失落感”、“无助感”以及愤怒、焦虑、抑郁、沮丧等。近年的研究结果显示消化性溃疡患者发病前血液中胃蛋白酶原的水平较高,是发生十二指肠溃疡的重要生理始基。高胃蛋白酶原的患者在心理社会因素的“扳机”作用激发下,比普通人更容易发生溃疡病。

知识链接

紧张情绪诱发消化性溃疡

动物实验研究:Brady用猴子做实验,实验猴与对照猴均每隔20 s受到一次电击。如果实验猴在电击开始前按下一个杠杆,两猴均可避免电击一次,对照猴按压杠杆则无此效应。结果发现:实验猴为避免电击,终日处于紧张状态,负担过重,其胃肠道发生了广泛的溃疡性损害,对照猴安然无恙。

(李艳玲)

复习思考题

1. 应激与身心健康有什么联系？
2. 一般住院患者可能有哪些应激？如何指导患者减轻应激强度？
3. 认知评价、应对方式、社会支持在应激过程中起到什么作用？
4. 何谓心身疾病？
5. 心身疾病的致病因素包括哪些？
6. 原发性高血压、冠心病的心理、社会致病因素包括哪些？

第五章
心理评估

王某，男，38岁，某高中数学老师。主诉中上腹部疼痛近3年，常反酸及出现黑便。通过观察和访谈了解到患者为迎接高考，工作紧张、繁重，由于学生的成绩不令人满意，他增加了很多时间为学生补课，生活没有规律，加上近来与爱人的关系紧张，因而闷闷不乐。但工作时却表现出愉快、热情的态度。一年前到医院就诊，诊断为十二指肠球部溃疡，进行药物治疗后效果不佳。两周前感觉到上腹疼痛加重，常常失眠、焦虑不安，害怕自己患了胃癌，再次就诊。诊断结果是十二指肠球部溃疡，大便隐血阳性，通过心理测验，了解到他的情绪以紧张、焦虑、敌对、愤怒和忧郁为主，性格内向、敏感，遇事多思多虑。进一步心理评估，发现有明显的矛盾情绪反应。最后诊断为：消化系统疾病，十二指肠消化性溃疡，焦虑状态。

心理护理方法：将情绪控制与药物治疗相结合。在情绪控制方面，倾听患者的叙述，对患者进行心理支持，使他对自己所患疾病有全面的认识，打消其对疾病有恶化癌变的想法，解除矛盾的情绪状态，最后进行保证，表明他的病是可以治疗并痊愈的。在心理支持法的同时，使用音乐疗法。在与药物的共同配合下，疗效显著，一月余病情好转，基本痊愈出院。出院后，该患者继续使用音乐疗法，半年后一切恢复正常。根据此案例说明心理评估在心理护理中有怎样的作用。

第一节　心理评估的方法

心理评估（psychological assessment）是指应用心理学方法对个体某一心理现象进行全面、系统和深入的客观描述以及量化的过程。心理评估在心理学、医学教育、人力资源、军事、司法等方面有多种用途，其中为临床目的所用时，称为临床心理评估。在我国，临床心理评估在心理或医学诊断、心理障碍防治措施的制定以及疗效的判断等方面应用广泛，也是临床医学和心理学研究的常用方法。

心理评估包括观察法、访谈法、问卷法、心理测验这四种方法。前两种方法是定性的评估方法，而后两种方法属于定量的评估方法，通常要把定性与定量评估相结合，互相取长补短，才能获得全面、准确的信息，做出正确的判断。

一、观察法

（一）观察法的概念及分类

观察法(observational method)是指研究者通过感官或借助于一定的科学仪器，在一定的时间内有目的、有计划地考察和描述人的各种行为表现并收集研究资料的一种方法。对个体行为进行观察是心理评估的重要方法之一。

按照观察者是否直接参与被观察者的活动，观察法可以分为参与式观察与非参与式观察。如果观察者参与到被观察者的工作、学习、生活等活动中，在与被观察者的相互接触中观察他们的言行，称为参与式观察。在参与式观察中，观察者既是评估者又是参与者。而非参与式观察中，观察者不直接参与被观察者的日常活动，而是以“旁观者”的身份来观察他们的行为。在条件允许时，观察者可以采用录像的方式对现场进行录像。

（二）观察的设计

一个好的观察方案能够大大减少观察误差，获得准确可靠的观察数据。通常观察法有以下五个步骤(图 5-1)。

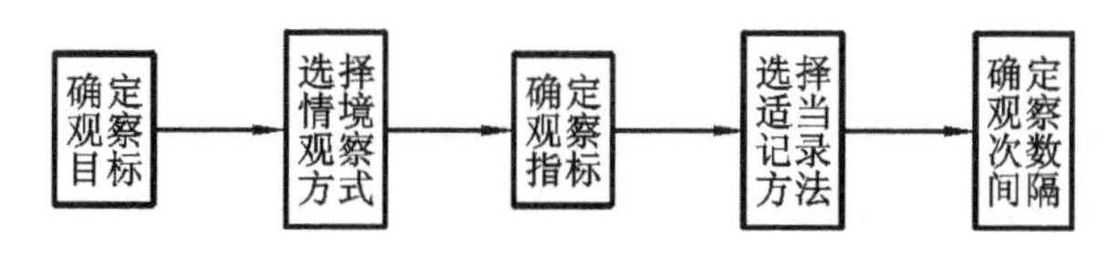

图 5-1 观察设计的步骤

1. 确定观察目标 观察目标因心理评估的目的、采用观察方法的不同以及在观察的不同阶段有所不同。在确定观察目标时，首先应考虑行为的可观察性。有的行为容易观察，如动作、表情等，而情绪、态度等，是不易观察的，有的行为涉及个人隐私，是不允许观察的。其次，对每种准备进行观察的目标行为给予明确的操作性定义，以便能够准确地观察和记录。观察的一般内容如下。

(1) 仪表：穿戴、举止和表情等。

(2) 体型：高矮胖瘦、畸形及其他特殊体型等。

(3) 人际交往风格：大方或尴尬，主动或被动，可接触或不可接触等。

(4) 言谈：表达能力、流畅性、中肯、简洁、赘述。

(5) 举止动作：过少、适度、过度、怪异动作、刻板动作等。

(6) 心理活动的表现：注意力、兴趣、爱好、对人对己的态度。

(7) 应对情境的方式：主动或被动，冲动或冷静等各种情境下的应对行为。

2. 选择情境和观察方式 确定观察情境：行为观察可在完全自然的情况下进行，也可在实验室情境下进行，或在特殊环境下进行，如在医院中对患者进行观察。确定观察情境时，应注意三点：一是观察护士的位置能保证观察的现象全部清晰地落在视野以内；二是保证不影响被观者的常态；三是应注意同一被观察者在不同情境下所表现的不同行为。

根据研究目的和观察行为的特点，考虑使用连续性观察还是轮换性观察，直接观察还是隐蔽性观察等。如连续性观察适宜对少数患者或单个行为的严密细致观察，轮换性观察则可用于多个患者同类问题综合归纳观察；为防止患者察觉被观察后出现行为掩饰，可采用隐蔽性观察等。

3. 确定观察指标 观察指标与观察目标的特点、研究目的，拟选择的记录方法等有密切的关系，通常包括目标出现的时间、地点、场合，目标行为发生频率、强度、顺序、内容、大小和方向等。观察指标可能是单一指标，也可能是多项指标或综合指标。

4. 选择适当的记录方法 观察人员应尽可能详细地记录观察资料，掌握记录观察资料的各种方法。

(1) 叙述记录法：这是一种常用的方法，可采用速记的方法在现场做连续的记录，也可以运用录音机、摄像机等将观察到的情况摄录下来。这种方法不仅记录观察到的行为，有时还要进行推理判断。

(2) 频率记录法：指在单位时间内，对观察行为出现次数进行记录的方法。这种方法分两种情形：一是将事先确定的观察行为打印在表格上，记录一次观察期间目标行为出现的频率，最后综合资料、分析统计；二是根据要观察的某些心理侧面，有规律地每隔一定时间记录一次，在观察结束后，对所有的观察记录进行整理、分析，对行为出现的频率进行统计，这种方式能较准确地反映目标行为随时间变化的规律。

(3) 等级记录法：观察人员可事先根据研究目的，设计一些表格，按照评定表的要求进行观察和记录。如观察对象对某个项目的态度可以是不喜欢、不太喜欢、一般、比较喜欢、很喜欢5个等级，观察人员根据观察到的情况在预先制定的表格上按级画记号。

5. 确定观察次数与间隔 确定观察期、观察次数，间隔时间和观察持续时间。每次观察的时间一般在10～30 min，这样观察者不会太疲劳，当然有时根据需要亦可能延长或缩短观察时间。观察次数可以根据实际情况制定，如果一天内进行多次观察，则分布在不同的时候，以便较全面地观察被观察者在不同情境下的行为表现，如果观察期跨越若干天，则每一天观察次数和时间保持一致。至于各次观察安排在什么时候进行，应根据影响目标行为的时间因素来确定。

(三) 运用观察法的注意事项

(1) 尽可能客观、完整和准确地观察事件或目标行为。

(2) 注意被观察者的行为如何被他人的语言以及周围的环境影响而改变。尤其是在自然条件下进行观察，经常会有一些特殊事件的发生，在不同程度上干扰观察目标行为的发生、发展，此时观察者应当记录这些特殊事件的情况以及对目标行为所产生的影响。

(3) 记录事件的发生及整个过程；观察记录中尽量使用通俗的语言；采用描述记录时，应使用叙事的方式，而避免使用解释方式。

(4) 评估过程中观察者要有明确的角色意识，对自己在被观察者心中的印象以及这种印象对观察结果所产生的影响有正确的认识。

(5) 当观察者与被观察者在年龄及时代背景等方面相差悬殊时，观察者应在分析结果时尽可能从被观察者的角度理解其行为。

(四) 观察法的特点

观察、访谈和心理测验都是心理评估的基本方法，与访谈和心理测验法相比，行为观察具有自己的特点、优势和不足。

(1) 观察法能够在比较自然的情况下提供被观察者在生活或特殊环境中的行为方式。

(2) 能提供有关被观察者个人行为特征的信息。

(3) 能为护理人员进行心理评估和制定干预计划提供系统个体化的、有针对性的行为观察记录。

(4) 在行为观察中，能对其亲属或其他人提供的有关观察对象的心理特征和状态进行客观验证。

(5) 能在一种比较自然的情景下，对从心理测验中获得的有关被观察者和患者的心理行为特征进行评价和验证。

(6) 对婴幼儿和某些特殊人群，如发展迟缓儿童、聋哑人和语言障碍者，访谈和心理测验很难应用，观察法有独到的作用。

(7) 不足处是观察的结果有时是表面现象。

二、访谈法

(一) 访谈的概念与分类

访谈法(interview method)是护士与患者进行一种有目的的交谈。通过交谈，可以了解患者的一般情况，疾病发生、发展与转归的相关信息，及对某些具体事物的认识和态度等。访谈不仅是心理评估收集资料的重要技术，也是护患沟通的基本技能。

访谈法有三种：一是结构式访谈，即事先拟好访谈结构、顺序，对所有被访者进行相同的询问，然后将被访者的回答，填到事先制好的表格中，具有省时、高效、切题等特点，但过于程序化，易将相关信息遗漏、忽略；二是非结构式访谈又称自由式访谈，访谈的内容和过程比较灵活，不拘泥于固定问题格式或顺序，容易掌握患者的真实的心理体验，但这种方法话题较松散、费时，容易在访谈中顾此失彼；三是半结构式访谈，这种方法有主题的限制，但无严格的提问顺序，这种方法具有以上两种方法的优点，又能较好地克服不足和缺点，是近来应用较多的一种访谈法。

(二) 访谈的内容

访谈的内容非常广泛，根据访谈目的的不同，访谈的内容应有所侧重，如诊断性访谈、收集资料访谈和征求意见访谈等等。有些临床工作者为了弥补观察和访谈方法的不足，发展了一种半定式的方法。访谈者也可根据自己的需要编制一个半定式的访谈检查表。Gart. Gmarntat 认为一个有关疾病史的半定式访谈表至少应涵盖以下几个方面的问题，见表 5-1。

表 5-1 有关疾病史的半定式访谈表

(一)有关障碍(问题)的情况		
对问题的描述	强度和时间长度	首次发作
以前的处理	发生频率的变化	为解决问题做了些什么
诱因及其结果	正规的处理	
(二)家庭背景		
社会经济水平	文化背景	父母职业
父母目前健康状况	情绪和疾病史	家庭关系

续表

婚姻状态	生长地(城市/农村)	家族结构
(三)个人史		
1. 婴儿		
发展里程碑	早期疾病史	家庭气氛
大小便训练	与父母接触的密切程度	
2. 儿童		
在学校的适应性	与同学的关系	学业成绩
与父母的关系	爱好/活动/兴趣	生活的重要改变
3. 青少年		
“儿童”标题下的各项内容均应包括		出现有关法律、性、药瘾问题否
出现这些行为的时间		青春发育期的反应
4. 成年和中年		
专业与职业		
疾病和情绪变化史	婚姻情况	人际之间的关系
5. 老年	生活目标的满意度	与父母的关系
疾病史		
经济收入的稳定性	对于能力下降的反应	自我完整性
(四)其他		
自我概念(喜欢/厌恶)	躯体化症状(头痛、胃病等)	
最幸福的和悲伤的记忆	最早记忆引起愉快和悲伤的事件	
害怕	值得注意的梦和再现的梦	

根据表5-1,使用者可以自编一些问题,对被访者的情况进行评估,例如,评估被访者的心理问题,可以设计如下提问:

◇你现在有哪些问题和麻烦?

◇在这些问题中,什么问题对你影响最大,有怎样的影响?

◇这些问题是从什么时候开始出现的,通常在什么情况下发生?

◇它经常发生吗?

◇这些问题发生后还经常变化吗?

◇发生这些问题时,你通常怎样处理?

在一般问题和病史访谈后,可根据需要进一步对其心理(精神)状况进行检查,主要包括感知觉障碍、思维障碍、智力、定向、注意和记忆、情绪表现、行为方式、仪表及自知力等。

(三)运用访谈法的注意事项

1. 与访谈对象建立良好的关系 访谈能否成功很大程度上取决于访谈者与被访者之间建立的关系,访谈者要努力创造一个温暖和被接纳的氛围,要使被访者感到交谈是安全和被人理解、尊重的,而不用担心受到批评或“审判”。在访谈的开始阶段要向被访者问好、自我介绍、说明访谈的目的,如果要录音、录像,应该先征求被访者同意。

2. 倾听的技巧 一名优秀的访谈者不仅要注意被访者说了“什么”,而且还要通过语调、表情和姿势注意他们“如何”说,以此觉察尚未暴露的信息。访谈者要时刻反省自己的形象、需要、价值观和行为准则等对访谈过程的影响,并不断调整自己,使访谈过程融洽。

3. 理解访谈对象的非言语行为 很多信息是由非语言行为传递的。

4. 提问的技巧 恰当的提问才能获得较多的准确信息。提问时应使用通俗易懂的词汇;尽量少用封闭式的提问方式;不要问一些使被访者难堪的问题;问题不宜过长或含多个提问,以免被访者遗漏其中的某个问题,或只回答部分问题。在提问中,可适时追问,即访谈者就被访者交谈中出现的某些概念、事实、观点、疑问等进一步询问,以达到深入了解问题的目的。

5. 记录的技巧 访谈记录是对资料进行整理分析的主要依据,所以记录要尽量详细、完整。结构性的访谈由于事先有封闭性的问题和准确的记录方式,因此只需在提纲或问卷相应位置填写或做记号即可。而对于半结构式和非结构式的访谈,访谈者则要做较多的记录。记录的方式可以笔录,也可以用录音机或采访机。如果用笔记录,一方面要快速记录,另一方面要处理好记录与听的关系,不要因为记录而忽视了给予来访者适当的反馈。记录的内容最好分为三个方面,一是内容性记录,即被访者所说的话;二是观察记录,即访谈者所看的东西,如来访者的姿态表情等;三是内省性记录,主要记录访谈者的个人因素可能对访谈产生的影响以及访谈过程中自己的个人感受和心得。注意将内省性记录和内容性记录区别开来。

6. 信度效度分析 由于被访者回答问题时常带有一定的主观性和易受情境的影响,所以最好对访谈的结果进行信度和效度分析。评价访谈的信度与效度的方法如下。

(1) 访谈的稍后片刻,将问题的形式稍做改动,重复发问,再根据回答,判断其一致性。

(2) 在另一个时间,重复访谈,对比两次访谈的结果。

(3) 由多人进行访谈,也可获得较高的信度。

(4) 由两位评分者分别对同一访谈录音评分,计算其相关性。

访谈的效度指受访者的谈话与其真实的态度、情感、知觉的一致性,所表述事实的客观性。这是个很难把握的问题,我们常说“眼见为实,耳听为虚”。虽然通过谈话可能洞悉某人的做法和对世界的看法,但一个人所说与其真正所做的可能有很大的不同,一个人在访谈时所说的,不一定代表他在其他情景下的真实所想、真实所为。访谈的设计、访谈的技巧、访谈者与受访者的关系等因素,都影响访谈的效度。如果访谈根据审慎设计的结构,或确实能引出重要的研究资料,其效度较大。

(四) 访谈法的特点

1. 使用方便灵活 访谈者可以根据访谈情境适当调整问题的多少,决定时间的延长或者缩短。另外,在访谈过程中,访谈者可以当面解释、纠正误解,使调查资料更加准确、可靠。而且,相对于使用书面语言的方式,被访者通常更愿意“说”而不愿意“写”。

2. 能深入访谈对象的内心世界 由于访谈者与被访者之间直接接触,不仅能获得被访者的言语信息,同时可以观察到被访者的非言语信息,而且在访谈中,可以通过及时地解释、提示、追问和澄清等方式，解除顾虑、消除疑惑，探究被访者的更深层次的感受和态度。

3. 便于分析访谈结果的真实性 由于访谈者与被访者面对面地口头交流，访谈者可以评价来访者回答的真实性，并在访谈过程中进行改进，如改换不同的方式提问等，这样可以提高所获资料的效度。

4. 对访谈对象无读写能力的要求 对于儿童、盲人和文化程度较低不适合使用书面语言的对象来说，访谈法更恰当和容易接受。

三、问卷法

（一）问卷法的概念与分类

问卷法(questionnaire)是调查者通过事先设计好的问题来获取有关信息和资料的一种方法。调查者以书面形式给出一系列与研究目的有关的问题，让被调查者做出回答，通过对问题答案的回收、整理、分析，获取有关信息。

（二）问卷法的优缺点

1. 问卷法的优点

(1) 效率高：问卷调查无需调查人员逐人或逐户地收集资料，可采用团体方式进行，也可通过邮寄发出问卷，有的还直接在报刊上登出问卷，可以节省人力、物力、经费和时间，可以在很短时间内同时调查很多人。问卷资料适于计算机处理，也节省了分析的时间与费用。

(2) 结果较客观：问卷调查通常采用匿名的形式，它有利于调查对象无所顾忌地表达自己的真实情况和想法。特别是当问卷内容涉及一些较为敏感的问题和个人隐私问题时，在非匿名状态下，调查对象往往不愿意表达自己的真实情况和想法。

(3) 形式统一：问卷调查对所有的被调查者都以同一种形式提问、要求以同一种形式回答，方便统计分析。

2. 问卷法的不足

(1) 缺乏灵活性：问卷中大部分问题的答案由问卷设计者预先划定了有限的范围，缺乏弹性，这使得调查对象的回答受到限制，从而可能遗漏一些更为深层、细致的信息。

(2) 回收率低：问卷的回收率和有效率比较低。在问卷调查中，问卷的回收率和有效率必须保证有一定的比率，否则，会影响到调查资料的代表性和价值。邮寄发出问卷的寄还，靠调查对象的自觉和自愿，没有任何约束，所以往往回收率不高，这就对样本所要求的数量造成一定的影响。

（三）问卷的结构

通常一份完整的问卷，一般包括标题、前言、指导语、问题、选择答案、结束语等。

1. 前言 前言是调查的内容、目的与意义。前言通常包括关于匿名的保证，对被调查者回答问题的要求，调查者的个人资料，如是邮寄的问卷，写明最迟寄回问卷的时间，对被调查者的合作与支持表示感谢。

2. 指导语 指导语主要是用来指导被调查者填写问卷的注意事项，如果需要，还可以附有样例。指导语要简明易懂，使人一看就明白如何填写。（如果设计的问卷题型比较单一，这部分的内容可以与前言部分合在一起。）

3. 个人基本资料　个人基本资料中要求填写的项目，一般都是在研究中考虑到的变量。例如要比较男女生的发病率，性别就是一个变量；要了解父母亲文化程度对子女智力是否有影响，父母亲的文化程度就是一个变量。研究中不涉及的项目，就不一定在个人基本情况中出现，以保持问卷的简洁。

4. 问题与选择答案　问题和选择答案是问卷的主体部分。问题是问卷的核心内容，编制的问题要简洁明了，要适应被调查者的程度，符合研究的目的要求。答案可用开放式和封闭式答案，要根据实际情况而定。采用封闭式答案要按标准化测验的要求设计题目和答案（参考心理测验部分），答案要准确，符合实际，便于选择。

5. 结束语　结束语要对被调查者的合作表示感谢，提醒被调查者不要漏填和复核答案。这一表达方式的目的，在于显示调查者的礼貌，督促被调查者消除无回答问题、差错的答案。

如：问卷到此结束，请您再从头到尾检查一次是否有漏答与错答的问题。最后，衷心地感谢您对我们调查的热情支持。

（刘大川）

第二节　心理测验

一、心理测验的定义

关于心理测验的定义，目前没有统一的说法。美国心理和教育测量专家布朗认为，测验是测量的一个行为样本的系统工程。著名的心理测量专家阿娜斯纳西认为，心理测验是一种对行为样本做客观和标准化的测量。我国医学和心理测量专家龚耀先教授认为，心理测验是一种方法，是在标准的情况下取出个人行为来进行分析和描述。

所谓行为，是指个人的认识过程（包括感知、智力和记忆等）和个性等。测验研究不同于系统观察，只能做取样研究。行为样本的意义，如同对水质、空气和人体血液等进行物理化学分析时的取样研究一样，取部分代表全体。取样研究有效与否，关键在于样本是否有代表性。不是任何部分都可代表全体。所谓行为样本，是指有代表性的样本，即根据某些条件所取得的标准样本。由于所取到的标准样本只是代表某些心理功能，并不能反映这种功能的全部，所以总不免有某种程度的偏差。

二、心理测验的分类

（一）智力测验

这类测验的功能是测量人的智力水平。如比奈-西蒙智力量表、斯坦福-比内智力量表、韦克斯勒儿童和成人智力量表等，都是现代常用的著名智力测量工具。

（二）特殊能力测验

这类测验偏重测量个人的特殊潜在能力，多为素质教育、升学、职业指导以及一些特殊工种人员的筛选所用。常用的有音乐、绘画、机械技巧以及文书才能测验。

（三）人格测验

这类测验主要用于测量性格、气质、兴趣、态度、应对、情绪、动机、信念等方面的个性心理特征，即除了能力以外的个性部分。

（四）神经心理测验

神经心理测验用于研究脑与行为的关系，测量不同部位和性质的脑损害时，所损害的特征性心理功能，为临床专家的诊断、治疗及预后提供依据。如本德格式塔测验（Bender-Gestalt test），威斯康星卡片分类测验（Wisconsin card sorting test，WCST），H-R成套神经心理测验（Halted-Reitan neuropsychological battery，HRB）。

（五）精神病学评定量表

该量表用于评定精神病症状，为精神科医生、临床心理学家以及精神科其他专业人员所使用。可用于鉴别有无心理问题或心理障碍，并评估心理问题或心理障碍的类型和严重程度。如90项症状自评量表（SCL-90）、汉密顿焦虑量表、抑郁评定量表等。

三、标准化心理测验的基本特征

（一）常模

1. 定义 常模是指测验的参照分数，是解释测验结果的依据。对于一个测得的分数，要说明它的意义，必须有常模比较才能了解。心理测验的常模是通过标准化的程序建立起来的。常模有年龄常模、百分等级常模、标准分常模等，用于测验时，要根据实际需要选用适合的常模。

2. 常模的一般形式

(1) 均数：一种普通的常模形式，即标准化样本的平均值。某被试者在测验中直接得分（粗分或称原始分）与之相比较时，才能确定其成绩的高低。

(2) 标准分：原始分的意义非常有限，单凭原始分就很难判断该被试者哪项测验成绩更好。如某被试者在算术测验中原始分为15分（最高分为20分），而在词汇测验中原始分为40分（最高分为80分），由于这两个测验分数的全距不同，测验分数在常模样本中的离散情况也可能不同，另外，原始分在不同年龄或不同群体被试者之间也不具备可比性。要进行不同测验、不同群体的分数比较，运用标准分是一种较好的手段。标准分形式很多，其共同点都是基于统计学的正态分布理论。因此，采用标准分作为常模形式的基本条件就是测验的分数在常模样本中要呈正态分布。

(3) 百分位：如将一组数据从大到小排序，并计算相应的累计百分位，则某一百分位所对应数据的值就称为这一百分位的百分位数；其优点是不需要统计学的概念便可理解。一般将成绩差的排列在下，好的在上，计算出常模样本分数的各百分位范围。将被试者的成绩与常模相比较。如果被试者成绩相当百分位为25，说明其成绩相当标准化样本的第25

位，也就是说样本中25%的成绩在他之下，75%在他之上，以此类推。

(4) 划界分：在筛选测验和临床评定量表中常用。如教育上用100分制时，60分为及格，即划界分。在神经心理测验中，将正常人与患者的测验成绩比较，设立划界分来判断有无脑损伤。如果某测验对诊断脑损伤敏感，说明划界分有效，异常诊断的假阴性人数就很少，正常诊断的假阳性也很少。如果不敏感，则假阳性或假阴性的比率增加。

(5) 比率：比率即百分比。这类常模形式也较常用，如神经心理测验中的损伤指数就是一种比率常模形式，也就是划入异常的测验除以被测的测验数；在离差智商出现之前，心理学家早就使用比率智商。商数常模形式在发展量表中目前使用较多。

（二）标准化

标准化是心理测验最基本的要求。它包括两个方面的含义：一是指测验的编制、实施的过程、算分标准和对测验分数的解释，都有明确一致的要求，如一个标准化测验量表，应该有统一的指导语、测验的内容、评分标准和常模材料；二是指在施测过程中，不论谁使用测验量表，都要严格按照同样的程序进行。

（三）难度和客观性

难度和客观性主要有两个方面：一是测验的标准化，避免由于测试者主观因素造成的偏差；二是对测验的每个项目或整个测验难度水平的确定。如比奈和西蒙早期编制的智力测验量表，是30个项目，由易到难排列的。难度的确定是由50个项目通过对一般儿童和迟滞儿童的测验而确定的。挑选的标准是以每个项目通过的人数为依据。大多数儿童能够通过的项目为最简单的项目，少数人能通过的是较难的项目。对那些通过百分比过高或极低的项目要进行删减或调整。

（四）信度与效度

信度是指测验分数的可靠性或结果的稳定性。它还代表着一个人或一群人在不同的情况下，对同一测验测量结果相符或相一致的程度。任何测验都存在误差，误差和信度成反比，误差越小，信度越高；误差越大，信度就越低。信度通常是以同一样本所得两组资料的相关表示，这就是信度系数。信度系数的大小，表示信度的高低。根据分数的误差来源不同，估计信度系数的方法也不同。常用的方法有再测法、复本法、折半法。

效度是一个测验能够测量某种行为特征的真实性和准确性程度。效度越高则表示该测验测量的结果所能代表要测量行为的真实度越高，能够达到所要测量的目的。对于一个标准测验来说，效度比信度更为重要。一项测验有信度不一定有效度，但效度高时信度也一定高。所以效度是一个标准化测验的必要条件。检验效度的方法有许多种，因测验的性质不同而有所不同。根据美国心理学会在1974年发行的《教育和心理测验之标准》所述，将测验效度分为内容效度、构想效度和效标关联效度(或称实证效度)。具有一定效度的心理测验，才能成为正确而有效的测量工具。

四、心理测验中应注意的问题

（一）正确认识心理测验

心理测验是研究心理的重要方法，是心理诊断和作决策的重要工具。但是，心理测验

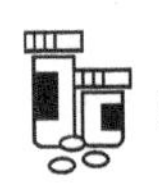

尚有不完善的地方，其局限性概括起来有三个方面：一是不同的心理测验所依据的理论基础不尽相同，所测特质的定义、观点及概念系统也不同，同样性质的测验测量的可能是不完全相同的心理特质；二是心理测验是对人的心理特质的间接测量与取样推论，不可能完全准确；三是作为指导测验编制的“测量理论”，无论是经典性的还是现代新提出的，都有一些比较脆弱的假设。因此，必须要以科学、严肃、慎重、谦虚的态度对待心理测验，绝不能视心理测验为唯一准确可靠的诊断工具。正如心理学家潘菽教授指出的那样：“心理测验是可信的，但不能全信，心理测验是可用的，但不能完全依靠它。”

（二）慎重选择测验工具

选择恰当的测验。首先，要选择按照科学方法编制的、经过标准化程序处理的心理测验；其次，要根据所要测量的心理特征和测验手册中的有关的介绍来认识并选择恰当的心理测验；最后，选择测验人员。心理测验是一种专业性、技术性较强的工作，测验的选择、施测、记分、解释应由训练有素的专业工作者担任。

（三）要控制测量误差

在施测中，主试者应尽量控制和减少误差，以提高测试结果的准确性、可靠性、客观性和有效性。

(1) 主试者在施测前，务必认真阅读测验手册，熟悉测验的施测方法，严格按照有关规定进行。

(2) 要尊重被试者，测试前要征求被试者的意见，不能强迫对方接受测验，对测验内容要保密。

(3) 要注意观察并善于控制被试者的行为情绪，选择被试者体力和精力较好的时候进行测试，使被试者能够把自己的全部潜力、特征表现出来。

(4) 要注意控制测试的环境，测试的环境应安静、舒适，尽可能排除干扰。

(5) 要避免主试者的主观态度对被试者的影响，主试者对被试者应该友善、真诚，同时要注意保持公正、客观和中性的态度，主试者对测验结果的期望、估计会影响测验结果的客观性。

(6) 对测验的过程要做好记录，以便能够全面、正确分析解释测验结果。

（四）要慎重解释与使用测验结果

主试者与被试者讨论测验的结果时，以建设性的方式向其传达真实和准确的信息；要考虑施测中可能带来的误差，并结合整个背景对结果作必要的矫正。要考虑测验分数给被试者所带来的心理压力，在解释分数时，一方面要十分慎重，避免感情用事、虚假的断言和曲解；另一方面，又要做必要的思想工作，防止因分数低或分数高而产生不良的心理状态。要尊重被试者的人格，对测验中获得的个人信息应加以保密。

（刘大川）

第三节　常用心理量表的使用

一、常用智力测验

智力测验是评估个人一般能力的方法，它是根据智力理论经标准化过程编制而成。智力测验在临床上用途很广，不仅能研究智力水平，而且在研究其他病理情况（如神经心理）时都是不可缺少的工具。目前国内常用的智力测验有韦克斯勒智力量表、中国比奈测验和瑞文测验。

（一）智力测验的相关概念

1. 智力　在心理学中，智力是最具有歧义性的概念。智力的定义有很多。中国心理学家对智力的定义就可以归纳为四种：①智力即能力；②智力是一种先天素质，是脑神经活动的结果；③智力是认识能力；④智力是一种适应能力。

2. 智商(IQ)　智商即智力商数，用以衡量智力发展水平的指标。

（1）比率智商：比率智商是美国心理学家推孟提出的，它的计算方法是：IQ＝MA/CA×100（MA 为智龄，指智力所达到的年龄水平，即在智力测验上取得的成绩；CA 为实龄，指测验时的实际年龄；设定 MA 与 CA 相等时为 100）。例如，某儿童智力测验的 MA 为 10，而他的 CA 为 8，那么他的 IQ 为 125，说明该儿童比同龄儿童的平均能力高。如果 MA 为 9，CA 为 10，IQ 为 90，说明该儿童比同龄儿童平均能力低。比率智商有一定局限性，它是建立在智力水平与年龄成正比的基础上，实际上智力发展到一定年龄后稳定在一定水平，此后随着年龄增加，智力便开始下降。因此，比率智商适用最高实际年龄限制在 15 岁或者 16 岁。

（2）离差智商：离差智商是指将一个人的智力测验分数与同年龄组的平均分数比较所得到的标准分数，它是以标准差为单位得出的个人分数偏离团体平均数的相对数量。它是美国医生韦克斯勒(D. Wechsler)提出的。它的计算公式为 $IQ=100+15Z=100+15(X-M)/S$，每个年龄组 IQ 均值为 100，标准差为 15。公式中 M 为样本成绩的均数，X 为被试者的成绩，S 为样本成绩的标准差，$(X-M)/S$ 是标准分(Z)计算公式。离差智商实际上不是一个商数，当被试者得到的 IQ 为 100 时，表示他的智力水平恰好处于平均位置。如 IQ 为 115，则比平均智力高一个标准差，为中上智力水平；IQ 是 85，则表示比平均智力低一个标准差，为中下智力水平。离差智商克服了比率智商受年龄限制的缺点，已成为通用的智商计算方法。

（二）韦氏智力量表

韦克斯勒智力量表于 1939 年制订，并经过多次修订而成。它包括适用于 16 岁以上的成人智力量表（WAIS-RC）、6～16 岁的儿童智力量表（WISC）和 4～6 岁学龄前期智力量表（WPPSI）。成人量表是 1955 年所编制，1981 年和 1997 年又经过两次修订，分农村和城市用两个版本。

韦克斯勒是根据人类智力是由几种不同的能力组合而成的观点来编制其量表的，因此,韦克斯勒智力量表不仅能了解个体智力发展的水平,而且能够了解构成个体智力各因素发展的特点。韦氏量表包括言语和操作两个分量表,言语分量表包括常识、理解、算术、类同、词汇和背数(又称数字广度)6个测验项目;操作分量表包括填图、图片排列、积木图案、拼图、译码和迷津6个分测验。韦氏量表可以同时提供总智商分数、言语智商分数和操作智商分数以及十个分测验分数,能较好地反映智力的整体和各个侧面。

该量表按照智商的高低,把智力水平分为如下若干等级,可作为临床诊断的依据(表5-2、表5-3)。

表5-2 智力等级分布表

智力等级	IQ的范围	人群中的理论分布比率/(%)
极超常	≥130	2.2
超常	120～129	6.7
高于平常	110～119	16.1
平常	90～109	50.0
低于平常	80～89	16.1
边界	70～79	6.7
智力缺陷	≤69	2.2

表5-3 智力缺陷的分等和百分位数

智力缺陷等级	IQ值	占智力缺陷的百分率/(%)
轻度	50～69	85
中度	35～49	10
重度	20～34	3
极重度	0～19	2

(三) 中国比奈测验

比奈量表是由法国心理学家Binet和Simon于1905年发表,称比奈-西蒙量表,于1916年进行修订后称为“斯坦福-比奈量表”(Stanford-Binet scale),我国陆志韦于1935年修订了斯坦福-比奈量表,1983年吴天敏对修订本再次进行修改,称为“中国比奈量表”。它可用于2～18岁的被试(每岁3个试题,共51题),最佳适用年龄是小学至初中阶段。评定成绩的方法采取离差智商。另有一个由8个试题组成的《中国比奈测验简编》,用起来较为方便省时。

(四) 瑞文测验

瑞文测验由英国心理学家瑞文(J. C. Raven)于1938年编制,在世界各国沿用至今,用以测验一个人的观察力及清晰思维的能力。它是一种纯粹的非文字智力测验,所以广泛应用于无国界的智力/推理能力测试。瑞文测验在20世纪五六十年代几经修订,目前发展成三种形式,除了上述的标准型以外,还有为适用测量幼儿及智力低下者而设计的彩色型和用于智力超常者的高级型。为了实际测试的需要,李丹等人将瑞文测验的标准型与彩色型联合使用,称为瑞文测验联合型,这样可使整个测量的上下限延伸,适用范围可扩大到5～

75岁。由于瑞文测验具有一般文字智力测验所没有的特殊功能，可以在言语交流不便的情况下使用，适用作各种跨文化的比较研究。

二、人格测验

人格测验(personality test)也称个性测验。测量个体行为独特性和倾向性等特征。最常用的方法有问卷法和投射技术。问卷法由许多涉及个人心理特征的问题组成，进一步分出多个维度或分量表，反映不同人格特征。常用人格问卷有艾森克人格问卷(EPQ)、明尼苏达多项人格测验(MMPI)和卡特尔16项人格因素测验(16PF)。投射技术包括几种具体方法，如洛夏墨迹测验、逆境对话测验、语句完成测验等。

(一) 明尼苏达多项人格测验

明尼苏达多项人格测验(MMPI)是1940年编制的，最初是想编制一套对精神病有鉴别作用的辅助调查表，后来发展为人格测验。MMPI共有566个自我陈述式的题目，其中1～399题是与临床有关的，其他属于一些研究量表，题目内容范围很广，包括身体各方面的情况、精神状态、家庭、婚姻、宗教、政治、法律、社会等方面的态度和看法。被试者根据自己的实际情况对每个题目做出“是”或“否”的回答，若确定不能判定则不作答。根据患者的回答情况进行量化分析，也可作出人格剖面图。除了手工分析方法，现在还出现多种计算机辅助分析和解释系统。在临床工作中，MMPI常用4个效度量表和10个临床量表。

1. 效度量表

(1) 问题(Q)：被试者不能回答的题目数，如超过30个题目，测验结果不可靠。

(2) 掩饰(L)：测量被试者对该调查的态度。高分反映防御、天真、思想单纯等。

(3) 效度(F)：测量任意回答倾向。高分表示任意回答、诈病或偏执。

(4) 校正分(K)：测量过分防御或不现实倾向。高分表示被试者对测验持防御态度。正常人群中回答是或否的机遇大致为50/50，只有在故意装好或装坏时才会出现偏向。因此，对一些量表(Hs、Pd、Pt、Sc、Ma)加一定的K分，以校正这种倾向。

2. 临床量表

(1) 疑病(Hs)：测量被试者疑病倾向及对身体健康的不正常关心。高分表示被试者有许多身体上的不适、不愉快、自我中心、敌意、需求、寻求注意等。

(2) 抑郁(D)：评估情绪低落、焦虑等问题。高分表示情绪低落，缺乏自信，有自杀观念，有轻度焦虑和激动。

(3) 癔症(Hy)：测量被试者对心身症状的关注和敏感，自我中心等特点。高分反映被试者自我中心、自大、自私、期待别人给予更多的注意和爱抚，与人的关系肤浅、幼稚等。

(4) 病理性偏离(Pd)：测量被试者的社会行为偏离特点。高分反映被试者脱离一般社会道德规范，无视社会习俗，社会适应差，冲动敌意，具有攻击性倾向。

(5) 男性化/女性化(MF)：测量男子女性化、女子男性化倾向。男性高分反映敏感、爱美、被动等女性化倾向；女性高分反映粗鲁、好攻击、自信、缺乏情感、不敏感等男性化倾向。

(6) 偏执狂(Pa)：评估被试者是否具有病理性思维。高分提示被试者常表现多疑、过分敏感，甚至有妄想存在，平时的思维方式就容易指责别人而很少内疚，有时可表现强词夺理、敌意、愤怒，甚至侵犯他人。

(7) 精神衰弱(Pt):评估精神衰弱、强迫、恐怖或焦虑等神经症特点。高分提示有强迫观念、严重焦虑、高度紧张、恐惧等反应。

(8) 精神分裂症(Sc):评估思维异常和古怪行为等精神分裂症的临床特点。高分提示被试者有行为退缩、思维古怪,甚至可能存在幻觉妄想、情感脆弱等特点。

(9) 轻躁狂(Ma):评估情绪紧张、过度兴奋、夸大、易激惹等轻躁狂症的特点。高分者有联想过多过快,夸大而情绪高昂,易激惹,活动过多,精力过分充沛、乐观、无拘束等特点。

(10) 社会内-外向(Si):测量社会化倾向。高分提示被试者性格内向,胆小退缩,不善社交活动,过分自我控制等;低分者有外向、爱交际、健谈、不受拘束等特点。

3. 结果和应用 各量表结果采用T分形式,可在MMPI剖析图上标出。一般某量表T分高于60(中国标准)则认为该量表存在所反映的精神病理症状,比如抑郁量表(D)$T\geqslant 60$认为被试者存在抑郁症状。但在具体分析时应综合各量表T分高低情况来解释。

MMPI应用十分广泛,主要用于病理心理的研究。在精神医学主要用于协助临床诊断,在心身医学领域用于多种心身疾病如冠心病、癌症等患者的人格特征研究,在行为医学用于行为障碍的人格特征研究,在心理咨询和心理治疗中也采用MMPI评估来访者的人格特点及心理治疗效果评价等,现在还用于司法鉴定领域。

(二) 艾森克人格问卷

艾森克人格问卷(EPQ)是由英国艾森克(H. J. Eysenck)教授和夫人根据因素分析法编制的(附录A),EPQ分为成人和幼年两套问卷,各包括神经质(N)、内-外向(E)、精神质(P)和掩饰(L)四个量表,均为88个项目。一个项目只负荷一个维度因素,P、E、N和L量表在成人和幼年问卷分别包括23、21、24、20个项目和18、25、23、22个项目。EPQ成人问卷用于调查16岁以上成人的个性类型,幼年问卷用于调查7～15岁幼年的个性类型。不同文化程度的被试者均可以使用。

1. 神经质(N)维度 N分高,情绪不稳定,焦虑、紧张、易怒,往往又有抑郁。睡眠不好,往往有几种心身障碍。情绪过分,对各种刺激的反应都过于强烈,情绪激动后难以平复,如与外向结合时,这种人容易冒火,以致进攻。概括地说,这种人易紧张,易有偏见,以致错误。N分低,情绪过于稳定,反应很缓慢,很弱,又容易平复,通常是平静的,很难生气,在一般人难以忍耐的刺激下也有所反应,但不强烈。

2. 内-外向(E)维度 E分高为外向:爱社交,广交朋友,渴望兴奋,喜欢冒险,行动常受冲动影响,反应快,乐观,好谈笑,情绪倾向失控,做事欠踏实。E分低为内向:安静、离群、保守、交友不广,但有挚友。喜瞻前顾后,行为不易受冲动影响,不爱兴奋的事,做事有计划,生活有规律,做事严谨,倾向悲观,踏实可靠。

3. 精神质(P)维度 P分高的人表现为不关心人,好独处,常有麻烦,在哪里都感到不合适,有的可能残忍、缺乏同情心、感觉迟钝,常抱有敌意,进攻,对同伴和动物缺乏人类感情。如为儿童,常对人仇视、缺乏是非感、无社会化概念,多恶作剧,爱惹麻烦。P分低的无上述情况。

4. 掩饰(L)量表 掩饰量表,原来作为分别答卷有效或无效的效度量表。L分高,表示答得不真实,答卷无效。但后来的经验(包括MMPI的使用经验)说明,它的分数高低与许多因素有关,而不只是真实与否的唯一因素。例如年龄(中国常模表明,年小儿童和老年人均偏高)、性别(女性偏高)因素。

EPQ结果采用标准T分表示,根据各维度T分高低判断人格倾向和特征。还将N维度和E维度组合,进一步分出外向稳定(多血质)、外向不稳定(胆汁质)、内向稳定(黏液质)、内向不稳定(抑郁质)四种气质类型,各类型之间还有混合型。EPQ为自陈量表,实施方便,有时也可作团体测验,是我国临床应用最为广泛的人格量表。

(三) 洛夏墨迹测验

洛夏墨迹测验是现代心理测验中最主要的投射测验,也是研究人格的一种重要方法。所谓投射测验,是指观察个体对一些模糊的或者无结构材料所做出的反应,通过被试者的想象而将其心理活动从内心深处暴露出来的一种测验。投射测验可使检查者了解被试者的人格特征和心理冲突。洛夏1921年设计和出版该测验,目的是为了临床诊断,对精神分裂症与其他精神病做出鉴别,也用于研究感知觉和想象能力。

洛夏墨迹测验的材料由10张结构模棱两可的墨迹图组成,其中5张全为黑色(图5-2),2张是黑色和灰色图外加了红色墨迹,另3张全为彩色。测试时,将10张图片逐个呈现给被试者,要他说出在图中看到了什么,不限时间,尽可能多地说出来,也不限制回答数目,一直到没有回答时再换另一张,每张均如此进行,这一阶段称联想阶段;看完10张图后,再从头对每一回答询问一遍,问被试者看到的是整图还是图中的哪一部分,询问为什么说这些部位像他所说的内容,并将所指部位和回答的原因均记录下来,这一阶段称询问阶段,然后进行结果分析和评分。美国于1974年建立了洛夏墨迹测验结果综合分析系统,目前常用于正常和病理人格的研究。

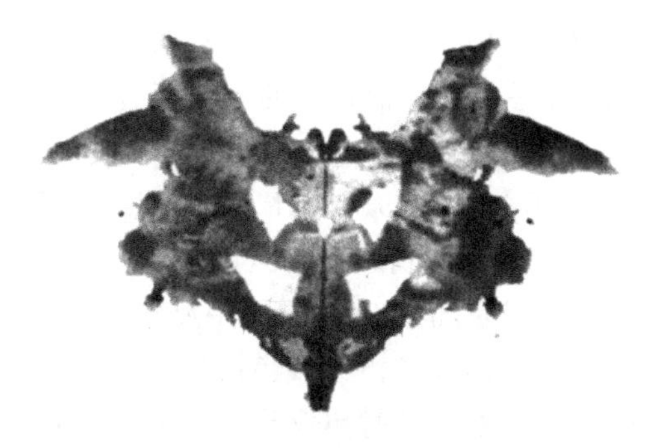

图5-2 洛夏墨迹测验图

虽然洛夏墨迹测验结果不仅反映了个人人格特征,还可以得出对临床诊断和治疗有意义的精神病理指标,如抑郁指数、精神分裂症指数、自杀指数、应付缺陷指数及强迫方式指数等,这些病理指数都是经验性的,但在临床上很有作用。例如抑郁指数,对成年人可帮助诊断抑郁症,精神分裂症指数则对精神分裂症诊断很有帮助。

洛夏墨迹测验在临床上是一个很有价值的测验,但其记分和解释方法复杂,经验性成分多,主试者需要专业的训练和有一定的经验才能正确使用该测验。

(四) 卡特尔16项人格因素测验

卡特尔16项人格因素测验(16PF)是美国伊利诺州立大学人格及能力测验研究所卡特尔教授用因素分析统计法确定和编制的测验。这一测验能测量出十六种主要人格特征,适用于相当于初三以上文化程度的人。该测验广泛应用于人格测评、人才选拔、心理咨询和职业咨询等工作领域。该测验已于1979年引入我国并由专业机构修订为中文版。

该测验的十六种人格因素有乐群性、聪慧性、情绪稳定性、恃强性、兴奋性、有恒性、敢为性、敏感性、怀疑性、幻想性、世故性、忧虑性、激进性、独立性、自律性、紧张性。它们各自独立,相互之间的相关度极小,每一种因素的测量都能反映被试者某一方面的人格特征,而且能对被试人格的十六种不同因素的组合做出综合性的了解,从而全面评价其整个人格。

三、临床评定量表

临床评定量表是临床心理评估和研究的常用工具。此类评定量表具有条目简单、内容较全面、客观、数量化、可进行比较的特点。

(一) 症状自评量表

1. 概述 症状自评量表(SCL-90)共有90个项目(附录B),包含有较广泛的精神症状学内容,从感觉、情感、思维、意识、行为直至生活习惯、人际关系、饮食睡眠等均有涉及。对可能处于心理障碍边缘的人有良好的区分能力,适用于测查人群中哪些人可能有心理障碍、有何种心理障碍及其严重程度如何。不适合于躁狂症和精神分裂症的诊断。

2. SCL-90的评分方法 每个项目均采取五级评分制,"1"表示没有,即自觉无该项症状;"2"表示很轻,即自觉有该项症状,但影响轻微;"3"表示中度,即自觉有该项症状,有一定影响;"4"表示偏重,自觉常有该项症状,有相当程度的影响;"5"表示严重,自觉该症状的频度和强度都十分严重。由被试者根据自己的情况打分,没有反向评分项目。

3. SCL-90各因子含义

(1) 躯体化:包括1、4、12、27、40、42、48、49、52、53、56、58共12项,该因子主要反映身体不适感,包括心血管、胃肠道、呼吸和其他系统的主诉不适,头痛、背痛、肌肉酸痛,以及焦虑的其他躯体表现。

(2) 强迫症状:包括3、9、10、28、38、45、46、51、55、65共10项,主要指那些明知没有必要,但又无法摆脱的无意义的思想、冲动和行为;还有一些比较一般的认知障碍的行为征象,如脑子"变空了""记忆力不好"等,也在这一因子中反映。

(3) 人际关系敏感:包括6、21、34、36、37、41、61、69、73共9项。它主要指某些个人不自在感和自卑感,尤其是在与他人相比较时更突出。自卑、懊丧以及在人际关系中明显相处不好的人,往往是这一因子获高分的对象。

(4) 抑郁:包括5、14、15、20、22、26、29、30、31、32、54、71、79共13项。苦闷的情感与心境为代表性症状,还以生活兴趣减退、动力缺乏、活力丧失等为特征。包括反映失望、悲观以及与抑郁相联系的认知和躯体方面的感受,还包括有关死亡的思想和自杀观念。

(5) 焦虑:包括2、17、23、33、39、57、72、78、80、86共10项。一般指那些烦躁、坐立不安、神经过敏、紧张以及由此产生的躯体征象,如震颤等。那种测定游离不定的焦虑及惊恐发作是本因子的主要内容,还包括一个反映"解体"的项目。

(6) 敌对:包括11、24、63、67、74、81共6项。主要从三个方面来反映敌对的表现:思想、感情及行为。其项目包括厌烦的感觉,摔物,争论直到不可控制的脾气暴发等各方面。

(7) 恐怖:包括13、25、47、50、70、75、82共7项。恐惧的对象包括出门旅行、空旷场地、人群,或公共场所和交通工具。此外,还有反映社交恐怖的一些项目。

(8) 偏执:包括8、18、43、68、76、83共6项。本因子是围绕偏执性思维的基本特征而制订,主要指投射性思维、敌对、猜疑、关系妄想、被动体验和夸大等。

(9) 精神病性:包括7、16、35、62、77、84、85、87、88、90共10项。其中有幻听、思维播散、被控制感、思维被插入等反映精神分裂样症状的项目。

(10) 其他:包括19、44、59、60、64、66、89共7项。主要反映睡眠及饮食情况。

SCL-90的统计指标主要有两项,即总分与因子分。总分是指90个项目单项分相加之和,能反映其病情严重程度。因子分共10个,即每个因子的各项目平均分,每个因子分反映受检者某一方面的情况。

4. 对SCL-90因子分和总分的解释 按全国常模结果施测。如果总分超过160分,或阳性项目数超过43项,或任一因子分超过2分,可考虑筛查阳性,需进一步检查。

5. SCL-90施测注意事项

(1) 要向被试者交代清楚评定要求,告知其所选结果没有对错之分,让其做出独立的,不受任何人影响的自我评定。

(2) 评定的时间范围是"现在"或者是"最近1周"。

(3) 评定结束时,应检查有无遗漏或重复评定。

案例引导

某女,35岁,职员,因"头痛、腰痛、胃部不适、心情不好、睡眠差、无力6个月余"来诊。体格检查、实验室检查及其他仪器检查未见异常,建议进行SCL-90测评。

1. 测验结果 总分:161。阳性项目数:42。阳性症状均分:2.69。因子分:①躯体化:2.50。②强迫:1.30。③人际关系:1.21。④抑郁:3.35。⑤焦虑:1.30。⑥敌对:1.00。⑦恐惧:1.14。⑧偏执:1.33。⑨精神病性:1.20。⑩其他:2.4。

2. 综合分析 该测验结果总分是161,大于160;躯体化、抑郁、其他项目的因子分均超过2分,提示有阳性意义。其中抑郁因子分最高,显示患者对事物的兴趣下降,感觉精力降低,活动减慢,经常责怪自己,感到苦闷和担忧。其他因子显示,患者常想到死亡的事,胃口、睡眠较差,有早醒的现象。躯体化的项目显示,患者常感到有胃部不适,头疼、腰痛、肌肉痛以及心慌、发热等症状。根据以上分析,患者存在抑郁的倾向并伴有一些躯体化的症状,建议进一步检查,要关注患者自杀的念头。

(二) 抑郁评定量表(SDS)

1. 概述 抑郁是一种感到无力应付外界压力而产生的消极情绪,并伴有厌恶、痛苦、羞愧、自卑等情绪体验。被抑郁情绪困扰的人常常表现为:情绪低落、思维迟缓、郁郁寡欢;丧失兴趣,缺乏活力,不愿社交,干什么都打不起精神,对生活缺乏信心,体验不到快乐,食欲减退,失眠等。从外部观察可见表情冷漠,倦怠疲乏。性格内向孤僻,多疑过虑,不爱交际,生活中遇到意外打击、长期努力得不到报偿的人容易陷入抑郁状态。长期处于抑郁状态易导致抑郁症。评估抑郁程度的临床量表有MRS抑郁量表、Hamilton焦虑量表和贝克抑郁问卷等多种,我国目前最常用的是Zung自评量表,是美国杜克大学医学院Zung于1965年编制的,由20个问题组成,使用方便。根据所测结果,可以使咨询或治疗人员作出是否需要药物或心理治疗的判断。

2. 计分与解释 SDS的每个项目相当于一个有关症状，按1～4级评分(附录C)。20个项目反映抑郁状态4组特异性症状：①精神性情感症状，包含2个项目；②躯体性障碍，包含8个项目；③精神运动性障碍，包含2个项目；④抑郁的心理障碍，包含8个项目。

根据过去一周内自身的情况作答，每个项目都按1、2、3、4四级评分，1＝无或偶尔，2＝有时，3＝经常，4＝总是如此。20个项目中，有10个项目(2,5,6,11,12,14,16,17,18,20)用正性词陈述，为反向计分，即答"1"得4分，答"2"得3分，答"3"得2分，答"4"得1分；其余10个项目用负性词陈述，采用正向计分，即答"1"得1分，答"2"得2分，答"3"得3分，答"4"得4分。

将每个项目的得分相加得到总分，将总分乘以1.25后，再四舍五入取整数即得到标准分。标准分在50分以下为正常，50～59分提示轻度抑郁，60～69分提示中度抑郁，70分以上提示重度抑郁。

请注意，该量表仅仅用于抑郁症的自评提示，并不能作为诊断依据。如果读者自测分数较高，并不一定就患上了抑郁症，可前往专业医生处咨询。

(三) 汉密顿焦虑量表

汉密顿焦虑量表(HAMA)包括14个项目(附录D)，由Hamilton于1959年编制，它是精神科中应用较为广泛的由医生评定的量表之一。主要用于评定神经症及其他患者的焦虑症状的严重程度。

该量表属于他评量表，是由经过训练的两名评定员进行联合检查，采用交谈与观察的方式，检查结束后，两名评定员各自独立评分。若需比较治疗前后的症状和病情的变化，则于入院时，评定当时或入院前一周的情况，治疗后2～6周，再次评定。

HAMA是一种医学用焦虑量表，是最经典的焦虑量表，尽管它不尽理想，但在所有同类量表中，它的使用历史最长，用得最多，临床和研究工作者对它也最为熟悉。

(四) 护士用住院患者观察量表

护士用住院患者观察量表(NOSIE)，由Honigteld G等于1965年编制(附录E)。本量表有30项和80项两种版本，现介绍30项版本。NOSIE适用于住院的成年精神病患者特别是慢性的精神病患者，包括老年痴呆症患者。

1. 使用方法

(1) 应由经过量表评定训练的，最好是患者所在病室的护士任评定者。

(2) 每一位患者由两名评定者(护士)观察评分，计分时，两名评定者分数相加。如只有一名评定者，则将评分乘以2。

(3) 根据患者近3天(或1周)的情况，对30项进行评分。评定时间为治疗前及治疗后第3周和第6周各1次。

(4) NOSIE主要通过护士的观察与交谈进行评定。

(5) 应根据患者症状存在与否及存在的频度与强度进行评定。

(6) 除30项各项计分为0～4分外，第31项，系病情严重程度，按评定者经验，计分为1～7分。第32项，与治疗前比较，即刚入院或开始治疗时比较，同样按1～7分评定。

2. 结果分析

(1) NOSIE 的结果可以归纳成因子分、总积极因素分、总消极因素分和病情总估计(总分)。

(2) NOSIE 的因子分计算方法如下:①社会能力[20-(13、14、21、24、25 项组分和)]×2;②社会兴趣(4、9、15、17、19 项组分和)×2;③个人整洁[8+(8、30 项组分和)-(1、16 项组分和)]×2;④激惹(2、6、10、11、12、29 项组分和)×2;⑤迟缓(5、22、27 项组分和)×2;⑥抑郁(3、18、23 项组分和)×2。

(3) 总消极因素分:4、5、6、7 项因子分之和。总积极因素分:1、2、3 项因子分之和。病情总估计:(128+总积极因素分-总消极因素分)。

常数项主要是为了避免负分的出现;"×2"是为了便于一名评定员时的评定结果和规定的 2 名评定员的结果类比,如为 2 名评定员,在因子分计算时只需将二者的评分相加便可。

(五) 简化麦-吉疼痛问卷表(short-form of McGill pain questionnaire,SF-MPQ)

SF-MPQ 是由麦-吉疼痛问卷表(MPQ)简化而来(附录 F)。SF-MPQ 仅由 11 个感觉类和 4 个情感类对疼痛的描述词以及现时疼痛强度(PPI)和视觉模糊评分(VAS)组成。所有描述词均用 0~3 分别表示"无""轻""中"和"重"的不同程度。由于可以分类求出疼痛评级指数(PRI)或总的 PRI,SF-MPQ 适用于检测时间有限而且又要获得其他疼痛强度信息如 VAS 评分结果的情况,同典型的 MPQ 一样,SF-MPQ 也同样是一种敏感、可靠的疼痛评价方法。

复习思考题

1. 如何提高观察结果的可靠性,减少误差?
2. 以失眠患者为例,设计一个访谈法的实施过程,并思考影响访谈结果真实性的因素。
3. 问卷法与测验法有什么区别与联系?
4. 量表的选用原则与使用有哪些注意事项?

第六章 心理护理程序与方法

王某，71岁，2 h前突然感到右侧肢体麻木，摔倒在地，言语不清，被老伴发现请邻居帮助用担架送来医院。该患者有高血压史10年。诊断为高血压性脑出血。患者意识清醒，左侧咀嚼肌无力，咀嚼困难。右侧肢体瘫痪，肌力1级。躯体移动困难，自理能力全部丧失。语言表达不清。情绪不佳，经常哭泣，表情淡漠，拒食，入眠困难。

该患者护理诊断为焦虑(与瘫痪、失语和担心预后有关)。对患者的护理目标如下。①愿意接受护士/家属提供的生活照顾。②用手势和表情进行非语言沟通，表达情感和要求。③使患者保持稳定的情绪。④增强治愈的信心。护理措施如下。①介绍同类疾病已治愈的典型病例。②教会患者用手势或表情表达自己的感情和需求。③提供良好的生理护理服务，多与患者沟通。④观察病情变化，及时向患者传达信息。

经过精心护理，患者情绪明显好转，不再哭泣，配合治疗护理，开始用手势和表情进行沟通，每天进行流质饮食四次，牛奶、稀饭、蒸鸡蛋、水果汁，量适中。睡眠较好。

根据该案例分析如何运用心理护理程序对患者开展心理护理。

第一节 概 述

一、心理护理的定义、目标、原则

(一) 心理护理的定义

心理护理(psychological nursing)是将心理学知识运用于临床护理实践中的过程。护理人员在工作中针对患者现存的或潜在的心理问题，分析其心理需求，把握其心理状态，发现其心理问题，运用心理学的理论、方法及技术，为患者提供关怀、支持与帮助，减轻或消除负性情绪，增强疾病状态下的适应能力，坚定战胜疾病的信念，从而促进患者的康复。

(二) 心理护理的目标

心理护理的目标可分为阶段性目标和最终目标。阶段性目标是护士与患者建立良好护患关系，实现有效沟通，使患者在认知、情感和行为方面逐步发生有益的改变；心理护理期望达到的最终目标是促进患者的发展，包括患者的自我实现、自我接受和自我尊敬，提高自信心与个人完善水平，增强建立和谐人际关系和满足需要的能力，获得适应(adaptation)现实的个人目标。具体目标如下。

(1) 满足患者的合理需要。

(2) 建立和谐的医患关系、护患关系和患者之间的关系。

(3) 接受患者角色，认识疾病，正确对待疾病。

(4) 减轻或消除患者的不良情绪反应，如紧张、焦虑、悲观、抑郁等，调动其主观能动性，树立战胜疾病的信心，以积极的态度与疾病作斗争。

(5) 提高患者的适应能力。

(三) 心理护理的原则

对患者实施心理护理是一项专业性、科学性、艺术性很强的工作，必须在一定原则指导下进行。心理护理的原则如下。

1. 服务性原则 心理护理具有服务性。在临床护理中，护理人员不仅要解决患者的生理需要，减轻躯体痛苦，恢复和重建生理功能，而且还要满足其心理需要，减轻精神痛苦，保持良好的心理状态。

2. 交往的原则 心理护理是在一系列护患人际交往的过程中实施的。护理人员要与患者直接进行情感交流，把心理学的知识与技能融入自己的言行举止中，为患者提供心理支持，减轻其焦虑、恐惧等心理反应，使患者获得安全感和信赖感，消除孤独与寂寞，保持良好的心理状态。交往中应遵循的原则包括：①双方要平等相待，互相尊重；②护士要掌握良好的交往技巧，在交往中应起主导作用；③双方应不断增加交往的深度和提高交往的质量。

3. 启迪与自我护理的原则 心理护理不是一种替代的过程，而是协助和促进患者提高对疾病与健康的认知，自觉转化行为并积极建立和发挥自我护理能力的过程。因此，护理人员在实施心理护理时，一方面，通过启迪开发患者的心理能动性，调动其内在的积极性。启迪的范围包括：恢复健康的希望，修身养性的启示，心理冲突的宣泄，正视伤残的勇气等。另一方面，通过指导和启发，帮助患者认识自我护理是一种为了自己的生存、健康及舒适所进行的自我实践活动，让患者以平等的地位参与到自身的医疗护理活动中来，以体验维持健康、自我诊断、自我治疗、积极预防、保健康复的价值，提高患者的自尊与自信。

4. 针对性原则 心理护理无统一的模式，护理人员应根据每位患者在疾病不同阶段所出现的不同心理状态，有针对性地采取各种对策。为了使心理护理有针对性，可在交往中不断地观察、交谈、启发患者倾诉，必要时还可以使用心理测量等方法，以便及时了解和掌握患者的病情和心理状态。

二、心理护理与整体护理的关系

整体护理是以患者为中心的护理思想和护理实践活动。心理护理是一种具体的护理方法，与其他护理方法共存于整体护理模式之中。实践证明，心理护理只有与其他护理方法紧密地结合在一起，才能更好地实施全面的身心护理，达到促进身心健康的目的。

(一) 整体护理促进了心理护理向纵深发展

整体护理确立了“以人的健康为中心”的理念，明确了护理的目的是使患者达到最佳的健康状态，在该宗旨指导下，心理护理的重要性被摆到了特别重要的地位，护理人员的心理护理意识、心理护理水平、心理护理效果都得到了显著提高。

(二) 整体护理明确了心理护理的基本任务

整体护理强调护理是“发现患者现存或潜在的生理、心理、社会、文化等方面的健康问题,并解决这些问题”。基于以上目标,心理护理的任务就是要通过各种途径和方法包括运用心理学的理论和技术,发现和消除患者的身心问题,促进康复。

(三) 整体护理规范了心理护理的实施程序

整体护理是以护理程序(nursing process)为工作方法,通过评估、诊断、计划、实施、评价五个步骤对患者的生理、心理、社会文化等方面进行全方位的护理。护理程序的应用使临床心理护理的实施从过去的随意化、简单化及经验化逐步走向规范化、标准化及科学化。

(四) 整体护理提高了心理护理的质量标准

整体护理要求“一切以患者为中心”,强调患者的满意度为评价护理质量的重要标准。作为整体护理的一个重要组成部分,心理护理质量效果的评价由此也发生很大的变化,由传统的比较主观、模糊的经验性描述发展为当今的比较确定的、客观的、能被他人检验的科学化数据,提高了心理护理的质量。

(五) 心理护理在整体护理中的独特地位和作用

(1) 心理护理是整体护理的核心。大量临床实践证明,个体的心理状态对其自身的健康具有直接而决定性的影响。护理人员可通过对患者进行心理支持、心理咨询及心理健康教育等措施实现对患者的整体护理。

(2) 心理护理作为一种具体的护理方法,它与其他护理方法既有区别又有联系,并且与其他护理方法融会贯通运用于整体护理的始终。通过了解患者心理活动的基本规律,给予必要的心理干预,减轻患者的心理压力。例如,结肠造口患者的护理:临床专科护理主要是教会患者熟练掌握自行护理肠造口的技巧。心理护理则强调护士对待患者要热情,理解患者存在的巨大心理压力,如担心肠造口有异味被人嫌弃,唯恐失去自尊、亲情等。此时,护士应主动给予患者安慰,鼓励家人给予支持,减轻或消除患者的孤独、焦虑及悲哀的心理。

三、心理护理的程序

心理护理程序是以增进或恢复患者的健康为目标,确认和解决患者的心理问题而采取的一系列有目的、有计划的步骤和行动,是一个综合的、连续的、动态的、具有决策和反馈功能的过程。它包括五个基本步骤:评估患者的心理需要和心理反应,做出心理护理诊断,制订心理护理措施,心理护理的实施和心理护理效果评价。

(一) 心理护理评估

心理护理评估(nursing assessment)是收集资料,通过分析,发现患者现存或潜在的心理健康问题,形成心理护理诊断的过程。资料的信息来源于患者、家属、医生、实验室或其他检验结果,以及护士对患者的测量、询问和观察。护士通过访谈法、观察法、问卷法和心理测量法对患者的下述资料进行收集。

1. 一般资料 性别、年龄、职业、文化程度、民族、婚姻状况等。

2. 生理活动中的心理问题

(1) 健康状况:了解患者发病的时间、诱因,以及对疾病及其带来的潜在威胁的感知情况,了解患者的社会支持状况及应对危机的方式。

(2) 消化、泌尿功能:饮食、排便或排尿的改变,提示患者有恐惧、焦虑和抑郁等负性情绪出现。

(3) 睡眠功能:由于应激导致的情绪变化,可影响睡眠质量,甚至出现睡眠障碍,因此应了解患者的睡眠情况。

(4) 活动方式:活动方式的改变显示患者总体的精神面貌。例如,当患者出现持续的活动量减少、沉默寡言、筋疲力尽和自信心不足时,应警惕抑郁的出现。

3. 心理方面的资料

(1) 感知能力:有无感觉过敏、减退和倒错,内感性不适,以及错觉(illusion)和幻觉(hallucination)。

(2) 思维过程:有无思维奔逸、贫乏、迟缓、破裂等思维形式方面的障碍,有无被害、夸大、嫉妒妄想等思维内容方面的障碍。

(3) 记忆能力:有无记忆增强、减退、遗忘等记忆量方面的改变,以及记忆错构、虚构和潜隐记忆等记忆质方面的改变。

(4) 注意水平:有无注意(attention)增强、减弱、涣散、狭窄等问题。

(5) 智能活动:有无智力低下、痴呆等。

(6) 自知力:个体能否观察或辨别自己是否有病或精神状态正常与否,能否正确分析、判断,并指出自己既往和现在的表现与体验中哪些属于不正常状态。自知力完整的个体能认识到自己存在的问题,并主动就医。

(7) 情绪状况:有无情感高涨或低落、焦虑、抑郁、恐惧、愤怒、孤独等情绪反应。

(8) 价值观与宗教信仰:不同的文化使患者的价值观、信仰和习俗不同,导致行为习惯之间的差异。护理人员要理解患者某些价值观、宗教信仰和习俗对他们的意义和重要性,告之某些价值观、信仰和习俗对健康不利,并提出合理建议,供患者选择。

(9) 意志活动:有无意志(will)增强、意志缺乏、意向倒错、矛盾意向等。

(10) 人格:有无人格发展的畸形和偏离状态,如偏执型、分裂样、反社会、冲动型、癔症型、强迫型、循环型和边缘型人格障碍(personality disorder)等。

(11) 应对能力:了解患者应对危机的方式与能力。护理人员可以问患者:"当您不愉快时,您怎么办?""生病住院对您有什么影响?"等,以了解患者应对危机时所采用的是积极的还是消极的应对方式(coping style)。

(12) 定向力:个体对时间、地点、空间和人物,以及对自身状态的认识能力。护理人员可以问患者:"今天是星期几?""现在您在什么地方?""您现在住在什么地方?""现在与您一起来看病的人是谁?""您叫什么名字?"等,来判断患者有无定向力障碍,定向力障碍多见于大脑器质性病变和精神分裂症等。

4. 环境中的心理问题 环境包括自然环境和社会环境。在这里主要介绍家庭环境和医院环境带给患者的常见心理问题。

(1) 家庭环境:家庭是患者最重要的社会支持系统。通过家庭环境量表、社会支持评定量表或询问患者探访父母或兄弟姐妹的频率，是否有与其分享重要信息的亲朋好友，以及患病后能否得到亲人的支持等情况，了解患者的社会支持源。社会支持源良好的患者有较强的应对危机的能力。婚姻状况也对个体产生影响。此外，需了解患者近期有无遭遇重大生活事件的打击，如离婚、丧偶、失业、法律纠纷等。

(2) 医院环境：从不熟悉医院环境、失去自主性、与家人及其他人分离、缺乏信息、疾病威胁、诊治问题等方面，了解医院环境对患者身心的影响。

(二) 心理护理诊断

心理护理诊断(nursing diagnosis)是对护理对象心理方面现存的或潜在的健康问题的一种临床判断。这些健康问题必须是属于心理护理工作范畴，并能用心理护理的方法、手段加以解决或缓解的问题。北美护理诊断协会 1998 年已确定了 148 项护理诊断，从分类的情况看，有三分之一的护理诊断属于心理社会方面的范畴，见表 6-1，由此可见，心理社会因素对人的健康的作用是巨大的。

我们须理解每条护理诊断的含义，如患者的诊断为“自我形象紊乱”，提示他缺乏自我形象方面的信心，包括如下内容。①对现存或察觉的身体结构或功能的变化有语言或非语言的否定反应，表现出害羞、内疚、厌恶等；②不愿查看或触摸身体部位；③掩饰或过分暴露身体部位；④社交参与改变；⑤总是想着身体改变或丧失的事情；⑥拒绝去核实查证现实的变化；⑦严重者有自毁行为。

表 6-1 与心理社会因素有关的护理诊断(根据 Gordon 提出的功能性健康型态分类)

1.婴儿行为紊乱	19.沟通障碍	37.家庭失能性应对能力失调
2.婴幼儿有行为紊乱的危险	20.语言沟通障碍	38.家庭妥协性应对能力失调
3.婴幼儿有行为能力增强的潜力	21.家庭运作改变	39.家庭有应对能力增强的潜力
4.睡眠型态紊乱	22.悲伤	40.社区有应对能力增强的潜力
5.睡眠剥夺	23.预期性悲伤	41.创伤后反应
6.思维过程异常	24.功能障碍性悲伤	42.有创伤后反应的危险
7.记忆受损	25.长期悲伤	43.强暴创伤综合征
8.焦虑	26.有孤独的危险	44.迁移压力综合征
9.对死亡的焦虑	27.有亲子依附关系改变的危险	45.有自我伤害的危险
10.恐惧	28.父母不称职	46.有自虐的危险
11.绝望	29.父母角色冲突	47.有自残的危险
12.无能为力感	30.角色紊乱	48.有自杀的危险
13.自我概念紊乱	31.社交障碍	49.有暴力行为的危险
14.自我形象紊乱	32.社交隔离	50.精神困扰
15.自我认同紊乱	33.照顾者角色紧张	51.有精神困扰的危险
16.自尊紊乱	34.个人应对能力失调	52.有精神健康增强的潜力
17.长期自尊低下	35.防御性应对	
18.情景性自尊低下	36.无效性否认	

(三) 心理护理计划

心理护理计划(nursing plan)是心理护理过程中的具体策略,是对患者实施心理护理行动的指南,它以心理护理诊断为依据,确定心理护理的预期目标,以使护理对象尽快地恢复心理健康。心理护理计划应体现个性化和动态发展性,根据患者情况的变化和心理护理效果进行而补充调整。

(四) 实施心理护理

心理护理实施(nursing intervention)指为实现心理护理目标,将心理护理计划付诸实践,解决患者心理问题的过程。在实施心理护理的过程中,应做好以下几点。①建立良好的护患关系;②尊重患者的人格;③充分发挥患者的主观能动性;④强化患者的心理支持系统;⑤促进患者间良好的情绪交流;⑥缓解外因刺激,调控消极情绪;⑦创造安全舒适的环境;⑧寓心理护理于基础护理中。

(五) 心理护理效果评价

心理护理效果评价(nursing evaluation)是将实施心理护理计划后所得到的患者的心理健康状况的信息与预期的目标逐一对照,按评价标准对护士执行护理程序的效果、质量做出评定的过程。目前国内心理护理的效果评价包括量表评价、患者满意度评价、目标评价三种方式。其中目标评价是通过各种心理指标、生理指标、平均住院日等来评价心理护理的效果。

案例引导

陈××,男,43岁,大学教授。在一次例行体检时被确诊患有晚期胃癌,当天便入院治疗。入院后他因无法接受残酷的现实,陷入了极度的绝望之中。此时,面对这位患者,护士该怎么做?

分析:以下是三位护士采用的心理护理方案。

(1) 护士甲:对身患癌症患者的处境十分同情,很想用自己的满腔热情来帮助患者减轻因意外打击而造成的巨大心理压力,她设法改变患者对疾病认知的同时,积极向患者宣传"树立远大人生目标,勇敢面对现实就能战胜癌症的道理"。

分析:护士甲有良好的职业心态和心理护理的自觉意识,但缺乏必需的心理学知识与技能,误把心理护理等同于一般政治思想工作。其效果:患者难以接受或有所反感;心理护理的科学性受到质疑。

(2) 护士乙:凭借丰富的临床经验,采用心理治疗的基本技术,用"解释、安慰、保证"等方法,苦口婆心地劝慰患者,用"尽快治疗就能康复"的话给患者增添生存的希望(保证技术)。

分析:护士乙有基本的心理学知识及心理护理的主动意识,虽然能暂时缓解患者的忧虑,但随时间的推移及患者病情的恶化,"保证"等方式可能会逐渐失去效力。其效果:可暂时、部分缓解患者的心理反应,但往往只是"只治标,难治本"。此外,还可能使患者失去对护士的基本信任。

(3) 护士丙:大体了解此类患者面对突然打击时的强烈的情绪反应大多比较短暂,

她边守候在患者身边,边观察患者的情绪反应;同时积极收集有关该患者的信息(大学教授、教师职业、有一独生女正在读初中、夫妻恩爱等),能够较充分理解患者的内心冲突,判断患者具有知书达理、热爱家庭、热爱生活等特点;通过临床观察和心理测试,对患者的人格特征有了更深入的了解;再以此为依据,选择适用于该患者的心理危机干预方案。

分析:护士丙既有心理护理的自觉意识和良好的职业心态,且较系统地掌握了心理学的理论和技能,如基本了解癌症患者的心理反应特点和规律,把分析该患者发生心理失衡的个体原因放在首位,能熟练操作评定该患者心理状态性质及程度的测量工具,善于选择因人而异的心理护理对策等。其效果:可获得较满意、持续的效果,体现心理护理的科学性和有效性。

(刘大川)

第二节　心理护理的方法

目前,我国临床护理工作日益重视心理护理,护士开始注意与患者的交流与沟通,试图在心理与社会方面更多的帮助患者,但是由于心理学知识和技能掌握的还不够扎实,不能很好地运用于临床,容易出现运用不当、效果不明显等问题。我国目前尚未建立起规范化可操作性强的心理护理模式。因此,研究和建立临床心理护理实践模式和应用方法是护理心理学的主要任务。本节介绍的心理治疗方法可以作为开展临床心理护理的借鉴。

一、支持性心理疗法

(一) 概述

支持性心理疗法创立于1950年,是由 Thorne 首先提出的。心理支持是建立在护士与患者相互沟通的基础上的。支持性心理疗法主要包括解释、鼓励、保证、指导和促进环境改善等五种形式。

支持性心理疗法与精神分析、行为理论、人本主义、认知理论等治疗模式不同,没有一整套、系统的治疗理论和操作程序,主要运用心理治疗的一般原则,对患者提供心理的帮助与支持。它是临床心理护理中最基本,最常用的方法之一。心理支持的必要条件,首先是护士要通过言语和行为与患者建立良好的人际关系;对患者存在的心理问题要有更深入的理解和准确的评估,否则护士将无法介入患者的内心世界并给予心理支持。

(二) 理论基础

当人遭受挫折或灾难时,会产生紧张状态。这是一种特殊的心理生理状态,表现为焦虑、紧张、知觉过敏、表情不自然、注意力难集中、小动作增多等心理改变,同时伴有一系列的生理表现,如尿意频频、心跳、手颤、食欲不振、血压增高、头痛头昏、月经不调等。在心理紧张状态下，人们常通过心理平衡调节系统，采取一系列的摆脱方法。这些方法有的是正确的，有的可能是病理性的、不正确的。有时心理紧张状态特别严重，超出了心理调节平衡系统调整的能力，因而就可以产生疾病。

产生疾病后患者一方面焦虑、担心、害怕，一方面又希望疾病能很快治好。这时，要通过支持性心理治疗，增强心理平衡调节系统的机能，增强对心理紧张状态的承受力，支持他们采取正确的摆脱心理紧张状态的方法，以克服病理性的、不正确的方法。支持患者要求迅速治好疾病的心理，指导患者克服悲观、焦虑、恐惧、失望的心理，从而使患者与医生能密切配合，取得更好的疗效，这就是支持性心理治疗的理论基础。

支持性心理疗法，不论采用个别交谈或集体治疗的形式，都是医生应用语言作为治疗的手段。语言是人类所特有的表达思维与进行社交活动的工具，医生的语言往往对患者具有权威性，产生极大的影响。当医生用深入浅出的语言说明他所产生的心理紧张状态的前因后果，或疾病的来龙去脉、治疗的方法等时，往往能平复他们的心理紧张。医生再用语言支持他们内心所存在的正常的欲望、要求、思想与方法，就能促使他们克服那些错误的、有害的心理与行为，树立起正确的态度、对疾病治愈的信心，从而使支持性心理治疗达到治疗的目的。

（三）支持性心理疗法的具体方法

1. 支持与鼓励 支持就是让当事人感受到来自医生、护士、家人和社会的关心，感受到大家都在帮助他共同应付困境。鼓励是治疗者对当事人的发现、赏识，揭示他自己不自觉的优点、长处和优势。如介绍早期肺癌患者手术后，存活几十年并生存很好的成功病例，鼓励患者与疾病抗争。

2. 倾听和共情 倾听是指理解对方所讲的事实、所持的观念、所体验的情感，具体包括采取恰当的提问方式、鼓励与重复对方的语句、针对某个问题进行说明、会谈总结。倾听的基本要求是治疗者能够在共情的水平上倾听。

共情的要求如下。①同情心、同理心：真诚地关心并愿意帮助求助者。②用心倾听：在交谈过程中用心去体会、感受当事人的内心世界，进入当事人的内心世界。③以语言准确地表达对求助者内心世界的理解。④引导求助者对其感受作进一步的思考。

3. 说明与指导 说明是治疗者针对患者所关心的问题进行解释；指导是治疗者对求助者提出行动建议，采取适当的方法解决问题。

4. 控制与训练 控制与训练是针对行为方面的问题，帮患者学习自我约束的方法，主要针对自我控制能力不强的患者。也可以是强制约束，主要是针对有明显行为问题的患者。

5. 改善处事态度 学习认识自己的性格特点，认识正确的人生观念和态度。

6. 改变外在环境 环境不单是指活动的场所，更重要的是指每个人所面临的人际环境，即人际关系的融洽程度。改变环境可以是转换到有助于患者康复的环境，也可以是帮助患者对现有的环境进行调整，改变环境中对患者不利的方面。

（四）支持性心理疗法的适用范围

支持性心理疗法是一种基本的心理疗法，不管施行何种模式的心理治疗，支持疗法的原则都宜采用。然而，更确切地说，支持疗法特别适宜下列诸种情况。

(1) 求治者遭遇严重的事故或心理创伤,面临精神的崩溃,急需他人的支持来度过心理上的难关。

(2) 求治者的自我能力脆弱或未成熟,需他人给予长期心理支持,以免精神状态恶化,或者刚从严重的精神疾病恢复,面临应付现实环境、需要适应现实的康复期。

(3) 在开始心理分析性治疗或其他特殊模式治疗之前,可使用一段支持性心理疗法,建立求治者与施治者的良好关系,稳定求治者的情绪,为特殊性的治疗做准备。

(4) 不适合分析性或其他特殊性心理治疗的患者。

(5) 施治者未接受特殊的心理治疗训练,或临床经验不足时,可使用基本的支持疗法。

二、认知疗法

(一) 概述

认知疗法于20世纪60年代在美国产生,它根据认知过程影响情绪和行为的理论假设,通过认知和行为技术来改变求治者的不良认知,从而矫正不健康的负性情绪和适应不良行为。它是新近发展起来的一种心理治疗方法,认知疗法主要着眼点,放在患者非功能性的认知问题上,试图通过改变患者对己、对人或对事的看法与态度来改变所呈现的心理问题。"认知"是指一个人对某件事或某对象的认识和看法,对自己的看法,对人的想法,对环境的认识和对事的见解等。认知疗法的主要代表人物贝克(A·T·Beck)说:"适应不良的行为与情绪,都源于适应不良的认知。因此,认知疗法的策略,在于重新构建认知结构。"

(二) 理论基础

艾利斯(Ellis)认为,经历某一事件的个体对此事件的解释与评价、认知与信念,是其产生情绪和行为的根源。因此,不合理的认知和信念引起不良的情绪和行为反应,只有通过疏导、辩论来改变和重建不合理的认知与信念,才能达到治疗目的。梅钦伯姆(Meychenbaum)认为,人的行为和情绪由自我指令性语言控制,而自我指令性语言在儿童时代就已经内化,虽在成人期意识不到,但仍在控制人类的行为和情绪。如果自我指令性语言在形成过程中有误,则会产生情绪障碍和适应不良行为。因此,治疗包括学习新的自我指令、使用想象技术来解决问题等。贝克也指出,心理困难和障碍的根源来自于异常或歪曲的思维方式,通过发现、挖掘这些思维方式,加以分析、批判,再代之以合理的、现实的思维方式,就可以解除患者的痛苦,使之更好地适应环境。

(三) 认知疗法的常用技术

1. 识别自动思维 自动思维是个体思想中涌现的现实的词或想象,是在特殊情境下产生的,并可能被认为是认知中最表浅的认知。它是自发涌现,没有通过个体努力与选择。大部分时间,人们无法意识到它的存在,但通过训练,却可以将它引入到意识之中。人们通常对自动思维信以为真而不加思考与评估,不加批判地接受了自动思维。在心理障碍中,自动思维往往是歪曲、极端,或者是不正确的。治疗师所做的就是确认那些错误的思维,即那些歪曲了现实、造成精神痛苦或妨碍患者实现目标的思维,并纠正它,通常会使情感发生积极的转变。

2. 列举认知歪曲 患者的心理或行为障碍与认知歪曲或错误密切相关。向患者列举出认知歪曲，可以帮助他提高认知水平和矫正错误思想。如患者王某患肾病综合征终日卧床不起，生活不能自理，且医疗费用较高，患者认为自己是废人，给家庭和社会带来负担，但又认为自己没有能力改变目前的状况，虽然有一定的活动能力，但每天躺在床上一切生活依赖护士和家人的照顾。其实，患者并不是没有能力活动，而是由于错误的思维，而没有活动的愿望。下面是几种常见的认知歪曲。

(1) 主观臆断：缺乏根据，主观武断推测。如患者感到头痛就认为自己头部有肿瘤。

(2) 一叶障目：不顾前后关系和背景，只看细节或一时的现象而做出结论。如患者发现护士有一个小缺点，就认为这个护士不好。

(3) 乱贴标签：消极片面地把自己或别人公式化。例如某患者亲属将孩子患病归于自己，并认为自己是个“坏母亲”。

(4) 非此即彼的绝对思想：认为非白即黑，不好即坏，不能容忍错误，要求十全十美。例如某位糖尿病患者知道自己的病不容易治愈，便认为自己是个废人，一切都完了。

3. 改变极端的信念或原则 用现实或理性的信念或原则替代极端或错误的信念原则。例如，某癌症患者认为：我的病应该彻底治愈，好像没有生病之前那样，这是我的权利。相应的更现实的自我陈述是：尽管我非常想恢复到没有生病之前的样子，但我只是有权利去争取达到最好的效果，并不意味着我一定要能彻底治愈。

4. 检验假设 认识并矫正认知歪曲、错误思想的一个方法是检验支持和不支持某种错误假设的证据。例如，某一患者做截肢手术后，认为“别人会看不起自己”“自己的前途都毁了”而非常抑郁，实际上，作为一名企业领导，他的残疾对他的工作影响不大，因为他有高学历和令人羡慕的工作。检验假设这一过程不仅帮助患者认识事实，还能发现自己对事物的认知歪曲和消极片面的态度。

5. 积极的自我对话 此技术实施方法有两种：一种是要患者坚持每天回顾并发现自己的优点或长处并记录；另一种方法是要患者针对自己的消极思想，提出积极的想法，如表6-2所示。

表 6-2 对消极想法提出积极想法

消极想法	积极想法
我的病很难治	我会争取更好的治疗效果
我没希望了	只要努力，我会改变的
我太软弱了	我会坚强起来的
我是没用的	我在很多方面有优势

6. 三栏笔记法 让患者在笔记上面画两条竖线分成三栏，左边一栏记录自动思维，中间一栏记录对自动思维的分析（认知歪曲），右边一栏记录理智的思维或对情况重新分析回答，见表6-3。三栏笔记法常作为患者的家庭作业。

表 6-3 三栏笔记法举例

自动思维	分析（认知歪曲）	理智的思维
我的命运从来不好，将来也不会好	过分概括	事实上我许多事都做得不错，只是在这件事上运气不好

续表

自动思维	分析(认知歪曲)	理智的思维
儿子学习不好,这是我的过错,我是一个坏母亲	乱贴标签	我孩子学习不好并非一定是当母亲的过错,他自己的努力、老师的帮助都有影响
我身体不好,我没有用了	一叶障目	身体不好只是暂时的,经过治疗和锻炼是会好转的

7. 等级任务安排 应用化整为零的策略,让患者循序渐进,逐步完成一些力所能及的小任务,最后实现完成大任务的目的。

8. 日常活动计划 治疗者与患者协商合作,安排一些患者能完成的活动,如每天每小时都有计划和任务。活动的难度和要求根据患者的能力和心情的改善而提高。

9. 掌握困难——愉快评估技术 这种方法常与日常活动计划结合应用,让患者填写日常活动记录,在记录旁加上两栏评定:一栏为困难程度评分(为0～5分,0表示容易,5表示难度最大);另一栏为愉快程度评分(0～5级评分,0表示无愉快可言,5表示非常愉快)。通过评定,多数患者会发现自己的兴趣、成功的方面、愉快的活动和有趣的活动,同时还可起到检验认知歪曲的作用,例如,某位患者认为自己什么方面都不行,做不了任何事。通过评估,他认识到自己还是能做一些事,做了以后也有愉快和轻松感。

10. 教练技术 即治疗者为患者提供指导、反馈、鼓励和奖赏,帮助患者分析问题,发现问题,当他有困难时给予鼓励,有进步时给予奖赏。

11. 其他 包括指导患者发现问题,自我提问法,利弊分析法,改变期望水平,自信心训练,示范、角色扮演等技术。

三、行为矫正法

(一) 概述

行为矫正法又称行为治疗(behavior therapy),是根据学习心理学的理论和心理学实验方法确立的原则,对个体反复训练,达到矫正适应不良行为的一类心理治疗。行为疗法主要包括系统脱敏疗法、厌恶疗法、满灌疗法或冲击疗法、阳性强化疗法、发泄疗法、逆转意图疗法、阴性强化疗法、模仿疗法、生物反馈疗法等。

(二) 理论基础

行为疗法理论认为,人的行为,不管是功能性的还是非功能性的、正常的或病态的,都通过学习而获得,而且也能通过学习而更改、增加或消除。通常受奖赏的、获得令人满意结果的行为,容易学会并且能维持下来;相反,受处罚的、获得令人不悦结果的行为,就不容易学会或很难维持下来。因此,掌握了操作这些奖赏或处罚的条件,就可控制行为的增减或改变其方向。在此基础上,行为疗法提出了两点基本假设。第一,适应性行为与非适应行为都是学习获得的,不适应的行为主要是学来的。但要注意,并非所有的行为变化都是学习获得的,如药物或疾病也可以令行为变化。第二,个体可以通过学习获得所缺少的适应性行为。

（三）常用的行为矫正法

1. 系统脱敏法 系统脱敏法是由J. 沃尔佩于1958年首创的，称为“交互抑制疗”或“对抗性条件反射”。这种方法主要是诱导来访者缓慢地暴露出导致神经症焦虑的情境，并通过心理的放松状态来对抗这种焦虑情绪，从而达到消除神经症的目的。基本原理是：人和动物的肌肉放松状态与焦虑情绪状态是两个对抗过程，一种状态的出现会对另一种状态起抑制作用。系统脱敏法一般包括三个步骤。一是排列出焦虑的等级层次表，即找出使来访者感到焦虑的事件，并用0～100表示出对每一事件感到焦虑的主观程度。其中0为心情平静，25为轻度焦虑，50为中度焦虑，75为高度焦虑，100为极度焦虑。然后将标出的焦虑事件按等级程度由弱到强依次排列。二是进行放松训练，以全身肌肉能迅速进入松弛状态为合格，一般要进行6～10次练习，每次需时30 min，每天1～2次。三是进入系统脱敏过程，进行焦虑反应与肌肉放松技术的结合训练。系统脱敏可分为想象系统脱敏和现实系统脱敏。

（1）想象脱敏训练：由施治者做口头描述，并要求对方在能清楚地想象此事时，便伸出一个手指头来表示。然后，让求治者保持这一想象中的场景30 s左右。想象尽可能生动逼真，像演员进入角色一样，不允许有回避或停止行为，一般忍耐1 h左右视为有效。实在无法忍耐而出现严重恐惧时，采用放松疗法对抗，直到达到最高级的恐惧事件的情景也不出现惊恐反应或反应轻微而能忍耐为止。一次想象训练不超过4个等级，如果在某一级训练中仍出现较强的情绪反应，则应降级重新训练，直至完全适度。

（2）实地适应训练：这是治疗的关键步骤，也是从低级到最高级，逐级训练，以达到心理适应。一般均重复多次，直到负性情绪反应完全消除，再进入下一等级。每周治疗1～2次，每次30 min左右。

2. 冲击疗法 冲击疗法又叫做满灌疗法、暴露疗法，它与系统脱敏疗法相反。治疗一开始就让患者进入最使他恐惧的情境中。通常采用想象的方式，鼓励患者想象最使他恐惧的场面，或者心理医生反复地甚至不厌其烦地讲述患者最感害怕的情景中的细节，或者用录像、幻灯放映最使患者恐惧的情景，以加深患者的焦虑程度，同时不允许患者采取堵耳朵、闭眼睛、哭喊或其他逃避措施。在反复的恐惧刺激下，使患者因焦虑紧张而出现心跳加剧、呼吸困难、面色发白、四肢发冷等自主神经系统反应，患者最担心的可怕灾难并没有发生，焦虑反应也就相应地消退了。也可以直接把患者带入他最害怕的情境，经过重新实际体验，觉得也没有什么了不起，慢慢地就不怕了。

由于冲击疗法会引起剧烈的心理生理反应，故不适用于患有严重心、脑血管疾病的来访者。

3. 厌恶疗法 厌恶疗法是依据操作条件反射理论，通过把令人不愉快的或惩罚性的刺激与要消除的不良行为结合在一起，从而达到消除不良行为的一种行为技术。常用的厌恶刺激有想象、电击和化学药物等，临床实践证明，厌恶疗法对于戒酒、戒烟、治疗性变态等有较好的效果。厌恶疗法的实施有伦理问题，应取得患者或家属的同意方可考虑使用。

4. 行为塑造法 行为塑造法，又叫做连续逼近法，是根据斯金纳的操作条件反射的正强化原则而设计的培育和养成新行为的治疗技术。行为塑造法的实施，要求治疗者与患者一起首先确定最终要达到的目标，即需要塑造的靶行为，选好塑造的起点和逐渐逼近最终目标应采取的步骤与每一步骤的子目标。然后,每当患者达到一个子目标时立即给予强化或奖励。强化物可以是物质性的,也可以是社会性奖励,只要它们对患者有吸引力。行为塑造法的应用不仅要求患者的积极参与,而且也需要所有有关医务人员和患者家属的密切配合。只有这样才能使患者的接近或朝着最终目标的变化能得到及时而又适当的强化。人和动物的实验研究表明,那些被部分强化的行为比连续得到强化的行为更难以消退。因此,在新行为塑造过程的后期应根据患者的情况适当减少强化的次数或延长强化的时间,以便提高患者塑造健康行为的自觉性和主动性。另外,也需要注意避免强化原则的无意误用。当患者在某一步骤未达到规定的目标时,治疗者和家属对此的过分注意反而会强化患者的退步。因为,对于一些患者来说,能引起别人对自己的注意便是他期望得到的最好奖励。

5. 放松疗法 放松疗法也叫做松弛疗法,是通过特定程式的训练,使患者学会心身深度放松,通过深度放松引起心理和生理改变,进而对抗应激所引起的心理生理改变的一种行为治疗方法。放松可以阻断焦虑,调节自主神经活动状态。各种放松技术都包含以下的基本成分:精神专注、被动状态、降低肌肉张力、安静的环境及有规律的训练。放松训练种类很多。主要有渐进式放松训练、自我催眠、静默、生物反馈辅助下的放松、意向控制放松、瑜伽和气功等。

6. 生物反馈治疗 生物反馈治疗是通过现代电子仪器,将患者体内生理信息描记,并转换成声、光和数字等反馈信号,使患者可以根据反馈信号学习调节和控制身体的生理功能活动,生物反馈不仅起到“自我认识”的作用,而且也成为“自我改造”的工具,从而达到防治心身障碍的作用。例如对原发性高血压病,可以通过仪器记录血压变化的信号,并放大成能理解的声光信号反馈给患者,同时指导患者进行放松训练,认识体会放松对自己血压的调节作用,通过仪器的反馈,学会自己有意识地调节血压。

四、暗示疗法

(一) 概述

暗示是无意识地受客体和主体影响,从而使自己的心理、生理和行为发生变化的一种心理现象,包括他人暗示和自我暗示。受暗示和给人暗示是日常生活中的常见心理现象。暗示对人的心理和生理产生积极或消极的效应。

暗示疗法是利用言语、动作或其他方式,也可以结合其他治疗方法,使被治疗者在不知不觉中受到积极暗示的影响,从而不加主观意志地接受心理医生的某种观点、信念、态度或指令,以解除其心理上的压力和负担,实现消除疾病症状或加强某种治疗方法效果的目的。

在第一次世界大战期间,英国前线战场上流行着一种因受炸弹爆炸受惊吓而形成的心理恐惧症——“弹症病”,严重者四肢瘫痪,此病无药可治,蔓延较快,令英国当局头痛。这时,英国心理学家麦独孤参加了战时治疗,经了解后他发现这是一种“心病”,于是他凭借自己的社会声望成功地进行了暗示心理疗法。他用笔在下肢失去知觉的士兵膝盖以下若干寸的地方画了一圈,然后以肯定的口吻告诉求治者,明天线圈以下部位一定恢复正常。第二天,这个士兵果然恢复了知觉。这样日复一日地提高画圈的位置,直到士兵痊愈。

暗示疗法的使用范围很广,其适应证除了癔病和其他神经症(如恐惧性神经症、焦虑性神经症)外,对疼痛、瘙痒、哮喘、心动过速、过度换气综合症等心身障碍和心身疾病,阳痿、性冷淡等性机能障碍,遗尿、口吃、厌食等行为习惯障碍等均有疗效。

(二)理论基础

暗示的作用可以分为两个过程:一是通过语言或动作的刺激,使受暗示的人产生观念的过程;二是在这种观念的基础上引起行动的过程。暗示作用的发挥必须经过这样两个过程。第一个过程是给予患者以一定的刺激即他人暗示,是暗示作用发挥的前提条件;而暗示作用的真正发挥,还必须经过第二个过程,把外界刺激转变为自我观念,并把这种观念付诸行动即自我暗示。暗示如果是他人所提供的暗示,只有在受暗示者接受其语言或动作后形成观念,并产生效果,暗示的作用才能得到实现。如果在别人给予刺激的场合下,受暗示者没有接受这种刺激或没有转变为自我观念,暗示也就不会产生效果。因此,在一定意义上可以说,暗示的本质是自我观念转变为行为的过程。

在自我暗示的作用下,一个人可以突然变得耳聋眼瞎。但这种情况下的视力和听觉丧失并不是因为视神经、听神经受损,而仅仅是因为大脑管理视觉、听觉的那个区域的机能受到了干扰,形成了一个病态性的抑制中心,使神经细胞丧失了正常工作的功能。它们不再接受传来的信息,当然不能对这些信息做出反应。这样的患者,心理医生用暗示疗法进行治疗,可以产生惊人的治疗效果。

(三)暗示疗法的分类

根据患者接受暗示时所处的状态,暗示疗法可分为觉醒状态下的暗示疗法和非觉醒状态下的暗示疗法两类。觉醒状态下的暗示疗法又有直接暗示疗法和间接暗示疗法之分。前者是指医生面对静坐的患者,用事先编好的暗示性语言进行治疗;后者则是借助于某种刺激或仪器的配合,并用语言暗示的强化来实施的治疗。非觉醒状态下的暗示疗法是医生使患者进入催眠状态后施行的暗示治疗方法。由于各种信息都能起到暗示作用,因此语言、文字、表情、手势等均可作为暗示手段,这样就使暗示的方式多种多样,临床上常用的有语言暗示、药物暗示、手术暗示、情境暗示、榜样暗示等。不论采用何种暗示疗法,其治疗效果与个体对暗示的易感性有密切关系,同时,医生的权威性也有重要的影响作用。

(四)暗示疗法的实施

(1) 同患者建立良好的医患关系,取得患者的高度信任。

(2) 确定适应证,该疗法适用于癔病和一些功能性疾病的治疗。

(3) 患者具有对暗示信息的感受性和对暗示的顺从性。

(4) 根据患者的具体情况选择恰当的方式进行暗示治疗。进行暗示的手段是多种多样的,有语言暗示、药物暗示、手术暗示、情境暗示和榜样暗示等。只要暗示的手段使患者对治疗的有效性坚信不疑,都可以采用。

五、音乐疗法

音乐治疗是科学、系统地运用音乐的特性,通过音乐的特质对人的影响,协助个人在心理和躯体疾病治疗过程中达到生理、心理、情绪的整合,并通过和谐的节奏,刺激身体神经、内脏、肌肉等,使人产生愉快的情绪,促使患者身心状况改善的一种治疗方式。

实验证明，当人处在适宜的音乐环境之中，可以改善神经系统、心血管系统、内分泌系统和消化系统的功能，促使人体分泌某种有利于身体健康的活性物质，可以调节体内血管的流量和神经传导。同时，音乐声波的频率和声压会引起心理上的反应，良性的音乐刺激能提高大脑皮层的兴奋性，可以改善人们的情绪，激发人们的情感，振奋人们的精神，有助于消除心理、社会因素所造成的紧张、焦虑、忧郁、恐惧等不良心理状态，提高应激能力。

自20世纪40年代以来，音乐疗法在临床得到广泛应用，形成多个流派。如“体感共振音乐疗法”“高频音乐疗法”“静心冥想音乐疗法”等，不同流派有各自独特的治疗理论和方法。音乐治疗的形式由单纯的聆听发展到既聆听又有主动参与，如包括简单乐器操作训练，或有选择的音乐知识学习、乐曲赏析、演唱歌曲、音乐游戏和音乐舞蹈等综合性音乐活动。由于形式各异及工作深度不同，因而对音乐疗法的效果的认识也有所差异，目前较普遍的看法认为综合性的音乐疗法效果较好于单纯的聆听音乐。

音乐疗法的对象多数针对具有淡漠、退缩及思维贫乏等阴性症状者，据称有较好效果，也可试用于抑郁症、自闭症与心身疾病患者。音乐疗法的疗程一般定为1～2个月，也有以3个月为一个疗程，每周5～6次，每次1～2 h。

知识链接

音乐治疗在精神分裂症和儿童孤独症中的作用

音乐疗法可应用于精神疾病的临床治疗之中。将旋律优美的民间乐曲、古典乐曲、轻音乐和世界名曲，根据患者症状分类编辑；治疗时，按患者病情分为四组对症施制，其目的是利用音乐治疗改善慢性精神分裂症的阴性症状，延缓精神活动的衰退。经过临床实践，统计学分析，可见音乐治疗对精神分裂症症状的改善有着药物所难以达到的作用，大大缩短了住院周期，促进了患者的康复。

儿童孤独症的音乐治疗可以培养孤独症患儿与人交往的能力，有利于改善孤独症患儿的社会交往障碍，Thaur认为当孤独症患儿拒绝与人交往时，为他提供音乐聆听，吉他即兴伴奏或随音乐与治疗师身体的接触(手拉手跳舞，手拉手演奏乐器)等听觉刺激或触觉刺激可以使患儿产生对声音或其他人的意识。认为音乐作为一种非言语交流的工具用于治疗中，可以鼓励和支持患儿自发地融入交流。

知识链接

“放松训练”实验

实验目的：学会一种放松训练技术，以实现自我调节或帮助他人调节紧张、焦虑不安的情绪，缓解疲劳、稳定情绪，促进心理保健。

实验材料：三张无靠背的凳子，写有实施程序的卡片。

实验步骤和方法如下。

1. 训练前的准备

(1) 分组:每三人一组,一人为“治疗师”,一人为“患者”,一人为观察者。

(2)“患者”采用坐姿,松开个人紧身衣带(如腰带、领带等),身体略微倾。

2. 实施程序 “治疗师”用自信而清晰的声音,对患者发出如下指令,观察者协助“患者”执行“治疗师”的指令。

(1) 深深吸进一口气,保持一会儿。(大约 15 s)好,请慢慢把气呼出来,慢慢把气呼出来。(停一停)现在我们再来做一次,请你深深吸进一口气,保持一会儿。(大约 15 s)好,请慢慢把气呼出来,慢慢把气呼出来。(停一停)

(2) 现在,伸出你的前臂握紧拳头,用力握紧,注意你手上的感受。(大约 15 s)好,现在请放松,彻底放松你的双手,体验放松后的感觉,你可能感到沉重、轻松,或者温暖,这些都是放松的标志,请你注意这些感觉。(停一停)我们现在再做一次。(同上)

(3) 现在开始放松你的双臂,先用力弯曲绷紧双臂肌肉,保持一会儿,感受双臂肌肉的紧张。(大约 15 s)好,放松,彻底放松你的双臂,体会放松后的感受。(停一停)现在我们再做一次。(同上)

(4) 现在,开始练习如何放松双脚。好,紧张你的双脚,用脚趾抓紧地面,用力抓紧,用力,保持一会儿。(大约 15 s)好,放松,彻底放松你的双脚。(停一停)现在我们再做一次。(同上)

(5) 现在,放松你小腿部位的肌肉。请你将脚尖用力上翘,脚跟向下向后紧压地面,绷紧小腿上的肌肉,保持一会儿,保持一会儿。(大约 15 s)好,放松,彻底放松你的双脚。(停一停)现在我们再做一次。(同上)

(6) 现在,放松你大腿的肌肉。请用脚跟向前向下压紧地面,绷紧大腿肌肉,保持一会儿。(大约 15 s)好,放松,彻底放松。(停一停)我们再做一次。(同上)

(7) 现在我们放松头部肌肉。请皱紧额头的肌肉,皱紧,皱紧,保持一会儿。(大约 15 s)好,放松,彻底放松。(停一停)现在,转动你的眼球,从上,至左、至下、至右,加快速度。好,现在朝反方向旋转你的眼球,加快速度,好,停下来,放松,彻底放松。(停一停)现在,咬紧你的牙齿,用力咬紧,保持一会儿。(大约 15 s)好,放松,彻底放松。(停一停)现在,用舌头顶住上颚,用劲上顶,保持一会儿。(大约 15 s)好,放松,彻底放松。(停一停)现在,收紧你的下巴,用力,保持一会儿。(大约 15 s)好,放松,彻底放松。(停一停)我们再做一次。(同上)

(8) 现在,请放松躯干上的肌肉群。好,请你往后扩展你的双肩,用力向后扩展,用力扩展,保持一会儿。(大约 15 s)好,放松,彻底放松。(停一停)我们再做一次。”

(9) 现在,向上提起你的双肩,尽量使双肩接近你的耳垂。用力上提双肩,保持一会儿。(大约 15 s)好,放松,彻底放松。(停一停)我们再做一次。(同上)

(10) 现在,向内收紧你的双肩,用力收,保持一会儿。(大约 15 s)好,放松,彻底放松。(停一停)我们再做一次。(同上)

(11) 现在,请抬起你的双腿,向上抬起双腿,弯曲你的腰,用力弯曲腰部,保持一会儿。(大约 15 s)好,放松,彻底放松。(停一停)我们再做一次。(同上)

(12) 现在,紧张臀部肌肉,会阴用力上提,保持一会儿。(大约 15 s)好,放松,彻底放松。(停一停)我们再做一次。(同上)休息 3 min,从头到尾再做一遍放松训练。

(13) 这就是整个放松过程,现在感受你身上的肌肉群,从下至上,使每组肌肉群都处于放松的状态。(大约 20 s)请注意放松时的温暖、愉快、轻松感觉,并将这种感觉尽可能地保持 1～2 min。然后,我数数,数至"五"时,你睁开眼睛,你会感到平静安详,精神焕发。(停 1～2 min)好,我开始数,"一"感到平静,"二"感到非常平静安详,"三"感到精神焕发,"四"感到特别地精神焕发,"五"请睁开眼睛。

3. 总结　上述步骤完成后,请"患者"谈感受,以便"治疗者"总结经验。在时间允许的情况下,可让"治疗者""患者"和"观察者"互换角色。

(刘大川)

复习思考题

1. 简述心理护理的原则。
2. 心理护理与整体护理有什么关系?
3. 运用心理护理程序分析案例。
4. 心理支持疗法的理论基础是什么?
5. 认知疗法的原理是什么? 列出常用的认知治疗技术。
6. 行为矫正法的原理是什么? 解释常用的行为矫正法。
7. 简述暗示疗法的原理。
8. 简述音乐疗法的原理。

第七章 患者常见心理问题及护理

孙某，男，61岁，孙先生，因高血压病入院。孙先生原为某局局长，一年前离休。住院后经常发脾气，对医院的服务、环境、治疗等不满意，为一点小事而发脾气，出现失眠，今日拒绝静脉输液，并要求每天护士长亲自为其静脉穿刺。

心理分析：患者存在角色行为冲突，孙先生作为一老年人，有着强烈的被重视、被尊敬的需要，而且病前处于领导岗位，对这一需要有更强烈的需求。离退休虽然是一种正常的角色变化，但不同职业群体的人对离退休的心理感受却不太一样。老干部在退休之前，有较高的社会地位和广泛的社会联系，离休后社会联系骤然减少，丧失了优越感，心理上会产生一种失落感。局长的角色和患者角色冲突问题，使患者住院后，仍不能放弃局长的角色而充当患者的角色，仍然把医院当成自己的原单位，不愿接受医务人员的指导。

心理护理方法：医护人员在各种治疗沟通中，应充分体现对患者的尊重和关心，如称呼孙老先生、孙局长等，不要简单对床号、直呼姓名；并经常征求意见，和其探讨有关疾病和护理问题，尊重患者的意见。鼓励其从生活中寻找生存的意义和乐趣。多看书刊、电视，参加棋类娱乐活动，善于安慰、控制自己，对不良情绪进行调节。保持家庭关系和谐，老人身边关心亲近的人越多，生活就越充实，因此要维持家庭关系和谐。护士在护理工作中多与老年人的家庭进行多方面联系，使家属密切配合，多关心体贴老人，使老年人保持心胸开阔乐观向上的态度。根据该案例分析了解患者角色和心理需求，采用有针对性的心理干预的重要性。

第一节　患者与患者角色

“患者”过去通常指患有病痛的人，英语中患者(patient)表示忍耐，指忍受疾病痛苦的人。患者通常会寻求医疗卫生机构的帮助，但是并非所有的患者都有求医行为，如近视、龋齿、痔疮和疾病早期的患者，因为无病痛感没有求医；而有求医行为的人却不一定有病，如到医院体检、分娩的正常孕产妇和有获利企图的“诈病”者。按生物-心理-社会医学模式对健康与疾病的解释，现代对“患者”概念较全面的理解是：寻求医疗或正处在医疗之中的人，因此，在医疗部门挂号就诊，取得医师诊治权利的人，可以称为患者。

一、患者角色

“角色(role)”一词源于戏剧术语，指在舞台上所扮演的人物。在社会心理学中，“社会角色(social role)”用来描述社会生活中的人所具有的身份与地位，指社会地位与社会身份相一致的行为模式、心理状态以及相应的权利和义务。人在社会中的一切行为都与各自特定的角色相联系，社会要求每个人按其角色规定行事。

(一) 患者角色概念

患者角色(patient role)又称患者身份，是一种特定的社会角色。每个人在社会生活中承担着多种社会角色，不同的社会角色又与相应的义务、责任紧密联系。美国著名社会学家帕森斯(T. Parsons，1902—1979)在1951年提出了“患者角色”的概念中包含了四大要素。

(1) 患者可以从常态的社会角色中解脱出来，因为，疾病可以使人免去执行平日的角色行为和承担其社会责任，但这种解除需要医生的诊断与证明。

(2) 患者对于陷入疾病状态是没有责任的，生病是超出自身控制能力的一种状态，违背了患者的主观愿望。

(3) 患者从社会责任中解脱出来，应是暂时的，患者负有恢复健康的义务。

(4) 患者负有寻求医疗帮助的责任，主动求助于家庭、社会、医疗机构等，必须同医务人员合作，为恢复健康而努力。

但慢性病患者并不完全免除正常的社会责任和义务，而部分性病、艾滋病、精神活性物质所致精神障碍和因违反安全条例致残的患者，应负有一定的社会责任。

(二) 患者的权利

一个人患病以后，就获得了具有和患者角色相应特征的患者身份，可以享受患者的权利。2002年国家卫生部颁布执行的《医疗事故处理条例》中，将患者的权利概括如下。

(1) 医疗保障权。

(2) 生命健康权。

(3) 平等的医疗权。

(4) 疾病的认知权。

(5) 知情同意权。

(6) 隐私保护权。

(7) 参与评估权。

(8) 核查诊疗费用权。

(9) 病历封存、启封权。

(10) 医疗实物封存、启封、检验权。

(11) 提请尸检、参与尸检权。

(12) 聘请专家协助认证权。

(13) 申请医疗事故技术鉴定权。

(14) 申请专家鉴定组成员回避权。

(15) 监督维护实现医疗权。

(三) 患者的义务

患者角色作为一种特殊的社会角色,在享受患者权利的同时,也必须承担相应的义务。患者应履行的义务如下。

(1) 及时就医、寻求医疗帮助。

(2) 遵守医疗服务机构的各项规章制度。

(3) 尊重医务人员和其他患者。

(4) 配合诊疗与护理,早日恢复健康。

二、求医行为及其影响因素

求医行为(medical help jerking behavior)是指人们因疾病困扰或有病感时,寻求医护帮助的行为。

(一) 求医行为的类型

由于各种因素的影响,患者的求医行为不尽相同,基本可分为三种类型。

1. 主动求医行为 主动求医行为是最常见的求医行为,指患者为治疗疾病、维护健康而主动寻求医护帮助的行为。当人们感觉身体不适或出现了某种症状时,独自或请求家属协助到医疗卫生机构寻求专业帮助,以恢复健康的行为。

2. 被动求医行为 被动求医行为是指患者无能力作出求医决定和实施求医行为时,由他人帮助代为求医的行为。包括由于各种原因未发生求医动机,在他人督促下而形成的就医行为;婴幼儿患者以及休克、昏迷等危重患者,他们必须由家属或他人帮助,才能实施寻求医护帮助的求医行为。

3. 强制求医行为 强制求医行为是被动求医行为的一种特殊形式,是指公共卫生机构或患者的监护人为了维护社区人群的安全和患者的健康,对患者实施的强制性诊疗行为。主要针对患有可能给社会或公众造成危害的严重疾病却拒绝就医的患者,如躁狂症和精神分裂症患者的求医行为。

(二) 求医行为的影响因素

影响患者求医行为的因素来自诸多方面,有疾病因素、心理因素、社会文化因素等,如疾病的类型、病情的轻重缓急,患者的心理特点、心理体验以及社会地位、经济条件等都直接或间接影响患者的求医行为。需要指出的是,各种因素的作用不是独立和绝对的,而是相互影响、相互作用的。因此,系统地分析患者求医行为的影响因素,引导患者采取恰当的求医行为,对维护与促进社区人群健康水平具有积极的意义。患者求医行为的主要影响因素有以下方面。

1. 对疾病的认知 这是影响求医行为的最主要因素,主要包括患者对自身所患疾病的性质、严重程度以及疾病预后与转归等方面的认识。通常病情轻微、无生命危险的疾病,患者往往不主动求医;病情严重但预后良好的疾病,可促使患者主动就医。

2. 疾病因素 一般情况下,急性病的求医行为多,慢性病求医行为少。神经症中的疑病症,因为疾病症状的影响,其求医行为显著增多,而某些传染病,如性病、病毒性肝炎、艾滋病等,求医行为减少。

3. 年龄、性别因素 一般情况下,女性应用卫生服务比男性多。婴幼儿和儿童由于机体免疫机制不成熟,在家庭中处于被保护地位,求医行为相对增多;青中年是人生中对疾病抵抗力最强、患病率最低的阶段,虽然要承担来自学习、事业乃至家庭的巨大压力,导致诸多身体不适,但往往被忽视,因此该年龄阶段的患者求医行为相对减少;老年人由于机体抵抗力下降,患病率升高,同时由于老年人社会角色缺失,其求医行为也相应地增多。

4. 个性因素 患者的求医行为还与其个性心理有着密切的联系。因为对疾病的心理反应与主观体验直接影响患者的求医行为,一个乐观、敏感、生存动机强烈的患者,会产生积极的求医行为,而孤僻、固执或缺乏自信的患者,往往讳疾忌医。

5. 文化程度 一般具有较高文化水平的患者,能认识到疾病的危害和早期诊断治疗的重要性,患病后多能及时求医。反之,在文化水平相对较低的人群中,由于缺乏医学常识,对疾病的严重性认识不足或对诊疗手段的恐惧,导致患病后不能及时、主动求医。

6. 求医经历 患者的求医经历对他们以后的求医行为能产生积极或消极的影响,尤其是第一次的求医经历,因为"首因效应"的原因,对患者日后的求医行为有重要影响。在求医过程中遭受医护人员的冷遇,诊治无效或既往诊断治疗中有伤痛记忆者,其日后会产生消极的求医行为,而曾经感受到医护人员的热情关怀与帮助,疗效显著者,将会产生积极的求医行为。

7. 求医条件 求医条件能否与人们的求医需求相吻合,也是引发人们求医动机及行为的前提之一。患者的求医条件,主要包括他们所面对的医疗设施、医疗水平、交通状况以及个体的经济条件等。一般来说,先进的医疗设施、高超的医疗技术水平、便利的交通和优越的经济条件,都是激发患者求医动机,实施求医行为的有利因素。研究证明,农村实施医疗制度改革后,主动求医行为显著增多,特别是参加医疗保险的患者,因为医疗费用有了保障就更容易主动求医。

8. 社会支持 家庭与社会的关注与支持,能促进患者的求医行为。而具有较高职业目标和职业精神的个体,往往因为工作繁忙、强烈的竞争欲望,干扰和阻碍他们的求医行为。

三、遵医行为及其影响因素

(一) 遵医行为

遵医行为(observe medical behavior)是指患者为治疗疾病、维持和恢复健康而与医嘱保持一致的行为,即指患者遵从医务人员的医嘱,并按医嘱对疾病进行检查、治疗和预防的行为。患者遵从医嘱与否会直接影响疾病的治疗效果与转归。在疾病过程中,不遵医行为是医疗护理中的常见现象,既阻碍了医疗方案的实施,也影响了治疗效果,甚至危害到患者的健康乃至生命安全。

(二) 遵医行为的影响因素

1. 疾病因素 遵医行为与疾病的种类、严重程度、病情的急缓等有关。疾病症状较轻的患者、慢性病患者和门诊患者容易出现不遵医行为,而病情危急、住院患者遵医率较高。

2. 医疗因素 医疗水平是影响遵医行为的主要因素,医院的医疗技术水平和护理质量能直接影响患者的遵医行为。首先，由于医疗护理水平低、质量差造成诊断不明确或失误、治疗效果不显著，患者丧失了对医护人员的信任，进而降低了患者的遵医率。其次，由于医护人员过多使用医学术语，导致沟通障碍、医患与护患关系不良、患者对医护人员缺乏信任，从而导致了不遵医行为。因此，端庄的仪表，严谨的工作作风，热情的知识宣教，细致入微的关心照顾以及精湛的医疗护理技术等都有利于形成良好遵医行为。

3. 患者因素 患者文化教育层次、个性心理和行为等因素可影响遵医行为。如果患者缺乏医学知识，对自身疾病认识不足，对疾病治疗不能持之以恒，难以改变不良的生活行为方式，将会降低患者的遵医行为。

4. 社会因素 家庭与社会支持，对患者的遵医行为有着极其重要的作用。良好的家庭经济条件、家庭成员和朋友的积极支持、健全方便的医疗服务和社会保障体系，有利于患者产生积极的遵医行为。

知识链接

如何提高遵医行为

不遵从医嘱是一个难以解决的问题，其原因很多，大多因为医患之间缺乏沟通。下面这些指导来自于一些研究的结果，可以帮助改善遵医行为。

(1) 仔细听患者叙述。

(2) 要求患者重复叙述所要做的事情。

(3) 尽可能地把处方写得简单。

(4) 对治疗方法要清楚地说明，最好有书面材料。

(5) 使用有特殊提醒功能的药物包装瓶或纸袋。

(6) 如果患者错过了预约，要打电话与患者联系。

(7) 给患者提供的自我管理处方要与患者的日常活动安排相一致。

(8) 在每次看病时，均要强调遵医行为的重要性。

(9) 安排多次访视家庭，以满足患者遵医行为的需要。

(10) 在每次家庭访视中，督促患者努力遵从医嘱。

(11) 患者的配偶或其他朋友要共同参与。

(12) 只要有可能，在开始给患者信息时就要提供指导和建议。

(13) 给患者指导和建议时，要强调这些指导和建议的重要性。

(14) 与患者沟通时，要使用简单易懂的词句。

(15) 尽可能使用清晰的分类系统(例如，把信息分为病因、治疗和预后等类别)。

(16) 只要可以做到，就要给患者反复解释医疗措施。

(17) 给患者提出建议时，要尽可能地有针对性、详细而具体。

(18) 尝试了解患者担心什么，不要只局限于收集客观医疗资料。

(19) 尝试了解患者的期望，如果达不到患者的期望，要解释原因。

(20) 给患者提供疾病诊断和病因方面的信息。

(21) 友好地对待患者，不要以商业性的态度对待患者。

(22) 避免使用难懂的医学专业术语。

(23) 花点时间与患者谈论一些非医疗性的话题。

四、患者的角色冲突

人的一生要承担多种社会角色，有进入患者角色的可能，面对患者角色时，由于每个人职业特征、家庭角色、社会经历等方面的差异，不同的人在适应患者角色过程中会出现不同的心理反应和行为反应。患者的角色适应的主要问题如下。

(一) 角色行为缺如

角色行为缺如是指患者未能进入患者角色，即没认识到自己患病、否认自己患病或者虽然承认自身患病，但没有意识到病情的严重性。当个体疾病症状不明显时，可能因为怀疑医生的诊断，不承认自己患病的事实，因为承认患病意味着社会功能下降，会导致升学、求职和婚姻等个人利益受损，所以不愿接受患者角色；或因为病情严重短期内无法接受患病的事实，潜意识应用了否认心理防御机制，以减轻心理压力。例如有位28岁的乙型病毒性肝炎患者，担心患病被单位同事嫌弃，担心女朋友断绝恋爱关系，一直隐瞒病情，拒绝治疗。角色行为缺如会严重影响患者的求医和遵医行为，干扰和影响疾病的治疗和康复。

护理人员应针对患者的个性特点，通过治疗和非治疗性沟通，传授有关疾病的知识，加强健康教育，正确认识疾病与健康、健康与家庭、事业的关系，明确患者角色的义务，从而改变患者的不正确认知和行为，适应患者角色。

(二) 角色行为冲突

角色行为冲突是指患者角色与患者的其他社会角色发生心理冲突而引起的行为矛盾。患病后患者应放弃或部分放弃原有的社会角色，进入患者角色，享有患者角色赋予的权利，履行患者角色承担的义务。当患者因为诸多原因不能放弃某种社会角色时，就会出现心理冲突，从而产生情绪障碍，使其行为不符合患者角色期望，进而影响疾病的康复。例如有位教高三的老师，高血压病入院，因放心不下学生的学习，不顾病情危险，在病房批改作业和给学生辅导，导致血压再度升高。

护理人员应理解患者强烈的事业心和家庭责任感，帮助协调患者与工作单位、家庭之间的关系，给予工作、生活上的帮助和情感支持，减轻患者家庭和工作压力；同时掌握沟通技巧，以真诚的态度取得患者的信任，明确患者角色的责任和所应承担的义务；让患者认识到配合医护治疗的重要性和不遵医行为的危害，提高患者治疗的依从性。

(三) 角色行为减退

角色行为减退是指已经进入患者角色的个体，由于某种强烈的动机和情感需要，放弃患者角色，又承担起已免除的社会角色的责任。往往因承担的社会角色责任超出身体负荷，严重影响患者的身心健康，导致疾病恶化。例如一位45岁女性患者心肌炎还未治愈，其爱人又因肝硬化住院，因为经济条件差，不能请护工，她拖着病体，不顾自己的病情去照顾爱人，并要求出院，停止自己的治疗。

护理人员应针对具体情况，积极寻求医院、患者单位、患者的其他亲友乃至社会的支持，减轻患者的经济、精神和身体负担，使其安于患者角色，恢复身体健康。

（四）角色行为强化

角色行为强化是指疾病康复后，仍然安于患者的角色，不愿承担病前社会角色的责任与义务。患者患病后免除了其他社会角色应承担的责任与义务，而且因为自我照顾能力下降，受到较多的关注与照顾，导致自信心下降、依赖性增强，对重新承担原来的社会角色表现出恐惧和不安；或由于个性缺陷和患病后继发获利的原因，患者应用了退行的心理防御机制。角色行为强化对维护和促进患者身心健康能产生消极影响。例如一位64岁的男性患者，因肝硬化合并消化道大出血而住院，经三腔管压迫止血、中西医结合治疗后，出血停止拔出三腔管后，患者不敢进食、咳嗽，更不敢下床活动，事事都依赖家人和医护人员，唯恐再度发生出血。

护理人员应该加强健康教育，积极引导，详细解释病情及其转归，解除患者不必要的顾虑，鼓励患者参加适当的活动和锻炼，并逐步恢复常态角色。对极度恐惧的患者，必要时守候在病床旁，让他感到活动是在护士的监护下进行，以消除患者的恐惧心理。对个性缺陷的患者应积极暗示，引导其建立正确的认知体系。

（五）角色行为异常

角色行为异常是指患者因不能承受疾病折磨而出现悲观、绝望的情绪，出现攻击、冷漠或病态固执等行为，具体可表现为转移发泄、拒绝治疗，甚至自杀等。例如一位老年男性脑出血后遗症患者，因进食困难多次将餐具摔向家属和谩骂医护人员，转移发泄自己的无助及愤怒情绪。

护理人员应同情、理解患者的不良情绪反应，同时积极引导，使患者认识到不良情绪的危害。鼓励患者采取积极的方式转移注意力，疏泄身心压力，保持身心平衡，积极应对疾病。

（张录凤）

第二节 患者常见心理问题与心理干预

患病后，患者的心理反应与以往健康时有所不同，可能出现认知、情绪与情感、意志行为障碍。作为护理人员，只有掌握患者心理行为变化，才能确定针对性心理护理措施，实施心理护理，从而满足患者的心理需要。

一、认知方面的心理问题与心理干预

疾病可以直接或间接地影响人的认知活动，导致认知障碍。临床患者最常见的认知变化有如下方面。

（一）感知觉异常

患者患病前精力主要集中在事业、家庭上，很少注意自己的身体情况。患病后，因为角

色改变,患者的注意力从外部转向自身,感觉敏感性增强,对正常的声、光、温度等刺激异常敏感,会因此感觉坐立不安;对自身皮肤温度、呼吸、心跳、胃肠蠕动、枕头的高低、盖被的轻重都特别敏感,常常主诉有心悸、胃肠蠕动加快、盖被过重等自觉症状;对医护人员的言行过度敏感,对治疗护理措施怀疑,甚至怀疑自己得了不治之症。有些患者能出现味觉感受性降低,甚至产生时间和空间知觉异常等现象。

(二) 记忆和思维能力受损

多数患者出现不同程度的记忆障碍,容易发生遗忘。表现为记不住医嘱,甚至忘记刚刚说过的话、做过的事。在思维方面,可出现分析、判断能力下降,以致相信巫医或受医托的引诱而上当受骗。

认知干预必须在良好护患关系基础上,使患者对医护人员产生信任感;护士应给予支持性心理治疗,对患者出现的症状表示关注、理解,并给予恰当的解释和精心的护理;引导患者正确认识疾病的发生发展过程,对疾病做出客观、全面的评价,以积极地心态面对疾病,以利于疾病的康复。

二、情绪反应及心理干预

患病后,患者情绪反应最为突出。但由于疾病类型、疾病的转归以及患者的个性特点不同,患者的情绪反应也有所不同,临床上患者最常见的情绪反应如下。

(一) 焦虑

焦虑(anxiety)是个体面对模糊的、无法预期的后果时所出现的复杂情绪体验。焦虑是临床患者最常见的情绪反应,主要产生于动机冲突而抉择困难时。引起患者焦虑的因素有诸多方面:当患者与熟悉的环境和亲人分离,不能适应陌生的医院环境;不明确疾病的转归及预后;对诊疗措施的过度担忧。另外,同室病友对医护人员的消极评价、个体以往形成的对医护人员的不正确认知会加重患者的焦虑。需要指出的是,轻度焦虑能调动机体的防御机制,对患者是有利的,但是长期严重的焦虑会影响患者的诊疗与康复。

护理人员要充分理解和尊重患者,建立良好的护患关系,取得患者的信任;采取心理支持等方法使患者尽快适应医院环境;在各种诊治与护理前,做详细解释工作,使患者消除疑虑,积极配合;应用认知疗法,引导患者正确认识疾病与情绪反应的原因,采取正确的应对方式。

(二) 恐惧

恐惧(dread)是个体感受到某种明确的威胁或危险时所引起的紧张情绪反应。一般情况下,有一定危险的侵入性检查与治疗,如腹腔探查术、骨髓穿刺术、放射性治疗、手术、分娩以及医院内紧张的抢救情境等都是引起患者恐惧的原因。恐惧与焦虑不同,它具有明确的对象,患者的恐惧往往伴随着疑虑,如怀疑医护人员的技术与能力,担忧手术疼痛以及感受到死亡的威胁等,当这些因素解除后,恐惧也随之消失。

护理人员要认真分析患者的个性特点、恐惧的原因和促成因素,以热情的服务态度、严谨的工作作风和精湛的医疗护理技术,改变患者对诊疗技术的不正确评价;并针对患者的具体情况,应用解释、安慰、保证以及积极地暗示等心理支持方法,达到减轻或消除恐惧情绪的目的;使用行为治疗技术,指导患者通过冥想、松弛疗法等缓解紧张的情绪。

(三) 愤怒

愤怒(anger)是个体追求目标行为受挫时出现的一种负性情绪反应。在疾病诊治的不同阶段,患者都可能出现愤怒情绪。疾病初期,当患者得知自己患有严重疾病时,往往会产生不正确的认知,认为患病是上天对自己的惩罚,出现怨恨、愤怒的情绪。在疾病诊治过程中,当患者治疗受挫、病程迁延以及对护士的技术和态度不满时也会出现愤怒情绪。愤怒可导致患者的攻击行为,攻击既可能指向外界也可以指向自身,愤怒情绪是引发医患、护患冲突的重要原因。

护理人员要理解、认同患者的愤怒反应,但必须使患者认识到愤怒反应的危害;鼓励患者学习情绪调控方法,采取正确的宣泄方式;同时应该端正服务态度,主动解释与引导,减少或避免患者愤怒情绪的发生。

(四) 抑郁

抑郁(depression)是以情绪低落为主要特征的一组消极情绪状态。临床上,当病情严重、预后不良、病程迁延、久治不愈以及家庭经济和患者个性等因素都可以引发患者的抑郁情绪。长期严重的抑郁可能引发患者的自杀倾向,并严重地影响疾病的诊疗和康复。

护理人员要关心、理解患者,鼓励患者倾诉,耐心倾听患者的痛苦与忧伤,协助患者疏导负性情绪;鼓励患者参与适当的娱乐活动,转移注意力;协助建立社会支持系统,取得家属、同事及朋友的支持,并介绍类似疾病成功的患者,发挥榜样的作用;使用积极的心理暗示,通过解释和引导,改变患者负性认知,增强自信心。

三、行为问题及心理干预

疾病的治疗过程也是患者以康复为目的的意志行为的过程。由于患者的个性、疾病过程及影响的不同,患者的行为问题也有所不同。患病后,患者常常出现意志行为的主动性降低,表现出过度的顺从依赖;有的患者意志行为减退,出现不遵医行为,甚至行为退化,采取哭闹、喊叫等幼稚的应对模式,以致影响疾病的康复进程。

护理人员应该转变护患关系模式,根据患者实际情况,积极应用指导-合作型和共同参与型模式,避免患者过度依赖;指出过度依赖的危害,积极暗示、发挥榜样的示范作用,鼓励患者参与自我护理与管理;协助患者建立积极地认知体系,实施行为矫正技术。

四、患者的心理需要及其满足

患者作为一种特殊的社会角色,既有正常人群的一般需要,也产生了与疾病有关的特定心理需要,而且主导心理需要也会伴随着疾病的进程发生相应的改变。患者需要的满足与否,直接影响着他们的情绪和行为。所以,护理人员了解和满足患者心理需要,是做好临床护理工作基本要求之一。患者的基本心理需要如下。

(一) 安全的需要

安全的需要是患者最基本、最重要的心理需要。疾病使患者感受到以往未有的生命威胁,而在疾病诊疗与护理过程中,患者又将面临着许多陌生的诊疗手段和措施,这些都增加了患者的不安全感。在疾病的诊治过程中,还潜伏着一些不安全因素,如药物治疗的副作用、手术后的并发症或手术意外事故、住院后可能出现的交叉感染以及人为的医疗器械安全性隐患和个别责任性医疗事故和护理差错等。护理人员要以端庄的仪表、严谨的工作态度以及精湛的专业技术,获得患者的信任;入院后,对患者进行疾病相关知识宣教,减轻患者对症状的恐惧,使患者获得安全感;在各种诊疗和护理过程中,严格查对、耐心解释、熟练操作,杜绝差错事故的发生,使患者在心理上感受到安全,积极配合治疗,早日康复。

(二)舒适的需要

由于疾病的影响和患病后感知觉的改变,以及在疾病的诊疗与护理过程中,患者会产生许多不舒适的感受,既有生理需要不能满足的痛苦,也有心理上的紧张和不安,其中最严重的不适是疼痛。护理人员应为患者营造一个舒适的治疗和康复环境;理解患者的痛苦,耐心听取患者的倾诉,积极引导和暗示;当患者有不舒适出现时,应及时发现,采取妥善措施,满足患者舒适的需要。

(三)信息的需要

患者住院后,特别是初次住院的患者,急切需要了解有关医院规章制度、医疗护理技术水平以及自身疾病的诊断、治疗、预后和医疗费用等情况;另一方面,患者住院后,脱离了原有的社会角色,进入一个陌生的环境,出现了人际隔离和信息隔离的现象,需要了解单位和家庭方面的信息。护理人员应该积极协助,满足患者信息需求,不仅可消除患者的疑虑,而且能使患者获得情感方面的支持,减少负性情绪产生,有利于治疗护理的顺利进行。

(四)尊重的需要

患者因为丧失了部分能力,经常处于被动地位而导致自我评价降低。住院后,因为对客观事物敏感,表现出强烈的尊重需要。他们需要得到护理人员的关心、体贴与尊重,尤其是具有一定社会地位的患者和老年患者,他们的尊重需要更为突出,如果尊重需要得不到满足,会使患者产生极度的自卑和无助感,甚至变为不满和愤怒。因此,护理人员必须遵守职业道德,具有良好的医德修养;主动热情地关心患者,视患者如亲人;尊重患者的人格,保护患者的隐私;在医疗护理过程中避免以床号来称呼患者,并解释各种操作的目的,征求患者的意见,以满足患者尊重的需要。

(五)归属的需要

患者脱离了熟悉的家庭和工作环境,与亲人和朋友分离,又忍受着疾病的折磨,因而具有强烈的归属动机和归属需要。他们需要被医护人员接纳和关心,希望得到病友的欢迎和喜爱,希望得到家庭、社会的支持与理解。因此,护理人员应主动介绍医院的环境,减轻患者对医院的陌生感;协助建立良好的医患、护患关系和同室病友之间的关系,营造温馨和谐的人际氛围,满足患者的归属需要;协助建立家庭和社会支持体系,鼓励家属、朋友经常探视患者或信息沟通,使患者获得积极的情感支持。

(六)过度刺激的需要

患者住院后,基本与外界隔离,被束缚在白色的病室内,每日重复着饮食、睡眠和治疗“三部曲”,生活单调乏味,特别是疾病恢复期的患者,更是有度日如年的感觉。适度的刺激能发挥潜在的、积极的作用,转移注意力,减少负性情绪的发生。因此,护理人员应根据医院的实际情况，在病区或病室内组织安排适当的娱乐活动，如读报、下棋、看电视等，调节和改善患者的心境，促进患者的康复。

案例引导

初次入院患者的心理反应

一位以发热待诊入院治疗的中年男性患者，因第一次住院，加之诊断不明确，患者内心十分焦虑，心理反应错综复杂，经历了由焦虑、疑虑、愤怒到信任、心境愉悦的过程。以下是护患的对话和患者内心的独白。

患者：以前，我也去过医院，但都是些感冒和腹泻的小毛病，吃两天药就好了。现在可麻烦了，医生诊断不出我得的是什么病，据说不疼往往不好，可能是癌症啊，天哪，我就是发烧，别的没什么感觉，不会得了癌症吧？这时，护士进来了，要给我输液。

患者：诊断出来了吗？

护士：哪有那么快？

患者：那要输什么药啊？

护士：消炎药。

患者：我哪儿发炎了？

护士：我也不知道。

患者：护士的回答真是简单利落，既然没有诊断给我用什么药啊？医院都说“患者是上帝”，不知道什么病就给我用药，这不是拿上帝做实验吗？我不能就这样接受治疗，看到护士生气地出去了，我更气愤。后来护士长来了，详细解释了有关诊断、检查和治疗的过程，我也就放心接受了静脉输液。

患者：晚上9点，病房熄灯了，躺在病床上一点睡意也没有。地灯直刺我的眼睛，医院的床也太硬了，床单上好像有啥东西，太扎人，盖被太沉了，枕头也不舒服，我坐起来、躺下去，拍枕头、扫床单，怎么也睡不着，今天才体会到辗转反侧、夜不能寐的含义，就这样翻来覆去1个小时，我实在忍无可忍了，按了床头呼叫器。按后我就后悔了，护士不会骂我事多吧？夜班护士马上就来了，关切地询问有何需要，听完我的抱怨后，让我意外的是，护士并没生气。见我毫无睡意，又担心影响其他患者休息，护士请我到护士站，并为我测量了体温、脉搏、呼吸和血压，还诙谐地讲起了她学习测量呼吸时的小插曲，接着我们唠起了闲话。我的心情也放松了，谈话从单位、生活到家庭，真没看出，这么年轻的护士社会阅历和知识还蛮丰富的，在护士的引导下，我把自己对疾病的恐惧和担忧，都讲出来了，护士一直微笑着，并适时恰当地给予解释和回答。在不知不觉中，我的心情好多了，也有了睡意。护士又热情地送我回病房，帮我重新整理了床铺，暂时关闭了地灯，又把她的Mp4借给了我，在优美的音乐中，我很快进入了梦乡。第二天清晨醒来，听到那位护士亲切的问候，我感觉好多了，当她解释要抽取血液进行化验检查时，我满怀信任地伸出了胳膊，一点也没感觉到疼痛。望着护士充满血丝的双眼和她那疲惫的身影，我眼前浮现的是美丽的白衣天使的形象……

（张录凤）

第三节 不同年龄阶段患者的心理护理

不同年龄阶段的患者,因为其生理、心理、文化及个人经历不同,患病后的心理特点也不相同。因此,在临床护理工作中,应针对不同年龄阶段患者的心理特点,提出心理护理措施,有效地预防心理冲突的发生,及时地解决心理问题,是心理护理的主要目标。

一、儿童患者的心理护理

由于儿童患者年龄小,对疾病缺乏基本认识,住院治疗使其与亲人分离,常会出现一系列心理变化。但不同年龄阶段和不同疾病的儿童心理反应差异较大,在临床护理工作中,应针对儿童的心理特点,实施个性化心理护理。

(一) 心理反应

1. 分离性焦虑 儿童住院后,离开熟悉的环境,被迫与母亲和家人分离,打破了已经建立起来的“母子连接”,对环境的安全感和信任感受损。年龄较小的儿童常常出现哭闹不止、拒食、睡眠障碍或拒绝治疗现象;年龄稍长的儿童也会因分离性焦虑而出现冷漠、呆板、吸吮指甲、尿床和消极不合作等现象。

2. 恐惧心理 医院的特殊环境,侵入性诊疗和护理措施,抢救的紧张气氛等,都可导致儿童心理紧张、恐惧。个别儿童误将检查治疗带来的痛苦看成是对自己以往过错的惩罚。患儿的恐惧不安表现为沉默、违拗、不合作、哭吵不休、逃跑等。

3. 发脾气 患儿在入院初期因离开父母,或要求得不到满足,活动受到限制时就会发脾气。表现为:大哭大闹,躺在地上打滚,冲撞,打人,咬人等。患者发脾气时,护士应保持冷静,可采取暂时隔离法或操作性行为矫正法处理,并进行适当教育,不可姑息迁就,也不可采用体罚。

4. 行为退缩 儿童住院后,由于对医院的恐惧、焦虑和疾病带来的痛苦以及父母的关注过度、过分照顾等原因,都可能导致儿童出现遗尿、拒食、哭闹、过分依赖等退缩行为。

5. 抑郁自卑 因病情严重和久治不愈等原因,丧失继续治疗的信心。年龄较长的儿童,由于惧怕疾病会影响学业、成为家庭的负担以及外貌改变被同学耻笑等,而出现沉默不语、孤僻、悲伤甚至自杀等现象。

(二) 心理护理

1. 心理护理的原则

(1) 优化病室环境:病房的布置应符合儿童的心理特点,墙壁颜色应鲜艳,室内设置一些儿童喜欢的图案、装饰物。护理人员的工作服应选择色彩柔和的粉色、绿色或花色系列,患儿服装带有卡通人物或动物图案等。有条件的医院可以设立母子病室,减轻患儿对陌生环境的恐惧心理。

(2) 维护患儿的自尊:尊重患儿的人格,保护患儿的自尊心。在医疗护理过程中,防止讥讽、训斥,多使用安慰、鼓励语言,以满足患儿自尊的需要。根据儿童的心理特点,选择影视作品中儿童患者作为榜样,或在病区患儿中树立榜样,鼓励患儿遵守医院规章制度,提高遵医行为。

（3）缓解患儿的恐惧情绪：护理人员在非治疗性沟通过程中，应用亲切的语言、和蔼的态度与患儿进行情感交流，取得患儿的信任。在实施治疗护理操作前，用儿童熟悉的语言解释、鼓励、说明治疗的目的与方法，切忌恐吓、强迫患儿顺从治疗。操作时要敏捷、细致、轻柔，避免增加患儿的痛苦。

（4）加强与患儿家属的沟通：在住院儿童中，独生子女占很大比例。当孩子生病后，患儿的父母、祖父母、外祖父母都可能产生焦虑情绪，在患儿面前夸大病情、对医护人员提出不合理的要求，甚至无故向医务人员发泄不满情绪。家属的这种心态直接影响患儿对医护人员的态度和信任，也会影响患儿的遵医行为。因此护理人员要对患儿家属进行疾病知识宣教，并给予他们情感支持，指导家属正确对待患儿病情变化，定期探视，与医护配合，使医疗护理措施顺利实施。

2. 不同年龄阶段患儿的心理护理

（1）婴儿期：婴儿对母亲的依恋，是出生后逐渐形成的。婴儿需要母亲的搂抱、亲吻与爱抚，并从中获得心理上的满足。婴儿期患儿住院最好有母亲的陪伴，这样容易适应医院的环境，消除因母子分离引起的焦虑。护理人员对母婴分离的患儿，应承担起护士与母亲的角色功能，抚摸、哄逗较小的婴儿，给较大的婴儿讲故事，和他们一起做游戏，以取得患儿的信任，并满足患儿的心理的需要，鼓励做力所能及的自理活动。

（2）幼儿期：幼儿能有意识地进行感知和观察，有一定的分析、判断能力，但由于知识经验和认识能力有限，往往会有以自我为中心、自制力差、固执、任性等表现。对幼儿期患儿，护理人员应主动接触，根据患儿心理特点采取适当沟通技巧，介绍医院环境，解释治疗护理目的，在病情允许的情况下，组织患儿接触其他小伙伴，一起讲故事、做游戏、看电视。对个性敏感、内向及有退缩行为的患儿，给予积极关注和鼓励，使患儿更好地适应环境，配合治疗护理。

（3）童年期：这一时期的儿童已进入小学阶段，是智力发展最快的时期。这时期的患儿理智感、荣誉感、友谊感及责任感都得到了发展，但辨别力仍不完善，而且随着自我意识与社会意识的迅速增长，易出现好奇心强、情绪波动大等反应。针对患儿心理特点，护理人员应做好入院宣教，鼓励、引导患儿坚强、自制、勇敢面对疾病，在病情允许情况下，独自承担自我照顾的任务。在住院期间，鼓励他们开展读书、学习、文艺等活动，以丰富住院生活。

知识链接

有关分离性焦虑的实验

有关研究（Branstetter，1969）将住院儿童随机分成3组：三分之一的儿童只能按医院的规定，在探视时间才能见到母亲；三分之一的有母亲陪同住院；另外三分之一的儿童则被分配给一个“替补母亲”，即由一个护理系学生或研究生陪同他们聊天、玩耍。结果显示有母亲长期陪同或有“替补母亲”的儿童与只在探视时间才见到母亲的儿童相比，情绪困扰少。这一结果表明，一个护理者给予的温暖、照顾和儿童母亲陪同一样可以减轻由住院带来的不良效应。

案例引导

一名护士为患者采血(腹股沟部位),操作前未向其母亲解释,正要穿刺时,其母亲突然大哭并跪在地上求护士别在这里抽血,以免日后影响生育,护士骂她"神经病",母亲抱着孩子要求出院,经护士长耐心解释,一方面对她的心情表示理解,另一方面把抽血检查的重要性和腹股沟部位的解剖生理知识告诉她,她终于破涕为笑。从这个例子,我们可以获得以下启示:孩子是父母的掌上明珠,孩子患病后,家长出于对孩子的疼爱而产生过分的担心和焦虑心理,尤其当对医务人员的操作不理解时,难免情绪失控,护士应该尊重理解他们,做好耐心细致的解释工作,以母亲之心去理解家长。

二、青年患者的心理护理

青年期是心理发展迅速走向成熟又尚未成熟的阶段,是人生中宝贵的黄金时期。在这个时期,青年人精力充沛、心理变化错综复杂,要面对诸多挑战。当患病时,情绪表现强烈而不稳定,会出现明显的两极性,护理人员应多给予情感支持、耐心疏导。

(一)心理反应

1. 震惊与否认 青年期是人生朝气蓬勃的时期,富于理想与抱负,对未来充满憧憬,对求学、职业、婚姻和家庭都有美好的理想,而身体健康是实现愿望的基础。一旦出现健康问题,将严重影响其理想与抱负的实现,特别是得知患有严重疾病时,多数青年人往往会非常"震惊"而采取"否认"的心理防御机制,不相信医生的诊断,否认自己得病,拒绝接受治疗,较难适应患者角色。

2. 恐惧与焦虑 青年人对自身健康十分关注,对疾病和身体改变也异常敏感,一旦得知患病的事实,既表现出极度的恐惧与焦虑,对疾病反应强烈,为疾病可能导致的后果过度担忧。而且容易从一个极端走向另一个极端,若病情稍有好转,就盲目乐观,中断治疗;如果病情迁延,容易出现情绪强烈而不稳定,焦虑、脾气暴躁,甚至出现攻击行为。

3. 失望与悲哀 青年人患病后,如果病情严重、病程迁延会感到被剥夺了生活的权利,对生活失去信心。常常情绪低落,整日沉浸在悲伤的情绪中,担心学业、工作、恋爱、婚姻会受到影响。情感变得脆弱,对治疗采取消极的态度,甚至有自杀的想法。

4. 寂寞与孤独 青年人活泼好动,渴望自由,需要刺激和新鲜感。住院后,离开熟悉的环境和朋友,每天重复着单调的生活,容易出现孤独、寂寞的情绪。入住隔离室或重症监护室的患者尤其严重。

(二)心理护理

1. 提供心理支持与心理疏导 护理人员应针对青年人的个性特点,给予关心支持、启发和引导,使其正确对待疾病和压力,对有不良情绪的患者,做好心理疏导,采用恰当方式宣泄不良情绪,提高应对能力。

2. 调动主观能动性 青年人一般较重视自我评价,自尊心强,希望得到他人的肯定和尊重。护理人员在护理过程中应充分调动患者的积极性,在提供各种信息的前提下,请他们参与护理计划和康复计划的制订,并给予鼓励,使其树立战胜疾病的信心。

3. 协调各种人际关系 青年人较注重友谊，具有向群性，易有共同的语言和兴趣、爱好。护理人员应协助患者建立良好的医患关系、护患关系、病友关系。尽量把青年人安排在同一病室，有利于相互交流、增进友谊，激发生活的乐趣，消除孤独感。

4. 丰富住院生活 护理人员应指导青年人在病房内开展读书、学习和讨论等工休会，并可根据情况开展适当的娱乐活动，如下棋、听音乐、看电视、玩扑克等，丰富住院生活，满足青年人渴望刺激的心理需求。

三、中年患者的心理护理

中年期是人的一生中责任最大的阶段。因为中年人是家庭的支柱、社会的中坚力量，既要承担工作和事业上的重担，又要肩负赡养老人、抚育儿女的重任，集诸多事务于一身，可谓“人到中年，诸事劳形，万事累心”。患病后承受着来自社会和家庭的双重压力，心理活动尤为沉重和复杂，所以护理人员应了解中年患者的家庭和职业特点，根据其心理状况，实施针对性心理护理。

（一）心理反应

1. 回避 中年人有着强烈的工作责任感和事业心，无法忍受患病后的痛苦和损失，因而可能轻视病痛，对疾病抱无所谓的态度。有的甚至在病中仍坚持工作，或疾病没痊愈就要求出院。有些患者担心生病后失去原有的职位或影响子女的学业，常常隐瞒病情，回避事实。

2. 抑郁 中年人患病后，使家庭和事业受到损失，牵挂家人和强烈的事业心使患者过于忧虑。当病情严重时，担心病后能否继续工作，自己是否会成为家庭和单位的累赘，担心老人赡养、子女教育等，因而显得忧心忡忡，悲观失望、抑郁，有时甚至出现轻生念头。

3. 猜疑 患病使中年人原本沉重的心理负荷更加突出，使个体容易处于应激状态，导致生理机能和心理的稳定性发生紊乱。特别是处于更年期的患者，对多种检查顾虑重重，怀疑患有不治之症。这种多疑的心理反应常使患者出现严重的心神不安、食欲减退、失眠多梦等不适。

（二）心理护理

1. 关心与引导患者 护理人员应引导患者接纳和认真对待疾病，治疗疾病是当务之急，身体恢复健康是家庭和事业的根本，勇于面对现实与未来，以平和的心态看待世事；正确看待疾病对家庭、事业的影响；鼓励他们发挥主观能动性，配合诊治。

2. 协助建立社会和家庭支持系统 协调患者、家属和单位的关系，取得患者家属、单位领导和同事的支持，解除患者后顾之忧；请患者家属、子女定期探视，交流家庭、学习和工作情况，减少牵挂，使患者安心治疗。

3. 合理安排工作与生活 指导患者劳逸结合，改变不良生活习惯，积极参加娱乐活动，陶冶情操、舒缓心情。若病情允许也可将工作带到病房做，并为之创造适当的工作条件。适当的工作有时能起到一种调节身心的作用，帮助他们从疾病的困扰中解放出来。

四、老年患者的心理护理

老年是人生的特殊阶段，在身体逐渐衰老和社会角色急剧转变的过程中，形成了独特的生理与心理特点。患病后更会产生一系列的心理反应,对老年人实施心理护理,应综合各方面因素,做到有的放矢。

(一)心理反应

1. 自尊心强 老年人都有一定的社会阅历,是家庭中被尊敬的对象,对自己的衰老很难认同,固执、刻板、坚持己见,喜欢他人顺从自己。患病后希望得到护士的重视与尊重,不愿听从年轻护士的意见。有时争强好胜,不愿接受他人的帮助、勉强做一些力不能及的事情,如独自上厕所、走路不要扶等,导致意外事故的发生。

2. 恐惧心理 老年人常常患有一种或多种慢性疾病,因为身体衰弱,往往会联想到"死亡"的问题,而老年人最大的恐惧就是面对死亡。

3. 自卑心理 老年人尽管能够理解衰老是人生不可抗拒的自然规律。但由于慢性病长期缠身,迁延难愈。担心无人照顾,担心成为子女的负担、忧虑医疗费用等,常出现自卑、自责的心理,甚至消极悲观,自暴自弃。少数家庭经济条件差的老年人甚至会有自杀想法。

4. 退化心理 部分老年人,患病后会出现情感和行为幼稚退化。情绪容易波动,过度依赖他人,自控能力下降,因小事哭泣或发脾气。

5. 孤独心理 老年人因离退休、年老体弱多病、社会角色改变使其社会交往机会减少,若亲属、子女少探望,便会产生孤独无望的心理。失去配偶的老人孤独感更为严重。

(二)心理护理

1. 尊重老年患者 老年患者突出的心理要求是受到重视和尊敬,护理人员要理解老年患者的心理特点,尊重其地位和人格,称呼要有礼貌、言行举止要庄重、倾听要专心、态度要和蔼、服务要周到、谈话要耐心、回答询问要慢且声音稍大,决不能奚落、挖苦,损伤他们的自尊。

2. 建立舒适、安全的疗养环境 护理人员应为老年患者提供安静、安全、整洁、舒适的疗养环境。根据老年患者的特点调节病室的物理环境,病区设施应达到安全、便利;在不影响病情的情况下,照顾老年人的饮食习惯和生活习惯;安排适当的户外活动、读报和娱乐活动,活跃和调节老年人的精神生活。

3. 克服不良认知 指导老年人科学合理的运动,讲解疾病与保健的基本知识,鼓励与引导老年人重新规划生活,克服不良认知,保持乐观愉快的心情,积极配合治疗和康复。

4. 重视社会支持 老年人患病后都希望受到关注,所以护士应鼓励亲人、朋友和同事多来探望,携带平时老人喜欢吃的东西,使老人感到温暖,减少孤独感。并为其介绍乐观对待疾病的老年朋友,发挥榜样的作用。但要注意探视者切莫在患者面前谈论病情或不愉快的事情,以免引起患者情绪波动。

(张录凤)

复习思考题

1. 不同个性特征对患者的求医和遵医行为有何影响?如何进行干预?
2. 患者常见的情绪反应有哪些?如何干预?

3. 一位56岁女性冠心病患者，住院治疗15天，经医生全面检查，各项指标已恢复正常，但患者一直拒绝下床活动，生活仍依赖家人照顾。请分析患者的角色行为。怎样进行心理护理？

4. 患者王某，男，61岁，高血压病入院第五天。因家离医院较远，家人较少探视，患者表现心情焦虑、不语，并要求出院。请根据患者情况提出最主要的心理护理诊断。如何实施心理护理？

第八章 专科疾病患者的心理护理

患者李某，女，28岁，已婚，因无意中发现左乳腺外上方有一个豆粒大小肿物而收入院，经医生诊断为左乳腺癌Ⅱ期，准备行乳癌根治切除术。手术安排在一周后进行，住院期间，她经常问："我的手术会成功吗？我的癌细胞会扩散吗？我的丈夫会嫌弃我吗？我还能做一位母亲吗？手术会不会遇到万一？"表现为精神紧张，顾虑重重，做事无法集中精力，经常出错，晚上辗转反侧，夜不能寐，翻来覆去，躺在床上好几个小时才能入睡，不愿与别人交往，陷入极度焦虑、恐惧之中。后来她通过网络了解了乳腺癌切除术的一些知识，还与一位情况跟她相似的康复者交谈，她虽然稍微变得坚强一些，但是还是接受不了残酷的现实。

护理人员针对她的情况，并没有用"别担心，不要害怕"这类说法去劝慰患者，而是耐心地倾听她的诉说，并给予解释、心理疏导、鼓励支持，予以共情，帮助她思考应对方法。经过护士的心理疏导后，她情绪稳定，对手术及未来充满信心。根据案例，该如何做好手术前患者的心理护理？

第一节　内科疾病患者的心理护理

内科慢性疾病常常延续数年，甚至数十年，迁延不愈。大多数患者要经历疾病反复发作、病情逐年恶化和严重并发症的威胁。疾病严重地影响了患者的个人、家庭和社会生活，使其产生了极其复杂的心理行为反应。因此，针对慢性病患者心理特点，实施心理护理，对慢性疾病的综合治疗和提高慢性病患者生活质量有着十分重要的意义。

一、慢性内科疾病患者的心理特点

由于患者所患慢性疾病的种类、个性心理特征以及家庭、社会支持系统的不同，患者的心理反应也有所不同，慢性内科疾病患者的主要心理反应如下。

（一）焦虑

内科疾病患者焦虑发生率为22.7％～31.29％，明显高于正常人群，表现为紧张和忧虑的心境，如注意困难、记忆不良、对声音敏感、易激惹。有的患者伴发以交感神经系统激活为主的躯体症状，如疲乏、失眠、腹泻、恶心、呕吐、厌食、多汗、心悸、胸闷等。患者常有“透不过气”“心好像要跳出来”等感觉。焦虑的严重程度与疾病本身的性质、程度、病程以及患者的个性特征、年龄、性别、经济收入等因素密切相关。

（二）敏感与多疑

一方面，慢性病患者的注意力主要指向自身，对躯体的感受性明显增强，尤其对疾病的症状反应明显。常常诉说各种身体不适，有疑病的心理倾向，而对疾病以外的事很少关心。另一方面，由于久治不愈，疾病折磨，患者往往会猜疑自己患了不治之症，有的甚至凭自己一知半解的医学知识来判断自己的诊断、治疗是否有误，担心误诊，怕吃错药、打错针，产生不必要的疑虑。疑虑多发生在具有固执、敏感、多疑、自我关注等性格的患者。

（三）抑郁

内科疾病患者约有 80%出现不同程度的抑郁状态。长期慢性疾病的折磨，使患者丧失了部分或全部劳动能力和生活自理能力，严重地影响了工作、家庭和经济收入，容易对疾病的康复失去信心，患者认为自己是家庭的负担，而产生自卑、自责、抑郁心境；由于疾病反复发作，不断加重，疗效欠佳，常表现为情绪低落、失望、沮丧，失去治疗的信心，甚至丧失了生活的勇气，严重者有自杀意念或行为。

（四）孤独

孤独是指无依无靠或没有人陪伴的感觉。患者生病后，由于离开了工作单位、亲人及朋友，住进医院，周围都是陌生人，加上病房生活单调乏味，导致患者孤独与寂寞，感到无聊，度日如年。

（五）角色强化与依赖

部分患者由于担心疾病加重、病情反复等，过度依赖药物，不能按医嘱减量或停药和出院；部分患者行为退缩，沉溺于患者角色，习惯于医务人员和家属的照顾，表现过度依赖，拒绝承担力所能及的自理和家务活动。

（六）个性改变

慢性病患者由于长期忍受疾病折磨，身心疲惫，往往导致个性改变。如对医护人员提出过高要求，责怪医护人员服务态度差、技术水平低；对家人无故责怪与挑剔，埋怨家属不关心、不重视自己的疾病，对自己冷淡、疏远、没有精心照顾自己，并产生敌对、怨恨、愤怒、易激惹甚至转移发泄等情绪反应。

（七）抗药心理

内科住院患者因长时间的肌肉注射或静脉滴注，产生恐惧感，药物本身的不良反应，药物对血管壁的刺激作用、药效不佳等，导致一些患者拒绝输液、肌肉注射；一些患者挑选药物，拒绝原有药物。

二、慢性内科疾病患者的心理护理

护理人员应该紧紧围绕慢性疾病病程长、见效慢、易反复等特点，注意调节患者情绪，变换心境，安慰和鼓励患者，使之不断振奋精神，顽强地与疾病作斗争。

(一) 给予患者积极的心理支持

帮助患者面对现实、积极治疗，鼓励患者作好带病生存的心理准备。强化社会支持系统，调动医护人员、亲朋好友关心体贴和安抚患者。

(二) 心理护理与生理护理相结合

对慢性疾病患者的护理要做到身心护理相结合。慢性病患者由于疾病的影响会产生许多不舒适感受，如疼痛、发热、呕吐、便秘、呼吸困难等生理症状，这些症状会引发患者的不良情绪，护理人员要亲切安慰，妥善处理；医院对患者实施的各种检查和治疗，不仅造成患者生理上的影响，也同时带来心理上的不适与恐慌，护理人员应耐心解释，认真执行操作规程，动作轻柔，尽可能减轻给患者带来的痛苦；合理安排患者的饮食，在执行疾病的治疗性饮食的同时，关注患者的饮食习惯，注意食物的搭配和营养平衡，做到色、香、味俱全，并营造有利于就餐的环境条件，以增加患者的食欲，保证患者的营养供给，促进患者的舒适感受，增进有效的心理护理；组织慢性病患者读书、绘画、欣赏音乐、看电视、听广播等，活跃单调的病房生活，转移注意力，缓解身体上的不适，改善不良情绪状态。总之，对慢性病患者，要加强饮食、睡眠、排泄及各个方面的护理，减轻生理和心理上的不适。

(三) 帮助患者克服依赖心理

既让患者好好休息，又鼓励其进行适当的活动；既要劝患者安心养病，又要鼓励他们为日后恢复工作或社会生活进行准备，树立“我要康复”的动机。

(四) 针对性心理与行为指导

帮助患者正确认识慢性疾病的发生、发展、康复与转归的过程，全面分析患者消极情绪与行为发生的因素。协助患者识别对疾病的错误认知，并能觉察自己的情绪变化，保持积极乐观的情绪和积极向上的生活态度。对于抑郁情绪较重的患者，护理人员应帮助分析病情及预后，给予积极的情感支持并耐心劝导、鼓励患者倾诉，合理疏泄情绪，防止自杀；对于疑虑患者采取积极暗示、转移注意力、解释和适度的保证，安慰指导患者，鼓励与帮助患者树立生活及治疗的信心；指导角色强化患者和依赖性患者积极学习适应性行为，淡化患者角色，积极参与治疗和护理计划的制订，并实施“慢性病的自我管理”，提高生活质量；对挑剔易怒的患者，护理人员要理解患者，保持冷静，认真倾听，耐心解释，或暂时回避，避免直接冲突，待患者平静后，指出不良情绪的危害与后果，指导患者合理疏泄不良情绪的方法；根据患者的实际情况，指导选择积极的康复与身体锻炼方式，如散步、太极拳等，促使其康复及早日回归社会。

(张录凤)

第二节 外科手术患者的心理护理

在临床上，外科，妇产科、眼科、耳鼻咽喉科、口腔科、儿科等都应用手术这种有效的躯体治疗措施。手术为有创性治疗手段，手术过程中的组织损伤、出血、疼痛，术后功能丧失及并发症，经济损失，社会角色功能和生活质量的改变，对每个患者而言，都是强烈的心理应激原，常导致患者在术前、术中、术后各个时期出现不同程度的心理反应。当反应过于强烈时，会严重影响手术效果和术后康复。因此，了解手术患者的心理问题，提供有针对性的心理护理，对手术的顺利实施、术后康复、减少手术并发症等都具有重要意义。

一、手术患者的心理特点

（一）术前患者的心理特点

手术前多数患者有焦虑、恐惧和睡眠障碍等心理反应。患者表现为精神紧张、顾虑重重、失眠多梦，有的因过度焦虑而出现心悸、气促、胸闷、胸痛、手发抖、坐立不安、出汗等心身反应。研究发现，术前焦虑水平与术后疼痛的程度、镇静药的用量、住院时间呈正相关。

急诊手术和择期手术所引起患者的心理反应不尽相同。颅脑外伤、突发性意外情况的急危重症患者实施急诊手术时，因病情危重，面临着死亡的威胁，患者出于尽快摆脱病痛的折磨和求生的强烈欲望，对手术的恐惧退居次要地位，能以高度合作的态度和平静的心态等待手术。择期手术的患者，随着手术日期的临近，对手术的恐惧与日俱增，有的甚至超出了对疾病本身的担心程度。

1. 术前焦虑的原因

（1）患者不适应住院环境，对手术、麻醉过程缺乏认识，担心术中出血过多，发生麻醉意外，手术失败，甚至死亡的危险而恐惧和焦虑。如甲状腺手术患者因担忧手术损伤喉返神经、喉上神经所致的发音嘶哑而恐惧；女青年在额面部手术时，担心手术影响容颜而紧张焦虑。如果患者曾经历一次失败的手术，当年手术前后不愉快的心理体验可以重现，加重患者术前焦虑。

（2）对医护人员的技术水平不信任，或医护人员有过不良的言行态度，医疗设备落后，都可导致患者不同程度的焦虑、恐惧。

（3）害怕疼痛：30%患者术前害怕术中疼痛难忍，手术越小，患者往往越害怕手术期间的疼痛。

（4）其他方面的原因：担心手术增加家庭经济负担，如器官移植术本身费用较高，且术后还需长期使用昂贵的免疫抑制剂。此外，家庭关系、今后工作学习的安排等因素也可使患者紧张焦虑。如接受大手术的患者，通常把上手术台当作一场生离死别、牵肠挂肚的事情，尤其是有未成年子女的患者的这种心理活动尤为强烈。如子宫切除患者术前焦虑的主要原因为：担心性功能改变，担心术后形体改变，担心手术影响身体健康、体力难以恢复，担心病变恶化，担心术后切口疼痛和感染，担心医疗事故等。

2. 术前焦虑的影响因素 术前焦虑反应的程度受手术种类及大小、患者年龄、性别、经济状况、文化程度、人格特征、应对方式等影响。少年儿童与老年人的术前焦虑反应较重；女性患者焦虑相对较为明显；文化程度高的患者想法及顾虑较多；性格内向、多愁善感、情绪不稳定以及既往有心理创伤史，如早年母子分离、受他人虐待、夫妻不和等容易出现焦虑情绪；经济状况差者，焦虑情绪较重。

3. 术前焦虑与手术结果的关系 在临床工作中，有许多患者心理适应能力差，焦虑水平高，尽管手术非常成功，但术后自我感觉却长期欠佳。关于术前焦虑与术后心理生理适应之间的关系问题，Janis认为术前焦虑程度与术后效果存在着倒U字形的函数关系，即术前焦虑水平很高或很低者，术后的心身反应大且恢复缓慢，预后不佳；术前焦虑水平适中者，术后结果最好。这是因为高焦虑水平往往能降低痛阈及耐痛阈，使患者在术中或术后感受到更强烈的疼痛和心理上的痛苦，因而对手术效果感觉不佳；术前焦虑水平低或完全没有焦虑的患者，在心理上采取了回避和否认的心理应对机制，对手术的危险性、术后并发症的可能性及术后康复的艰巨性缺乏应有的心理准备，一旦面临不尽如人意的现实时，便一筹莫展，无法应对，甚至彻底崩溃，从而影响术后的恢复。术前焦虑水平适中的患者，在心理上能够对手术及其带来的种种问题有正确的认识和充分的准备，能较好地适应手术和术后各种情况，结果术后感觉较好，躯体恢复较为顺利。

（二）术中患者的心理特点

术中患者的心理反应主要是对手术过程的恐惧和对生命的担忧。手术时，患者置身于陌生的环境中，即使是熟悉的医护人员此时因口罩遮住面部也成了陌生人。手术中金属器械的碰撞声，话语不多的紧张气氛，对切口、出血情况的想象，内脏牵拉疼痛等都会使患者紧张和恐惧。紧张可导致血压升高，心肌耗氧增加，胸闷、胸痛与气促。

（三）术后患者的心理特点

1. 术后患者心理反应特点 多数患者因手术解除了病痛而心情愉快，即使有躯体不适和疼痛反应，也能积极配合治疗和护理。然而由于大手术可能引起部分生理功能丧失和体象改变，容易导致愤怒、自卑、术后抑郁、焦虑、适应性问题等。反复手术而久治不愈者心理反应强烈，患者因术后长期卧床、生活不能自理、不能恢复工作、孤独等原因，可继发严重的心理障碍。常见的术后严重心理障碍如下。

(1) 术后意识障碍：多在手术后2～5天出现，轻者仅表现为定向不全、应答缓慢、近事记忆障碍；重者伴视幻觉、恐惧感，可伤人或自伤。一般在1～3周内消失，少数可继发抑郁。手术所致创伤、失血缺氧、电解质紊乱、继发感染等均可诱发术后意识障碍的发生。

(2) 术后抑郁状态(postoperative depression)：表现为悲观失望，自我感觉欠佳，睡眠障碍，对日常生活不感兴趣，活动减少，自责自罪，有的患者有自杀意念，甚至出现自杀行为。多见于乳房切除术、颜面手术、眼球摘除术、甲状腺切除术、绝育术、子宫全切术、卵巢切除术、睾丸摘除术、肠切除术、截肢等手术后。患者因术后容貌、体象受到影响，躯体的完整性遭到破坏，或性功能受到影响而出现抑郁、焦虑等情绪反应。白内障摘除术、眼球摘除术等患者，因术后处于外界刺激隔绝状态而产生"感觉被剥夺感"的心理反应。四肢手术后不能行走运动的患者，易产生自卑、依赖、无能的心理反应。

(3) 术后持久疼痛：疼痛是一种复杂的生理心理反应。情绪因素在疼痛反应中具有很大作用。焦虑、抑郁能使痛阈减低而使疼痛加剧。一般情况下，手术伤口愈合后，功能恢复，疼痛即消失。如果患者疼痛持续存在，持续数周或更长时间，而又不能以躯体情况解释时，则成为一种术后不良心理反应。

少数患者术后持续疼痛的原因为自身心理素质不够健全，痛阈较低，不愿活动，食欲减退，处于术后抑郁状态。这类患者进入"患者角色"，感到有"继发性获益"(如因病而获得较长时间的休息和较丰富的营养，取得精神与物质上的满足等)，从而使其疼痛状态持续下去。

（4）术后精神疾病复发：因心理压力过重所致。

2. 影响手术预后的心理因素 除了疾病的严重程度、手术操作技术、术后护理以及有无并发症等因素外，以下心理因素也可直接或间接影响手术预后：①对手术不了解；②智力水平低，难以与医护人员进行有效沟通；③消极应对方式；④焦虑水平过高或过低，情绪不稳定、抑郁、缺乏自信心；⑤治疗和康复动机不足；⑥对手术结果的期望不切合实际。

二、手术患者的心理护理

（一）术前患者的心理护理

术前需评估患者的心理状态，了解存在的心理问题，为心理护理提供依据。术前针对患者的心理特点开展心理准备，可以有效地减轻患者的应激反应。术前心理护理措施如下。

1. 给予患者心理支持 针对术前患者精神紧张、焦虑、恐惧、担忧的心理，可采用倾听、解释、保证、指导、鼓励等支持性心理治疗技术，给患者提供有力的心理支持。

具体方法为：患者入院后，热情接待，详细介绍病房环境，消除陌生感；了解患者对手术的疑虑，耐心解答提问；介绍医护人员的业务水平和以往手术成功的经验；介绍手术目的、手术过程、术中配合方法、术后注意事项及可能发生的危险，使患者知道如何与医护人员配合。如可向患者说明胸腔手术后应努力咳痰，防止并发肺部感染；矫形手术患者术后应使躯体与肢体保持相应的位置和角度，避免畸形愈合；术后伤口疼痛，可使用止痛剂，但长期使用会产生副作用或导致成瘾。通过解释，使患者对术中、术后可能出现的情况有充分的心理准备，遇到问题时可采取积极的应对措施。

术前一天，手术室护士访问患者及家属，以了解患者的病情、社会背景、文化程度、职业及对手术的心态，通过交流沟通，解除患者对手术的疑虑，消除患者对手术室护士的陌生感，为术中配合打下基础。

2. 建立良好的护患关系 以赢得患者和家属的信任，增强患者对手术的安全感，使其情绪稳定，以良好的心态积极与医护人员配合，顺利完成手术治疗。

3. 应用行为控制技术，及时减轻患者术前焦虑 常用的行为控制技术如下。

（1）放松训练：可采用肌肉松弛训练法、腹式深呼吸法，帮助患者减轻焦虑和恐惧心理。

（2）示范法：通过学习手术效果良好的患者是如何克服术前恐惧，取得满意效果的实例，掌握战胜术前焦虑的方法。可采用观看如何克服术前焦虑的录像片，或请手术成功患者介绍自己的经验的方式进行。

（3）认知行为疗法：患者术前焦虑反应的程度和方式取决于患者本身对手术的感受和认知，因此，可帮助患者改变其认知偏差，以减轻焦虑反应。

（4）催眠暗示法：在日常医疗操作过程中，医护人员多采用催眠暗示性质的正性暗示语，可增加患者的安全感，降低心理应激的程度。

4. 帮助患者获得有力的社会支持 对患者家属及朋友讲解手术意义、方式、术后护理、预后等外科知识，指导他们在精神上和经济上支持、帮助患者，给患者以温暖和勇气，从而减轻患者的术前焦虑。

5. 保证充足睡眠 术前应设法保证患者充足的睡眠，必要时按医嘱给予抗焦虑、镇静安眠药物。

(二) 手术过程中患者的心理护理

患者进入手术室时,巡回护士应在门口热情迎接和亲切问候;进入手术室后,护士应将关爱融于护理操作中,从而减轻患者的恐惧与陌生感。手术室环境应保持整洁寂静,床单无血迹,手术器械要掩藏,医护人员谈话应轻柔,遇到意外时要保持冷静,切忌惊慌失措,大声喊叫,以免产生消极暗示,造成患者紧张。当患者在清醒状态下接受手术时,医护人员应注意不说令患者感到恐惧和担心的话,“出血太多,止血困难”,以及“病变切除困难”等;及时听取患者的反应,并给予积极的心理支持;可视具体情况,与患者对话,嘱其深呼吸,以分散注意力,从而减轻手术过程中的紧张和恐惧。

(三) 术后患者的心理护理

应根据患者病情和心理反应的特点,着重在以下几个方面进行。

1. 及时反馈手术信息 在患者麻醉清醒后,护士应告知手术顺利完成,达到手术目的,让患者放心。应向患者传达有利的信息,给予心理支持和安慰。在病情许可的情况下,把切除的病灶给患者和家属看,使其认识到病根已切除并获得安慰。对手术过程不顺利,或病灶未能切除者,应注意告知的时机与方式。

2. 处理术后疼痛等不适 观察患者的心理状态和情绪反应,对术后疼痛、睡眠不佳、情绪烦躁等问题,应积极处理。患者术后的疼痛强度不仅与手术部位、切口方式和镇静剂应用得当与否有关,而且与个体的疼痛阈值、耐受能力及对疼痛的经验有关。意志薄弱、烦躁及疲倦可加剧疼痛,噪声、强光、暖色调会增加患者对疼痛的敏感性。护士应告诉患者术后 24 h 内疼痛最明显,2～3 天后逐渐缓解,使患者有充分的心理准备;观察患者的面部表情,鼓励其用言语表达疼痛;遵医嘱适当应用止痛剂,并教会患者及家属使用止痛剂的方法;指导患者利用非药物措施,如听音乐、数数字等分散注意力的方法以减轻疼痛;处理好其他心理症状,如焦虑、抑郁等,均有助于疼痛的控制。

3. 帮助患者克服抑郁、焦虑等负性情绪 术后患者出现焦虑、抑郁等情绪的原因很多,除了前面已提到的,还有的是评价自己疗效的方法不当所致。比如,多数患者通常将自己与做过相同手术的患者比较,或者是与自己术前对术后疗效的期望比较,导致术后感觉不良。此时,护士应进行心理疏导,告诉患者要根据自己的病情特点、手术情况及术后检查情况来评价,使其认识到自己正在康复之中。同时需强化患者社会心理支持系统,鼓励其亲人及朋友关心安慰患者,勤探视,这有利于克服其消极情绪。

4. 帮助患者做好出院准备 大多数患者伤口拆线后即可出院,但其各方面功能尚未完全恢复,故应向患者进行出院后自我锻炼、饮食、心理调适等方面的健康教育。子宫、卵巢切除、截肢等患者可导致其心理上的重大创伤,护士应同情和安慰患者,给予心理支持,鼓励患者勇敢地面对现实,积极对待人生,自信、自强,克服困难,尽快恢复自理和工作能力。

知识链接

器官移植者的心理护理

器官移植如肾移植、肝移植、角膜移植、心脏移植等在生物医学方面的研究已取得长足发展。器官移植对受者而言，不仅是一个手术，更是一系列艰难的心路历程。接受器官移植的患者一般要经历评估、等待、手术、术后监护、出院和随访 6 个时期，各个时期患者的心理状况有不同的特点。患者从移植前长期受到疾病折磨的忧虑、痛苦，经历提议器官移植的愤怒、否认、不信任，到等待器官移植时的缺乏耐心、挫折感、因生死不确定而导致的焦虑和抑郁，直至器官移植后重获新生的喜悦，对发生排斥反应的担心，都可能影响器官移植的顺利完成及术后康复。

一、器官移植者的心理反应特点

器官移植后供者和受者都会产生一定的心理反应，以下是受者的心理反应。

1. 受者术前的心理反应　器官移植前，患者既存在希望的心理状态，又存在焦虑、抑郁、恐惧等情绪。由于供者器官来源不足，许多移植患者需要等待数周、数月或数年，等待时间的延长、对未来生死的不确定而抑郁和焦虑。

一般而言，父母捐器官给子女者，受者的心理反应比较自然，而不至于发生严重的心理症状；当供者为兄弟姐妹时，容易影响受者的心理而导致忧郁和焦虑。

2. 受者术后的心理反应　器官移植术后，受者可产生生理和心理排斥反应。当供体是活着的亲属时，不良心理反应率高，而当供体为死者时，不良心理反应率较低，其原因尚不清楚。受者的心理状态受移植器官在体内功能的影响很大，尤其是排斥反应，长期使用免疫抑制剂、发生其他并发症等都可引起心理或精神症状，尤以抑郁和焦虑常见，有的甚至产生自杀意念或行为。此外，心理压力、应付方式、社会心理支持状况、经济状况和人格特征对患者的心理均有很大影响。器官移植受者术后整个心理反应过程可视为将新脏器合并为身体的一部分的过程，即心理同化过程，可分为三个阶段，即异体物质期、部分同化期及完全同化期。

(1) 异体物质期(foreign body stage)：多见于手术后初期。受者感觉新脏器是个异体，难以接受，总摆脱不了“异物侵入感”，觉得机体的功能与“异体”不协调，自己身体的体象及完整性受到破坏，因担心自己的生命安全而恐惧不安，为自己脏器丧失而忧郁、悲伤。部分患者的心理排斥反应还受到供者与受者间关系的影响。如供者与受者原先有矛盾，有的受者会从心理上厌恶这一脏器。曾有报道一例肾移植术后情况良好的患者，在 3 个月后突然获悉移植肾来自其平时深恶痛绝的亲属，自此患者陷入很深的抑郁中，随之肾功能不佳，最终因肾功能衰竭而死亡。部分患者感到依靠别人的器官生存而产生负罪感。

(2) 部分同化期(stage of partial incorporation)：患者逐渐习惯其新脏器，异体印象逐渐消退，减少对其过分关怀及关注。

(3) 完全同化期(stage of complete incorporation)：受者已很自然地接受新脏器为身体的一部分，除非被问及或检查，他不会提到其存在。新脏器已被统合在受者的身体及自我(ego)的内部意向(internal image)里。受者喜欢打听供者的情况，希望详细了解使其获得第二次生命者的全部历史、特征，甚至生活琐事，并因之发生心理的改变。如女性患者移植男性肾脏后，心理活动变得男性化；反之亦然。

器官移植后，受者需要终身服用免疫抑制剂、长期随访，并在医护人员指导下坚持治疗和保健，才能预防排斥反应和感染等。

二、心理护理

（一）术前心理护理

给予患者心理支持，向患者介绍手术过程，器官移植技术的科学性、可靠性和延长生命前景的展望，帮助其顺利度过等待器官移植的日子，减轻面临手术的焦虑。鼓励家人给予足够的心理支持，合理安排生活，早期进行经济上的评估，可使患者无后顾之忧。

（二）术后心理护理

定期观察患者的心理状态和情绪反应，及时处理术后疼痛、睡眠不佳、情绪烦躁等问题。通过解释，使患者了解术后使用免疫抑制剂的作用与副作用、常规检验指标的正常值范围以及自身情绪变化对机体免疫功能的影响。适当安排文娱活动，减少患者对移植器官的过分注意，帮助患者重新恢复正常的人际关系和社会生活。做好康复宣教工作，指导家属配合做好患者的心理和躯体护理。出院前，向患者及家属指导术后活动程度、按时按量服用免疫抑制剂的重要性、排斥反应的表现、预防感染的方法、随访时间等。

加强器官移植患者的社会支持。社会支持能有效地缓解移植后患者的心理压力，提高患者的生活质量，提高患者对术后治疗的依从性。国内通过"移植之家""肾友会"和"肾友之家"对患者进行健康教育、回访服务、联谊活动，提供社会心理支持，帮助患者顺利进行患者角色的转化，如："移植之家"的一位肾友，由于移植物失去功能而心灰意冷，在周围肾友的鼓励下，他认识到，无论多么困难，生存的意义永不会丧失。后来，这位肾友接受了第二次肾移植手术，并取得了良好的效果。

案例引导

心理护理的体会

以下是某医院手术室护士对心理护理体会的自述。

我刚到麻醉科工作，遇到一位年轻患者正在接受阑尾切除手术。当时，麻醉效果很好，可他还是很不安，他的手不停地攥紧又松开，血压也渐渐升高。我让他别紧张，放松一点。他却用期待的目光望着我，下决心似地说："握住我的手吧！"当时吓了我一跳，怎么也想不到他会提出这样的要求，以为是自己听错了。"握住我的手吧！"他又说了一遍。看着他那只血管暴起、石头也能捏碎的手，我不由自主地把手藏在了身后："对不起，我很忙，你做深呼吸吧。"他真的做起了深呼吸，不过只是急促地、浅浅地呼吸了几下，没有什么效果。这时，我已经悄悄地走开了。

事隔不久，我的好朋友来做剖宫产。手术刚刚开始她便不安起来，"握住我的手吧！"她也这样说，我极爽快地答应了。手和手握在一起的时候，她平静下来了。握手竟有这么神奇的作用，这是我万万没有想到的。胎儿取出时，她呼吸急促："别怕，做做深呼吸。”她也是浅浅地呼吸了两下。突然间我意识到，在这种情况下，她已经不知道怎样做深呼吸了。“来，和我一起做深呼吸。呼——，吸——，呼——。”她的呼吸调整效果很好，手术极为顺利。

朋友被推回病房了，我的心却久久不能平静。那位接受阑尾切除术的年轻人期待的目光又浮现在我的眼前。他那时和她一样的不安、期待，一样地不会做深呼吸，却因为我的不同态度，产生了不同的结果。在患者承受着巨大心理压力、惶恐不安的时候，仅靠几句简单的指导很难尽快地缓解患者的恐惧心理。可是，握手并带他们一起做深呼吸，却能使他们平静、松弛下来，这是为什么呢？在意识清醒状态下手术时，许多患者除具有焦虑、紧张、恐惧的心理外，还会出现依赖心理增强的现象，表现为行为的退化、情绪的幼稚，有时还会出现“童心复萌”的表现。他们会像孩子寻求安慰一样，要求护理人员握住他们的手，这是巨大的心理压力下表现出来的强烈的安全需求。在这种情况下，作为一名手术室的护士，就要以患者为中心，正确理解手术患者的心理变化，满足他们的需求。握住患者的手，这一简单的动作、无声的体态语言，让患者体会到护理人员的关心和体贴，使他们有温暖、亲切的感觉，产生安全感，从而缓解了紧张的情绪。

此外，手术的刺激和组织牵拉，会使患者惶恐不安、感觉不适，表现为呼吸急促、血压升高。因过度紧张，他们往往不能自我调节呼吸。这时，让患者握住我的手，随我一起做有规律的深呼吸运动，呼吸的调节使他们的身心处于松弛状态，同时，患者的注意力也从手术中转移到呼吸，这样患者很快地平静下来。可以说，在关键时刻，护理人员身体力行地去做，比简单的宣教好得多。

点评：这个简单的案例给我们很大的启发，心理护理其实既不神秘，也非高深莫测，护士的一个眼神、一个手势、一个动作，都是对患者的心理支持，能增强患者战胜疾病的勇气和信心，这是心理护理的有机组成部分。

（周　英）

第三节　妇产科疾病患者的心理护理

在现代社会中，婚姻、家庭和激烈的社会竞争，使女性承受着巨大的心理压力。而女性独特的生理特点和疾病特点，决定了女性在经历月经周期、妊娠、分娩等生理活动和疾病过程中要承受着来自生理、心理和社会的压力，使女性心理变化极其复杂，直接影响到女性的身心健康。由于女性具有敏感、细腻的心理特征，当不同年龄、不同社会层次的社会女性在转变为患者角色时，她们的心理状况多种多样，而同为女性的护士在工作中要以理解的态度，针对患者各种心理特点做好相应的护理。

一、妇科疾病患者的心理特点及心理护理

（一）妇科疾病患者的心理特点

1. 羞怯心理 受传统观念的影响，妇科疾病患者，特别是农村患者，患病后怕引起他人误解而非常紧张，不能及时求医。在医生面前，羞于启齿，不愿述说自身的症状和感受，有疑问也不愿向医护人员咨询。在疾病诊疗与护理过程中，因疾病部位的暴露而感到羞怯和不安，甚至讳疾忌医。如妇科检查是患者入院后难以回避的项目，有相当多的病员会感到羞愧，尤其是遇上男医生检查，会感到窘迫、羞涩、紧张不安。一些上了年纪的患者更会手足无措、进退两难。

2. 焦虑、恐惧心理 许多妇科疾病一般都要进行手术治疗才能治愈，比如子宫肌瘤、卵巢囊肿等，手术会摘除部分内生殖器官，如子宫、卵巢。患者会担心自己术后丧失生育能力，特别是未婚或者无子女的患者，心理负担更重。有些患者会担心切除子宫、卵巢后丧失女性特征，会引起早衰，发生性生活障碍，以致影响夫妻感情和家庭幸福，从而产生严重的焦虑和恐惧情绪。妇科疾病对患者及其家属都会造成极大的精神压力，部分患者的丈夫对妻子的疾病表现出过度关注和担忧，严重影响了患者的心理状态和治疗。妇科疾病患者由于对妇科检查和治疗常识知识缺乏了解，担心疼痛，担心疾病带来其他不良影响。特别是年龄相对较轻的患者，如实施子宫、卵巢切除术，经常出现心理上的损失感和不完整感，会导致严重的“阉割性焦虑”。

3. 抑郁、自卑心理 受传统生殖观念和妇女社会角色的影响，女性往往把不孕视为一种生理的缺陷，不孕的女性要忍受来自家庭及社会的歧视、嘲讽以及种种不公平的待遇，心理上长期处于一种孤独、苦闷、压抑的状态，产生自卑、自责心理。另外性病患者由于道德问题受到社会及家人的歧视和误解，也会出现严重的抑郁、自卑的心理现象。

（二）妇科疾病患者心理护理

1. 建立良好的护患关系 妇科护理人员与患者同为女性，对疾病、家庭或情感等问题容易相互理解和影响。护理人员要以积极的心态影响患者，建立和谐、信任的护患关系，尊重患者的人格，关心同情患者，理解患者的痛苦，与患者形成情感共鸣，取得患者的信任，便于患者倾吐心声，迎接疾病和生活的挑战，并在护理操作中注意保护性医疗制度，保护患者的隐私，减轻患者的心理压力。

2. 恰当的解释和指导 患者因为缺乏医学知识，对自己的病情一知半解，容易丧失治疗信心，情绪低落、抑郁。护理人员要善于观察和了解患者的心理反应及需求，通过多种方式向患者介绍疾病的病因、症状、预后等相关知识，并针对患者提出的有关疾病、诊疗、预后及康复方面的疑虑做出恰当的解释与指导，提高其对疾病的认识，放下思想包袱，稳定情绪，增强疾病治疗的信心。

3. 积极的社会支持 心理护理不可忽视社会环境对患者的影响，利用其家属、好友、单位同事对患者的关心帮助，使患者尽快适应医院这一新环境，另外，还可利用同室病友的现身说法，帮助患者认识疾病。家属尤其是配偶的关心、鼓励和支持能使患者的心灵得到很大的安慰，使她们积极地配合接受治疗。

案例引导

子宫颈癌患者的心理反应

某患者，女，45岁，已婚，初中毕业，下岗工人，儿子是在校大学生。丈夫为职员，夫妻关系和睦。患者1年前性生活后出现阴道流血，量少，未介意。以后逐渐加重，患者随之处于紧张和焦虑状态，担心患有严重妇科疾病或癌症，但又不时怀有侥幸心理，因羞于启齿没有向家人提起，由于担心妇科检查和治疗费用等问题，也未进行检查和治疗，独自承受疾病的痛苦。近2个月阴道排液增多，稀薄如米泔样，有腥臭味，明显消瘦，不得不到医院检查。经宫颈活检确诊为子宫颈鳞癌而入院。得知患癌的消息，患者极度恐惧，担心儿子学业没完成自己就死亡，担心家庭无力承担治疗费用，反对手术和化学药物治疗，忧虑子宫切除后影响婚姻生活，担心化疗引起的副反应，陷入恐惧和沮丧之中不能自拔。请思考如何对该患者进行心理护理。

二、孕产妇的心理特点及心理护理

随着社会的发展，孕产妇的保健逐渐完善，孕产妇在怀孕期间、临产时的心理反应和心理护理越来越受到医护人员的重视。分析不同孕产妇的心理特点，实施针对性心理护理，不仅关系到孕产妇的身心健康，而且对产妇克服分娩时的障碍及产后康复有重要意义。

（一）孕产妇的心理特点

1. 焦虑与期待 所有母亲和家庭都盼望平安顺利地生育一个健康、漂亮的婴儿。但由于怀孕早期的妊娠反应，有些孕妇会出现严重的呕吐和身体不适的感觉，往往会产生紧张、焦虑的情绪。

2. 恐惧与苦恼 分娩是一个正常的生理过程，但对产妇，特别是初产妇而言，却是强烈的应激过程。很多初产妇接受过关于分娩的负面信息，有的产妇担心孩子有缺陷，担心自己过去接触过有毒物质会不会对胎儿产生不良影响；患过病的妇女担心自己服用过的药物会影响到胎儿的发育，特别是有高血压、心脏病的孕妇担心怀孕会加重自身的病情，同时还会影响到胎儿的健康成长；高龄的孕妇则担心会生个畸形儿，同时又担心分娩时会难产；胎位不正的孕妇会担心剖宫产的麻醉影响胎儿。诸如此类的担心以及待产室陌生的环境，常使产妇处于恐惧不安的心理状态中，直接影响产程的进展，容易导致胎儿缺血缺氧，出现胎儿宫内窘迫。

3. 抑郁与沮丧 部分产妇在产后心境低落、抑郁，甚至发生产后抑郁症，这与产褥期雌激素和黄体酮急剧下降有关，也与分娩过程、丈夫与家人的态度及本人的健康状态和个性特点等有关。由于社会上重男轻女的封建意识仍然影响一部分人的思想和行为，有的产妇因为生了女孩受到歧视，个别产妇因为新生儿畸形或分娩意外出现新生儿损伤、死亡等情况，产生抑郁心理，有自责、愧疚的感受，认为对不起自己的孩子和丈夫。

（二）孕产妇的心理护理

1. 围生期保健指导 研究表明，有心理准备的孕妇与没有心理准备的孕妇相比，前者的妊娠生活较后者更为愉快、顺利、平和。同时，她们的妊娠反应轻，孕期中并发症较少，胎

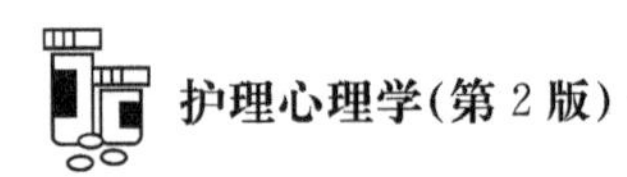

儿健康成长在优良的环境中,分娩时也较顺利。因此,医护人员要做好围生期保健指导,宣传妊娠前期、妊娠期、分娩期、产褥期、新生儿期孕产妇的保健知识,结合心理健康指导,调节孕产妇心理状态,维持最佳心境,增强信心,以确保优生优育。

2. 针对性心理护理 医护人员应针对孕产妇的心理反应,分析导致不良情绪反应的因素,主动给予解释、安慰、鼓励、保证和指导。正确认识妊娠与分娩,克服焦虑、恐惧、抑郁等不良情绪的影响,鼓励其建立信心;协助孕产妇通过放松疗法,如倾听一些轻松的音乐,以转移其注意力,缓解心理压力;对分娩意外或婴儿意外的产妇,避免接触亲子关系的氛围,减少或避免精神刺激,帮助她们重新面对生活,以减轻其心理压力和失去孩子的痛苦。

3. 积极的情感支持 为产妇提供最人性化的服务,在待产过程中允许家属陪伴,满足其情感需求;运用沟通技巧,调动社会支持系统的作用,营造温馨的氛围,告知家属不要在孕产妇面前流露不良的情绪,增进夫妻、婆媳关系,促使家人尤其是丈夫经常关心、安抚孕产妇,让孕产妇时刻感到家庭的温暖,消除焦虑、恐惧和抑郁情绪。

案例引导

一位孕产妇的心理反应

李某,女,33岁,妊娠39周,因发生子痫而住院。入院后经解痉、镇静等治疗,行会阴后-侧切开术,胎头吸引助产一个女活婴,现产后2天,母子健康。产妇情绪低落、失眠,时常哭泣。以下是李某的自叙。

我28岁结婚,还没从疲惫的婚前准备中挣脱出来,双方父母就开始急着抱孙子了。从他们急切的眼神和欲言又止的话语中,我感受到了压力。匆忙买回一整套有关育儿准备的书籍,并按要求采购了一大包叶酸、维生素、钙片等营养药物,开始了孕前的营养补充,然后就静等怀孕的消息。

但事与愿违,一年过去了,一点征象也没有,在公婆急切要求下,我和丈夫不得不去医院检查,结果是丈夫完全正常,我的子宫稍微后倾,并不影响怀孕。面对这一结果,我以为再也不用去医院了,可是接下来却是我要独自面对反复的检查和无休止的中药治疗,在每天吞下的苦水中有多少泪水和无奈啊,在这无尽的折磨中,我很少感觉到生活的快乐,工作中也经常走神,我开始厌倦、回避,把自己看成有缺陷的人,生活在自卑与自责中。

就在我已经崩溃放弃的时候,却得知怀孕了,这个消息让我感到从未有过的惊喜,终于苦尽甘来了,怀孕初期的妊娠反应也相对轻了。在无比幸福和期待中,忧虑又随之而生,大量服用中药会不会导致胎儿畸形、会影响胎儿健康吗?虽然科学已经证明,生男生女主要是丈夫的原因,但婆婆和丈夫无意间有关“男孩”“女孩”的对话还是让我背上了思想包袱,担心生女孩引起夫家和丈夫的嫌弃,整天处于恐慌和焦虑之中,在煎熬中我经常感觉头痛、头昏,医生告诉我有妊娠高血压。天啊,会出现难产吗?母子会有生命危险吗?甚至产生了怨恨情绪,怨恨丈夫的冷漠,对我缺少关心。

终于盼来了分娩,但产前疼痛和医生的漠视使我更加紧张和恐惧,他们的技术可靠吗?他们会尽心帮助我吗?在极度的紧张中被推进分娩室。我的大脑一片空白,不知道怎样用力,怎样配合。在助产士的厉声斥责下,不得不选择会阴后-侧切开术生下了我的宝贝女儿。

我好像经历了生与死的考验,从死亡边缘爬了回来,好在母子都平安,应该值得庆幸。但从婆婆和丈夫平淡的问候和失望的眼神里,我越来越感到沮丧和压抑,我就是想哭……

(张录凤)

第四节 重症监护患者的心理护理

重症监护病房(intensive care unit,ICU)是对危重患者实施严密监护和集中治疗护理的场所。一般用于抢救急性呼吸功能衰竭、肾功能衰竭、急性心力衰竭、多器官功能衰竭、心脏骤停、大出血、休克、重型颅脑损伤、昏迷、急性中毒、意外伤害等病情垂危的患者。重症监护患者由于发病急、病情严重随时面临生命危险,其心理活动极其复杂,所以护理人员在给患者实施救治与护理时,应做好心理护理,消除其焦虑、恐惧、孤独等情绪,提高救治的成功率,促进患者康复。

一、引起重症监护患者不良心理反应的原因

(一)环境因素

重症监护病房的特殊环境,如亲人难探视或陪伴、病友间缺乏交流、昼夜灯火通明、目睹同室病友的抢救和死亡、各种监护仪器设备及报警的声音、有关各种病情的谈论、紧张的抢救氛围、患者痛苦呻吟声等,使患者产生较大的心理压力,出现烦躁不安、紧张、寂寞、孤独、恐惧等情绪反应。调查发现:50%的患者认为护理人员关心的不是患者本身,而是身旁的监护仪器的变化,使患者备受冷落,特别是全喉切除及气管切开等建立人工气道的患者,因失去语言功能,不能与医护人员进行情感交流,孤独感尤为严重。

(二)疾病因素

疾病的突发性和危重性使患者容易产生焦虑和恐惧,疾病带给患者难以忍受的痛苦、疼痛和睡眠障碍,都可加重心理应激反应。有些急危重症患者,伴有不同程度的心理活动异常或精神异常,尤其是心、脑血管疾病的患者,精神异常的发生率更高。这主要是由于患者的心功能代偿不良而导致继发性脑供血不足及脑缺氧或脑自身的病变所致,除临床上表现为不同程度的谵妄外,还会出现类似神经官能症的症状,如情绪不稳、莫名的恐惧、焦躁不安、易疲倦、萎靡不振、抑郁、睡眠障碍等。

(三)认识因素

由于患者起病急、病情危重、变化快、并发症多,大多数患者缺乏心理准备,难以接受和

适应严重病痛、短期内角色转变等,出现强烈的内心冲突或惶恐不安,丧失安全感。如心脏骤停患者的心理反应是最典型的,据报道:心脏骤停患者在复苏后1个月内,常出现记忆力差、噩梦多、担心心脏骤停再次发生或突然出现意外,独自一人时即有难以排遣的恐惧或焦虑之感,对医护人员和亲人的依赖性明显增强。

(四) 意外伤害因素

一些意识清醒的患者,面对突发的意外伤害,首先出现急性心理创伤后"情绪休克",表现为意外的镇静、表情淡漠、无主诉、不呻吟,对外界事物无动于衷、冷漠。在得知有生命危险后表现为极度的激动、恐惧、悲伤、抑郁等心理反应,希望得到及时、安全、可靠的救治,会关注治疗效果,想了解病情,得到护理人员的重视和关注。若治疗效果不佳,患者可表现为沮丧、悲观绝望、不配合治疗,特别是因意外导致肢体瘫痪、截肢、重要脏器摘除、头面部毁容等患者,心理反应更为严重,甚至产生自杀倾向。

(五) 治疗因素

患者救治过程中采用强迫性体位、使用心电监护、吸氧管、气管插管、鼻饲管、导尿管、引流管、持续性静脉输液管等,使患者有一种强迫静卧和捆绑感,严重时可产生无助感、绝望感、反应淡漠、沮丧、抑郁等情绪反应。呼吸功能衰竭的患者,由于气管切开、使用呼吸机等,常出现精神紧张,感觉喉头阻塞、胸部重压、"气"不够用,而且患者由于语言表达和体位变动受限,影响了患者向他人表达自己意愿或与他人交往的需求,容易导致不安全感,表现出忧郁、焦虑和恐惧等反应。另外,患者实施治疗过程中,某些药物可影响大脑功能,致患者出现不良心理反应。例如:使用利多卡因治疗心律失常时,如果静脉给药过快或是心脏病患者出现心功能不全,继发脑缺血、缺氧时,大多患者可出现不同程度的谵妄;慢性心功能不全引起代谢紊乱,导致慢性中毒,也可出现情绪的抑郁、疲倦、萎靡不振等。

二、急危重症患者的心理特点

临床观察表明,急危重症患者由于病情危重,随时面临生命危险,心理活动极其复杂,其心理特点又存在一定的共性规律,依据进入重症监护病房的时间,患者的心理反应通常表现出以下特点。

(一) 焦虑、恐惧

多数患者进入监护室后1～2天,可出现明显的紧张焦虑和恐惧。焦虑和恐惧的产生与特殊环境因素有关,如监护设备的连续照明、24 h昼夜不分的医护工作,紧张的抢救氛围,身上留置的各种导管和换能装置造成的压迫感、活动受限,缺乏亲人陪护,目睹同病房患者因抢救无效而死亡等。急性心肌梗死的患者可因持续剧痛而产生濒死的极度恐惧和惊慌失措;急诊入院患者因突然面对陌生环境与人,易产生"分离性焦虑";伤残患者因身体完整性受损,易产生"阉割性焦虑"。

(二) 否认

患者进入监护病房后第2天即可出现否认心理,第3至4天达高峰。据调查约50%的患者可出现否认心理,患者否认自己患病或不认可其疾病的严重程度,认为无需入住监护病房,要求撤离监护病房或出院。短期的否认可缓冲患者过度紧张焦虑的情绪,对暂时维持心理平衡具有积极作用，但长期存在否认心理则不利于患者适应、战胜疾病和康复。

（三）孤独、抑郁

约30%的患者在入住监护室的第5天出现孤独和抑郁情绪。其主要原因为：患者与外界隔离，生活单调乏味；病友间因病重缺乏交流；离开亲人及朋友，家属探视或陪伴受限；医护人员忙于抢救而忽视与患者交流；担心自己病重失去生活、学习、婚姻和前途。常表现为消极压抑、悲观失望、自我评价降低、孤僻寡言，孤立无助，严重时可出现自杀行为。

（四）愤怒

意外受伤者因感觉委屈而愤怒；不治之症者因抱怨命运不佳、倒霉而愤怒。常表现为烦躁不安、敌意仇恨、吵闹、爱挑剔、行为失控，并伴有脉搏加快、血压升高、血糖升高等。

（五）依赖

监护病房给患者在心理上带来一种安全感，有些患者当需要其撤离监护病房时，由于缺乏足够的心理准备或已对监护病房产生心理依赖，极不愿意离开监护病房。

三、急危重症患者的心理护理

（一）针对负性情绪的心理护理

负性情绪可影响病情复发、恶化的可能，保持患者稳定的情绪是心理护理的首要工作任务。主要的心理护理措施为：①热情接待患者，介绍监护病房的环境及规章制度，解释入住监护病房的必要性和暂时性，说明各种监护仪器使用目的及使用中可能发出的响声，消除患者恐惧心理；②询问患者病情，沉着冷静、有条不紊、技术娴熟地进行抢救与护理，忌在患者面前手忙脚乱、惊慌失措、大呼小叫，应给患者信任感和安全感；③避免在患者面前谈论病情，如不能在患者面前说“病情太重”之类的话，以免引起不良情绪；④理解患者的愤怒情绪或过激行为，尽量让其合理宣泄，缓解心理压力；⑤告知家属勿在患者面前流露悲伤情绪，以免增加心理负担，影响病情。

（二）针对否认的心理护理

对患者短期的否认，护理人员可不予纠正，但患者持续存在的否认，则应引起注意。告知患者疾病并不因否认而消失，反而会使病情蔓延或加重。护理人员应耐心解释其入住监护病房有利于疾病恢复，帮助纠正认知偏差，更好地配合救治。

（三）针对依赖的心理护理

患者对已习惯的监护病房的环境和护理人员的特殊照顾产生心理依赖。依赖虽有助于患者的遵医行为，但过度依赖反而会影响患者的主观能动性和疾病康复。因此，护理人员对即将撤离监护病房的患者，应耐心倾听其述说，告知病情已好转、普通病房也有抢救设备，消除顾虑，必要时逐渐减少患者在监护病房所受的特殊照料，为撤离监护病房做好心理准备，让其逐步摆脱依赖。

（四）优化环境

护理人员应为患者创造整洁美观、安全舒适的治疗环境。如：采用柔和的灯光；控制合适的温度、湿度；控制监护设备噪声；在患者视野范围内安置一个时钟和日历，使其能保持时间观念。

（五）加强护患沟通，给予心理支持

护理人员应灵活地运用语言与非语言沟通技巧，对语言沟通障碍者，如呼吸机治疗、气管切开的患者，应注意观察其表情、口形、手势、身体姿势，必要时运用实物图片、文字书写进行沟通。对于病重、反复发作者，应帮助其正确认识和对待疾病，给予安慰、鼓励和心理支持。同时也可请康复者现身说法，增强其战胜疾病的信心。

（李艳玲）

第五节　癌症患者的心理护理

癌症的发病率和死亡率正在逐年上升，已成为人类当前最主要的死因之一。癌症的病因十分复杂，许多发病机制还不十分清楚。有关研究提示，心理社会因素与癌症的发生发展密切相关，而且癌症患者的不良心理反应与应对方式对其病情的发展和生存期有显著的影响。妥善处理癌症患者的心理问题，能提高他们的生存质量。

一、癌症患者的心理问题

尽管现代医学对癌症的诊断和治疗取得了显著的进展，但癌症患者仍然面临着死亡的威胁，而且在癌症治疗与康复过程中，手术创伤、放疗、化疗及药物副作用或并发症给患者带来很大痛苦和经济负担，多数癌症患者都会经历一个心理失衡的过程。一般依据癌症的诊断、治疗和转归可将患者的心理反应划分为以下四个阶段。

（一）诊断阶段

在体检或疾病检查中被怀疑患有癌症，患者会非常震惊、茫然和不知所措，当震惊过后，往往会通过逃避、否认或幻想的心理防御机制来缓解诊断带来的痛苦。一方面回避疾病，隐瞒病情，继续正常工作，或心存侥幸，否认医生的诊断，到处求医，重复检查，幻想得到相反的诊断结果；另一方面，又担心癌症诊断被证实而惶恐不安，烦躁、紧张、焦虑。患者对于癌症的最初的否认，具有一定的积极意义，但长期否认，就会延误或丧失最佳治疗时间。

（二）确诊阶段

癌症一经确诊，很多患者将联想到“不治之症”和“死亡”，因而产生恐惧、敌视和愤怒的情绪反应。有的患者表现为怨天尤人、迁怒发泄，可能出现攻击行为；有的患者痛恨命运的不公，悲观、沮丧，甚至产生自杀的意念；有的患者过度压抑或压制自己的情感，患者只是有意识地克制自己的情绪，外表上表现出无所谓，但却不愿涉及自己真实的情感，压抑往往加重患者的心理负担，引起更复杂的消极反应。

（三）治疗阶段

随着时间的推移，多数患者被迫接受癌症的事实，积极配合医生进行治疗，但在此过程中，癌症患者始终处于希望与绝望的矛盾情绪中，任何病情变化及治疗的反应均引起情绪上的巨大波动，很易产生恐惧、抑郁、沮丧和绝望的情绪。

1. 侥幸与幻想 有的患者心存侥幸，寄希望于民间偏方，希望发生医学奇迹，身体恢复到以前完全健康的状态。

2. 合作与依赖 多数患者的心境逐渐趋于平衡，无可改变的事实迫使他们与疾病妥协，生存的欲望使他们愿意接受治疗，依赖医生减轻自己的痛苦，希望病情得到控制，并渴望医护人员能使其生命得以延长。

3. 焦虑与恐惧 在治疗过程中，由于对疾病有关知识的缺乏，以及手术、放疗、化疗带来的痛苦，癌症患者对疾病的治疗存在严重的焦虑和恐惧，当知道自己身患癌症时，他们担忧、害怕、恐惧。研究表明，80％晚期癌症有剧痛，晚期癌症患者的焦虑恐惧情绪与疼痛程度呈明显的正相关。有的患者说："化疗太难受，我想起来都害怕，一天要呕吐 10 多次，不能进食，同病房的人吃饭时，我闻到气味都要吐，全身一点力气都没有"。癌症患者接受了太多的有关治疗和预后的负面信息，这种极度的恐惧使患者丧失治疗的信心和生活下去的勇气。

4. 抑郁与绝望 有的患者对医生的治疗表现出极大的希望，一旦希望落空，如果癌症复发、转移或逐渐转入病危状态，就会陷入极度的抑郁和绝望之中不能自拔。根据对不同年龄阶段的癌症患者心理调查表明，30～45 岁年龄段患者抑郁绝望者居多，因为这一年龄段承担着过多的社会和家庭角色，其社会角色与患者角色形成巨大反差，因此产生强烈矛盾和抑郁、绝望心理，导致情绪低落、意志消沉，从而丧失了与疾病作斗争的信心。甚至感到"生不如死"，从而发生自杀行为。

5. 消极拒医 部分年龄较轻的女性患者，对癌症手术中切除乳房、子宫和卵巢等不能接受，担心形象受损，担心影响婚姻生活；有的患者对术后肛门改道、化疗造成脱发等不能认同，从而出现消极拒医的心理和行为。

（四）康复与转归阶段

多数患者最后能平静接受和适应癌症的康复和生活，但很难恢复到患病前的心理状态。有的癌症患者由于丧失或部分丧失了自理能力，自感无助于家庭和社会，成为家庭与社会的累赘而产生孤独感；还有的患者因为沉溺于患者角色，表现为行为退缩，缺少人际交往，严重影响了生活质量；有的患者由于癌症的复发、转移和疼痛，失去治疗的勇气和信心，消极、被动等待死亡，甚至不能忍受而出现自杀行为。

二、癌症患者的心理护理

诸多研究证明，心理因素同癌症的发生、复发、康复和转归有着紧密的联系，癌症患者的心理护理，是一项复杂而艰巨的任务。针对癌症患者的个性特征和社会经济状况，结合不同阶段癌症患者心理反应的诱因和特点，护士应采用适当的心理护理，帮助患者尽快适应自己的身心变化，配合抗癌的综合治疗，同时帮助患者减轻心理痛苦，提高生活质量。

（一）诊断阶段

护理人员对患者的焦虑和否认等情绪反应表示理解，暂时不要打破患者的心理防御机制，不能勉强患者面对现实，承认患癌的事实。需要关心、等待、同情，并给予积极的情感支持，满足患者的心理需要。

（二）确诊阶段

1. 建立良好的护患关系 护理人员说话时要态度诚恳、言语温和，形成良好的护患关系，取得患者的信任，提供心理支持。

2. 告知患者真实的信息 目前，多数学者主张在恰当的时机将诊断和治疗的信息告诉患者。在告知患者诊疗情况时，应根据患者的人格特征、应对方式及病情程度，谨慎而灵活地选择时机和方式告知病情，对于癌症早期或性格开朗、意志坚强、热爱生活的患者，应主动告知病情，以便早期治疗和积极应对。对于内向、抑郁质的晚期癌症、保守治疗者，采取保护性医疗制度，避免患者知道真相后，精神崩溃而至病情恶化。

3. 给予积极的心理支持 应关心体贴患者，鼓励其倾诉，协助疏泄抑郁和愤怒的情绪，保持情绪稳定。希望是癌症患者良好情绪的支撑点，护理人员应积极暗示，利用家属的支持和榜样的力量让患者感觉到希望，从而树立战胜癌症的信心。

4. 纠正患者对癌症的错误认知 患者的许多消极的心理反应均来自于“癌症等于死亡”的错误认知；应帮助患者了解疾病的科学知识，接受癌症诊断的事实，及时进入并适应患者角色，配合治疗。

（三）治疗阶段

1. 减轻不良情绪 由于对死亡、疼痛和残疾等后果的担心，癌症患者常有抑郁和焦虑情绪。护理人员要同情、关心患者，采取倾听、疏导、放松等方法给予患者心理支持，减轻其不良情绪，鼓励其战胜疾病的信心，使消极心理状态转化为积极心理状态，增强应激能力，提高免疫功能。

当治疗效果不理想或出现严重并发症时，患者会表现出急躁心理、缺乏信心、护理人员应及时给予情感上的支持，以自信乐观的态度面对可能发生的一切反应，良好的支持能够减轻患者的急躁心理，有利于治疗正常进行；有的患者有抑郁心理，不愿意让亲友看见自己的病容，拒绝探视，有的患者有自杀意念和行为。护理人员应表示同情，采用多种心理干预方法，如支持性心理治疗、认知治疗等进行心理干预，改善不良情绪；鼓励他们对治疗充满希望，不言放弃，从而达到心理上的稳定。

2. 减轻疼痛 应高度重视癌症患者的疼痛问题，癌症患者的疼痛常伴有恐惧、绝望和孤独的心理反应，这会更加重疼痛的主观感受。由于疼痛可以加剧患者心身交互影响的恶性循环，所以处理原则首先是要采用各种措施减轻和消除疼痛，同时处理疼痛出现的心理问题。

3. 社会支持 请实施同种治疗方案的患者现身说法，增强患者治疗的信心；鼓励家属、同事和朋友积极支持，多进行探视和信息沟通，并给予精心而适度的生活照顾，使患者体验到亲人的关爱和温暖，有利于患者康复，重返社会。

（四）康复与转归阶段

良好的人际关系、广泛的家庭和社会支持是癌症患者减轻不良情绪、回归社会的信心来源。护理人员应鼓励家属和亲人多陪伴患者，减少患者的孤独感，满足归属的需要；积极关注，倡导全社会同情、关怀、理解和尊重患者，并支持患者参加抗癌社团活动，采取有效应对方式，重建生活方式；实施人文关怀，减轻晚期癌症患者的疼痛，提高生活质量；对于濒临死亡的患者，实施临终关怀，给予心理支持和安慰，维护患者的尊严。

案例引导

一位癌症患者的心理反应

李先生，48岁，公务员，平日身体健康，处事果断，在一次例行体检中，医生怀疑其有胃癌，建议住院进一步确诊。得知消息，李先生神情恍惚，在乘公共汽车返家的途中，站在车门口，大脑一片空白，对乘客下车请他离开车门的请求毫不知晓，当一乘客下车挤碰到他时，对该乘客大打出手，在该乘客想回击的时候，他大喊“我都得胃癌了，你还推我”。回家后和妻子述说体检经过，解释自己体检的医院如何技术水平低，医生多么不负责任，无缘无故就怀疑我得了癌症。患者茫然，不知该怎么办，在妻子和亲戚朋友的商议后，决定到市里最好的医院进一步检查，经胃镜活体病理确诊为胃癌晚期，淋巴转移而入院，入院当天护士查房发现患者表情愤怒，经过询问，患者回答：“医生说我得胃癌了”。

面对患者的愤怒，护士应该怎样安慰患者？以下哪个护士的做法正确？

(1) 护士甲：医生还没确诊呢，也可能是胃溃疡，您别生气，很快就会治好的。

(2) 护士乙：不要紧的，是早期，可以治愈。

(3) 护士丙：是啊，已经确诊了，晚期，已经转移了，但你一定要坚强。

(4) 护士丁：您先别生气，先安心住院，配合检查治疗……然后岔开话题，陪伴患者，通过观察、沟通，了解患者的个性特征、家庭、社会等信息。

心理分析：虽然该患者文化层次、社会地位较高，但对于癌症的理解仍然处于“谈癌色变”和死亡威胁之中。体检中无意发现了胃癌的征象，表现为极度的震惊和恐惧。出现了一系列的认知、情绪与情感和意志行为的改变，同时为缓解巨大的心理压力，潜意识应用了心理防御机制。如：对车到站的提示和乘客的请求毫无知觉；自我控制能力下降表现愤怒并转移发泄；通过埋怨体检医院技术水平差，医生不负责任而心存侥幸，怀疑误诊，幻想出现截然相反的诊断结果；以往处事果断，但面临巨大的打击，不知如何决策，过度依赖于妻子和朋友，表现为主动性下降，被动、依赖、盲从等心理反应。

比较以上四位护士的做法，讨论如下。

(1) 护士甲对患者十分同情，但缺乏心理护理的知识和技能，利用欺骗手段，使患者恐惧、愤怒情绪得到暂时的缓解，但同时加重了患者的否认心理，随着病情的发展，疾病逐渐加重，患者对护士的信任荡然无存，很难继续实施心理护理。

(2) 护士乙的做法同样是欺骗，可能暂时缓解患者的不良情绪反应，但随着时间的推移，患者病情恶化，护士的“保证”将失去效力，不利于患者采取积极的应对方式。

(3) 护士丙充分尊重患者的人格和人权，对病情做出了如实解释。但事实上打破了患者的心理防御机制，加重了患者的心理应激。一般情况下，癌症患者面对突然打击时的强烈情绪反应大多比较短暂，只是通过时间的延长，逐渐接受癌症的事实，起到缓解心理压力的作用，是一种精神上的自我保护。作为护士在疾病初期不要打破患者的心理防御机制，而且在不掌握患者个性特征等资料是危险的，容易导致患者精神崩溃。但随着时间的延长，患者一再否认，将影响疾病的治疗和康复，护士应主动打破这一机制。

(4) 护士丁系统掌握了心理护理的理论和技术，了解癌症患者心理反应的过程和特点，暂时维护了患者的心理防御机制，随着时间的推移，让患者自己接受癌症的诊断，并评估和收集了患者的详细资料，为进一步心理护理做好了准备。

(张录凤)

复习思考题

1. 简述手术前患者的心理特点及心理护理。

2. 简述手术后患者的心理特点及心理护理。

3. 急危重症患者有何心理特点？如何做好心理护理？

4. 简述引起重症监护患者不良心理反应的原因。

5. 患者，孙某，男，61岁，因高血压病入院。孙先生原为某局局长，一年前离休。住院后经常抱怨，对医院的服务、环境、治疗等不满意，并经常发脾气，导致血压波动，药物治疗效果欠佳，有焦虑、失眠和易怒等反应。今日拒绝静脉输液，并要求护士长每天亲自为其静脉穿刺。作为护士，应该如何进行心理护理？

6. 患者，李某，女，38岁，初中毕业，预行乳腺癌根治术。患者担心失去女性特征，一直沉默不语，拒绝手术，父母劝解无效。作为护士，应该从哪些方面给予其护理？

第九章 临床特殊问题的心理护理

患者，张某，女，49 岁，是一名乡村教师，诊断为肝癌晚期，病情危重，生活不能自理，身心极度痛苦。30 年前，从小在城里长大的她，从师范学校毕业后，义无反顾地来到了偏僻的农村，当上了一名教师。在那个四面透风的教室里，她让数百名农村的贫困孩子成就了梦想。而她自己仅靠几百元的工资生活，其丈夫务农，收入微薄，家中有 80 多岁的公婆和 15 岁的儿子，她还资助 200 多位贫困学生完成学业。患者入院后根本无法支付庞大的医药费，而且她的身体也无法支持接二连三的化疗，当她了解自己的情况后，面对即将结束的人生，承受着巨大的心理压力，情绪异常。

对张老师，护理人员给予了精心的照顾，尽量满足张老师的合理需求；耐心倾听她的经历和理想，并给予接纳和欣赏，使她产生人生的完善感；组织由她的亲属、好友组成的临终关怀团队，每天陪伴在其身边，直到她离开人世；通过上级教育部门及学校的力量对她进行鼓励和心理支持，并安排学生给她写信、通电话和探望，使她得到莫大的安慰；借用媒体的力量宣传，发动爱心捐款，扩建新教室，实现她的夙愿，使她无遗憾地离开人世。根据该案例分析对临终患者进行心理护理的注意事项。

第一节　疼痛患者的心理护理

疼痛(pain)是促使患者就诊的最常见的症状，而慢性疼痛又是护理人员面临和难处理的问题之一。由于疼痛具有心理学属性，因此，运用心理学技术，减轻患者疼痛，提高护理质量，是护理人员重要而又迫切解决的护理问题。

一、概述

(一) 概念

疼痛是由实际的或潜在的伤害所引起的一种不愉快的感觉和情绪的体验。疼痛是人们求医的常见原因，一方面，疼痛与机体组织的损伤相联系，是身体器官的物理、化学损伤或病变的结果，另一方面，疼痛又与某种心理状态相联系，常伴有不舒服、不愉快的情绪反应。疼痛不是一种孤立的事件,它受信念、注意、期待以及情境等多方面的影响。

(二) 分类

疼痛涉及临床各科疾病,可发生在身体的任何部位。常用的分类方式如下。按照疼痛产生的原因可分为伤害感受性疼痛、炎症性疼痛和神经性疼痛;按照疼痛的程度可分为轻度、中度、重度疼痛;按照疼痛的性质可分为刺痛、灼痛、钝痛、触痛、酸痛、压痛、胀痛、剧痛、隐痛、锐痛等;按照疼痛的部位可分为躯体痛、内脏痛和心因痛等;按照疼痛的病程可分为急性疼痛和慢性疼痛。这是临床上较为常用的分类方式。急性疼痛是指有明确的开始时间,持续时间较短的疼痛,常用的止痛方法可以控制疼痛。慢性疼痛是指疼痛持续3个月以上的疼痛,并由于心理因素干扰使病情复杂化,慢性疼痛痛在临床上较难控制。

(三) 疼痛对患者的意义

疼痛对患者的心理具有双重意义:一方面,疼痛是机体对有害刺激的一种保护性心理防御反应;另一方面,疼痛引起消极情绪又是不良刺激,可导致机体自主神经系统和内分泌系统功能的改变,对疾病的预后产生不良影响。

二、疼痛的闸门控制理论

疼痛的机制是非常复杂的,有多种理论,其中闸门控制理论(gate control theory)被大多数人接受。疼痛的闸门控制理论首先由Melzack和Wall在1965年提出。该理论认为:疼痛由粗纤维和细纤维传递,粗纤维传递锐痛、速度快,细纤维传递钝痛;脊髓后角内有一种类似闸门的神经机制,能减弱和增强从外周向中枢神经的冲动。粗、细纤维兴奋可以打开"闸门",使疼痛性神经冲动通过而产生痛觉。但是粗纤维信息能关闭"闸门",抵制细纤维的兴奋性,降低钝痛。中枢控制系统也能控制闸门的开与关。

疼痛的闸门控制理论的意义是它能够解释临床一些痛觉症状产生的原因。例如对有幻肢痛的患者,触压身体的很多部位都可触发幻肢痛,这是由于传入冲动的空间总合造成粗纤维和细纤维的兴奋加强所致。又如患带状疱疹时的疼痛,就是因为粗纤维大量受损致使"闸门"开放所造成的。按摩或轻轻抚摸皮肤可减轻疼痛,可能是因为激活了粗传入纤维。疼痛的闸门控制理论尽管仍有欠缺,但极大地推动了疼痛机制、生理、心理学、药理学和治疗学的研究与发展,具有重要意义。

三、影响疼痛的心理社会因素

对疼痛的研究表明,疼痛的程度与损伤的程度并非简单的平行关系。疼痛阈或疼痛耐受力既受损伤程度、部位、年龄、性别、疾病等生理因素的影响,也受个人经验、情绪、个性、注意力、文化教养等心理、社会因素的影响。

(一) 心理因素对疼痛的影响

1. 早期经验 疼痛可以是一种习得性行为,与儿童的早期经验有关。儿童对疼痛的体验及表达方式与父母的态度及文化环境密切相关。例如儿童受轻伤时,父母泰然处之,则该儿童成人后对疼痛的耐受力增大,疼痛阈值也提高;反之,则对疼痛敏感,对疼痛的忍耐力降低。

2. 情境的认知评价 同等程度的疼痛，个体对其情境赋予的意义认知评价不同，主观感受疼痛也不同。例如，儿童在玩耍时，有人在背后拍他一下，他会装着不知或引起笑声，没有疼痛的感觉与反应，但是如果儿童犯了错误，为了惩罚而给他同样的一拍，他会感觉很痛或放声大哭，甚至逃跑。

Beecher 在第二次世界大战时曾对重伤士兵进行观察，发现只有 1/3 的人诉剧痛要求注射吗啡止痛。可是，研究有类似伤势的平民百姓却发现，有 4/5 伤员感到有剧痛，要求注射吗啡止痛。因此，Beecher 认为对外伤情境的认知评价对痛觉产生很大影响，对于一个受伤的战士来说，从战场上死里逃生使他感到庆幸，而对平民百姓来说，受伤或动手术则是一场灾难。

3. 情绪 情绪能明显影响疼痛的感受，积极的情绪可降低疼痛，而消极的情绪可增加疼痛。例如，患者处于恐惧、焦虑、失望、悲伤情绪能增加疼痛，患者处于愉快、兴奋、乐观情绪状态时能减轻疼痛。

4. 注意力 注意力在很大程度上决定着疼痛的感受。当注意力过分集中在自身的痛觉上，疼痛会加剧，如果把注意力投向疼痛以外的事物，疼痛会减轻。例如，参加激烈竞赛的运动员因全身投入即使受了伤也很少感到疼痛，但比赛一旦结束，便会感到疼痛难忍。也有很多癌性疼痛的患者常会对护理人员诉说："晚上疼痛比白天严重"，这是因为注意力集中与分散的结果。

5. 人格特征 不同人格的人，对疼痛的敏感性有差异，且对疼痛的表达方式或行为反应也不相同。自控力及自尊心强的人常表现出较高的疼痛耐受性。一般来说，性格脆弱、敏感者对疼痛耐受性较差，反应较强烈，而性格坚毅、刚强，勇敢者对疼痛的耐受性较强，反应较平淡。

6. 暗示 暗示可以使疼痛加重或减轻。积极暗示可减轻或消除疼痛，消极暗示可引发或增加疼痛。安慰剂的功效，说明暗示对痛觉的影响。临床实验证明，安慰剂可消除35%患者的外科手术后疼痛，而大剂量的吗啡也只能使 75%的患者手术后疼痛减轻，可见，止痛药的近一半效力实际上是安慰剂的效力。但不要误解以为对安慰剂有效的人没有真正的疼痛，而否认手术后疼痛的事实，它有力地证明了心理因素对痛觉的作用。另外，护理人员不当的行为举止暗示，也可以使患者产生焦虑、恐惧和抑郁情绪，从而增加疼痛。

（二）社会文化因素对疼痛的影响

社会文化因素一般是指人们的生活和工作环境、人际关系、家庭状况、角色、社会制度、经济条件、风俗习惯、社会地位、职业、文化传统、宗教信仰、种族观念等诸多方面的因素。社会文化因素对个体对疼痛的感觉和反应起着重要的作用。

1. 文化因素 不同文化背景的人对疼痛的耐受性有所不同。尽管每个社会都有婴儿出生，但是分娩的经历及与之有关的疼痛体验在各种文化背景的人之间存在着很大的差异。与文化因素有关的疼痛中有代表性的是分娩疼痛，在文明社会里，如美国人普遍认为分娩过程是很痛苦的，而在非洲的某些部落中，妇女分娩时毫无焦虑、恐惧情绪，并不表现出痛苦，母亲可以在旅途中分娩后继续前进，可以在劳动时到树林中分娩。

2. 经济状况 经济欠发达地区的人较经济发达地区的人更能耐受疼痛；原始部落的人较文明国家的人更能耐受疼痛。

3. 宗教与信仰 有宗教信仰的人可通过他人暗示与自我暗示，或通过意志意识转化而起镇痛作用。例如一些虔诚的宗教信徒在他们举行的仪式上能平静地忍受剧烈的疼痛刺激。如在印度一些人能平静忍受着剧痛，用针穿过胸前的皮肤与肌肉以作装饰。临床上也发现，信仰宗教的患者常比不信宗教者更能忍受癌症疼痛。又如有的人为了追求信仰与理想，能耐受敌人的各种严刑拷打，为自己的目标奋斗，最终取得胜利。

四、疼痛的心理护理

疼痛可使患者出现抑郁、焦虑，愤怒、恐惧及其他心理问题。因此，做好疼痛患者的心理护理十分重要。

(一) 减轻患者心理压力

护理人员与患者建立相互信任的友好关系，使患者感受到护理人员的关爱，协助其克服疼痛；耐心倾听患者关于疼痛的主诉，鼓励其表达疼痛的感受；理解、同情患者在疼痛时的行为反应；向患者解释疼痛的原因及规律性，消除患者焦虑、紧张、恐惧和抑郁情绪。

(二) 分散注意力

组织患者参加听音乐、听故事、看电视、愉快交谈等活动，以有效地分散患者对疼痛的注意力，从而减轻疼痛。又如有经验的护理人员给患者打针时，边攀谈边注射或轻柔地局部按摩，也可分散患者的注意力，减轻注射所致的疼痛。

(三) 暗示

疾病带给患者的痛苦、医院环境、疾病性质的消极自我暗示和患者间的相互暗示，都可对患者的痛阈和耐受性等产生特殊的影响。消极暗示可引发或增加疼痛，积极暗示可减轻或消除疼痛。故采用积极暗示可使患者心情放松、消除紧张，提高其痛阈值，对减轻疼痛或止痛有良好效果。如安慰剂的使用或合理利用某些医生的权威作用，可缓解患者的疼痛和增强疗效。

(四) 引导想象

指导疼痛者想象一个舒心、宁静的意境，并将自己置身其中，尽情地去感受身处其境的愉悦与轻松，使之从各种疼痛和不适中转移出来，减轻患者疼痛。做引导性想象前，若让患者先做节律的深呼吸，使全身肌肉放松效果更佳。

(五) 行为疗法

疼痛行为可以通过学习产生，也可以通过学习的方法来矫正。如无痛分娩，通过形象生动的宣传教育，使产妇分娩前充分了解生殖器官的结构与功能，胎儿在子宫中正常的位置，分娩过程中子宫的收缩，胎儿的推进以及产道相应的变化等，使产妇有充分的心理准备，同时也排除了“分娩疼痛”的观念，这样可减轻分娩疼痛。

(六) 生物反馈疗法和松弛疗法

疼痛患者常伴有明显紧张情绪，用生物反馈疗法和松弛疗法使患者放松，缓解其紧张情绪，减轻疼痛。松弛疗法是通过程序化的训练和学习达到精神以及身体，特别是骨骼肌放松的一种行为训练方法，广泛应用于减轻患者的疼痛。常用的松弛疗法有瑜伽、坐禅、气功、渐进式放松等。生物反馈疗法是利用现代生理科学仪器，通过人体内生理或病理信息的自身反馈，使患者经过特殊训练后，进行有意识的“意念”控制和心理训练，通过内脏学习达到随意调节自身躯体机能，从而消除病理过程、恢复身心健康。该疗法可治疗心理生理性疼痛，如紧张性疼痛、偏头痛及慢性腰背痛等。

（李艳玲）

第二节　药物治疗患者的心理护理

曾有人做过以下试验：将一种淀粉分别装在红、白色胶囊中，分别送给两组健康人服用，并当面告诉被试者，红色胶囊装着兴奋性药物，白色胶囊装着抑制性药物。结果发现服用红色胶囊者情绪活跃、脉搏加快、血压升高、动作反应加快，服用白色胶囊者则情绪抑郁、没精打采、脉搏减缓、血压降低、反应变慢。

药物治疗是住院患者最常用的治疗方法，患者在接受药物治疗时的心理状态对治疗效果有着十分重要的影响。因此，了解药物治疗患者的心理问题，有助于理解心理因素在药物防治中的作用，有利于指导临床合理、安全、有效用药。

一、药物的心理效应及其影响因素

（一）药物的心理效应

药物可通过其药理作用产生生理效应，也可通过非药理作用产生心理效应，两种效应相互作用。积极的心理效应可加强药物的生理效应，消极的心理效应可减弱药物的生理效应。

药物的生理效应是指通过药理作用对机体的生理功能发挥作用，以达到治疗的目的。这是药物的基本效应。药物的心理效应是指医生的威信，患者对药物的信任感和依赖性，接受药物治疗的体验、评价和治疗时外界的暗示，药物的广告效应等共同作用而产生的综合效应。这也是影响药物治疗效应的重要因素之一。

知识链接

药物的心理效应

美国一位生理心理学家 Wolf 曾做过这样的实验：将吐根碱（致吐剂）通过胃管注入呕吐患者的胃中，并告诉患者这是止吐药物，结果在短时间内患者的恶心呕吐感消失。经过一段时间后患者又出现呕吐，再次注入吐根碱，恶心感又很快消失。这个实验说明药物不但有生理效应，而且通过一定的诱导会产生心理效应。在这个实验中，心理效应（镇吐和安慰）的作用超过了药物的生理效应（催吐）。

(二) 影响药物心理效应的因素

1. 文化因素 患者的求医行为、选择药物的习惯和偏见、民间用药的习俗、宗教信仰、教育水平、经济状况和社会地位等因素都可影响药物的心理效应。例如,治疗疾病城市居民喜欢用西医,而农村居民喜欢中医,中医无效时,才选择用西医。

2. 人格特征 一般认为,人格特征也可影响药物的心理效应。具有感情用事、情感易变,自我为中心、易受暗示的癔症人格特征的患者,具有依赖性和缺乏自信倾向的患者,在服药时容易接受医护人员的暗示,药物的心理效应明显。急躁、耿直、好胜心强的人,药物的心理效应不明显。

3. 药物种类 药物有心理效应,并非每种药物对每位患者都起作用,且其作用程度也不尽相同。就药物性质而言,止痛、催眠、助消化药、镇咳等以消除病因为主的药物,较易产生心理效应,而抗生素、解毒剂等消除病因为主的药物,则以产生生理效应为主。

4. 药物附属特性 药物的外观、颜色、剂型、产地、价格、品牌知名度等,也会影响患者对药物的信任,从而增强或减弱药物的临床疗效。如多数患者相信实力强、声誉好、由著名厂家生产的药物,喜欢选择颜色淡、包装携带轻便、甜味的药物。也有的患者认为价格昂贵、包装精美、又经广告大力吹捧的新药往往是“灵丹妙药”。

5. 用药心理 患者都喜欢用作用强、见效快、较安全的药物。一般经济状况较好、享受公费医疗的患者,喜欢选用新药、进口药、名贵药,而经济状况较差的农村患者则希望用价廉而有效的药物。

6. 用药的方法和途径 一般服药次数少、采用静脉注射途径的药物可产生较高心理效应。有一种偏见,认为静脉注射比口服效果好,静脉输液又比肌内注射好。

7. 医护人员特点 医护人员的言谈举止、知名度、权威性等能影响药物的心理效应。良好的暗示能增强药物的作用,不良的暗示则降价药物的作用,如患者易对著名的医护人员产生信任感,能增强药物的心理效应。

二、药物的心理依赖

药物虽是治疗疾病的主要手段,但若用药不当,会导致患者心理性药物依赖或成瘾,不但危害患者身体,而且给医疗带来更大困难。

(一) 心理性药物依赖的临床表现

药物的心理性依赖主要是滥用或误用药物,疗程过长,剂量过大或依照患者主观愿望用药,造成患者对单一药物或给药方式的心理依赖。

患者表现为强烈的用药愿望,往往不断向医护人员主诉病情如何严重,全身如何不适,主动要求用药,甚至采用不良手段骗取药物。患者用药后自觉症状立即消失;若得不到药物则感觉症状加重,全身不适,烦躁不安,严重者出现躯体性依赖,甚至药物成瘾。

(二) 产生药物心理依赖的因素

1. 人格因素 敏感、多疑、依赖性强、自制力差、内心孤独、不善交际的患者易对药物产生直接快感,或因药物减轻精神和躯体的痛苦而产生间接快感,从而造成药物的心理依赖。

2. 疾病因素 因疼痛、失眠而长期服用镇痛药、催眠药等，或焦虑症、抑郁症患者，精神痛苦不能自拔，服用抗焦虑药、抗抑郁药而产生药物心理依赖。

3. 药物因素 疼痛、失眠患者因长期服用镇痛、催眠药，焦虑症、抑郁症患者因精神痛苦不能自拔，长期服用抗焦虑药、抗抑郁药，易产生药物心理依赖。

4. 群体因素 药物心理依赖的产生与风俗习惯、生活方式、经济状况、社会文化、社会制度药物也是产生心理依赖的因素。

三、药物治疗患者的心理护理

（一）一般药物治疗患者的心理护理

1. 做好用药指导 为加强药物心理效应对生理效应的作用，护理人员应根据疾病性质、患者人格特征、年龄、文化程度和心理特点，选择正确给药时机；指导患者遵循医嘱用药，切勿擅自做主，特别是容易成瘾类药物；运用良好的言语暗示，使患者相信药物疗效。若患者出现抗药心理、怀疑或拒绝用药，应耐心解释，切勿谩骂、指责、批评、恐吓患者接受用药。

2. 积极的暗示 用药时护理人员应因势利导地运用言行举止给患者积极的心理暗示，避免消极的心理暗示。通过调节患者的情绪，使患者充满信心，积极愉快地配合治疗，使药物作用达到最佳疗效，促进疾病的康复。如对癌症患者，使用安慰剂进行保护性医疗给药，可减轻患者精神上的痛苦。

3. 建立良好的护患关系 护理人员对待患者要热情有礼、语言亲切、态度和蔼，密切沟通，取得患者信任，以免患者怀疑用药而出现消极的心理效应。

（二）化疗患者的心理护理

化疗是目前治疗癌症复发的主要手段，对化疗药敏感者具有显著疗效，对延长生命具有积极作用。但化疗药物的毒副作用也会使患者遭受巨大的心理痛苦，引起紧张、悲观抑郁的情绪。心理护理除按癌症患者和一般药物治疗患者的护理措施外，还需注意以下几个方面。

1. 化疗前 护理人员应耐心向患者介绍化疗的必要性、化疗的方案及化疗药物的毒副作用，让患者有充分心理准备，放松心情，积极配合治疗；条件允许将同类患者安排住同一病房，增加患者间情感交流；鼓励患者做到生活自理，淡化患者角色，积极参与社会活动。

2. 化疗中 护理人员及时向患者讲解化疗的效果，争取其主动配合治疗，增强治疗信心。对患者在化疗期间提出的问题，应给予明确、有效、积极的回答，消除其后顾之忧。

3. 化疗后 患者对化疗后所致的恶心、呕吐、乏力、脱发等症状难以忍受，心理痛苦之极，甚至想放弃治疗。护理人员应主动与患者沟通，给予安慰和鼓励；生活上给予帮助与照顾，减轻患者不适；请同类患者积极现身说法，鼓励患者树立战胜疾病的信心；利用有效的社会支持，安慰、关心和照顾患者，使其感受各方面的关爱，激发生活的勇气和信心，乐观对待疾病。

第三节　临终患者的心理护理

临终患者是指生命随时都面临终止的患者。无论患者进入临终状态是突然发生或久病所导致的，一般地说护理临终患者和安慰患者家属是护理上难以处理的问题之一，因为临终患者面对即将结束的人生，心理活动十分复杂，存在特殊的心理反应。所以护理人员应了解其心理特征，满足患者的心理需要，尽可能地减轻临终患者的躯体和心理上的痛苦，提高尚存的生命质量，使临终患者无痛苦、有尊严、舒适地走完人生的最后旅程。同时给予临终患者家属安慰与指导，减轻其悲痛。

一、死亡分期

传统上是将心跳、呼吸停止作为判断死亡的标准，但随着生命科学的发展，现在多以脑死亡作为判断死亡的标准。死亡不是骤然发生的，而是逐渐进展的过程，一般可分为以下三期。

（一）濒死期

濒死期又称临终状态，是死亡过程的开始阶段。此期的主要特点为机体各系统的功能发生严重障碍，中枢神经系统脑干以上部位的功能处于深度抑制状态。此期生命处于可逆阶段，若得到及时有效的抢救治疗，生命有可能复苏；反之，则进入临床死亡期。

（二）临床死亡期

临床死亡期又称躯体死亡。此期的主要特点为中枢神经系统的抑制过程已由大脑皮质扩散到皮质下部位，延髓处于极度抑制状态。因为此期重要器官的代谢过程尚未停止，及时采取积极有效的急救措施仍有复苏的可能。

（三）生物学死亡期

生物学死亡期是死亡过程的最后阶段，又称全脑死亡、细胞死亡。此期的主要特点为整个中枢神经系统及各器官的新陈代谢相继停止，并出现不可逆的变化，整个机体已不可能复活，随着时间进展，相继出现尸体现象。

二、临终患者的心理变化过程

在临终期至死亡过程的开始阶段，患者已经接受了治疗性或姑息性的治疗，虽然意识清楚，但病情加速恶化，各种迹象表明生命即将终结。由于临终患者直接面临着死亡的威胁，其心理状态与一般患者有明显的不同。美国著名心理学家 Kubler-Rose 将大多数临终期患者心理活动变化分为以下 5 个阶段。

（一）否认期

患者得知自己病重即将面临死亡，对可能发生的严重后果缺乏思想准备时，典型的心理反应是震惊与否认。其心理反应是“不，这不会是我，那不是真的”“医生一定是弄错了”，以此极力否认、拒绝接受事实，患者怀着侥幸的心理四处求医，试图否认诊断。这种反应是一种心理防卫机制，它可减少不良信息对患者的刺激，使患者暂时躲避现实的压迫感，有较多的时间来调整自己，面对死亡。此期的长短因人而异，大部分患者能很快停止否认，也有少数患者可持续否认直至死亡。

（二）愤怒期

当否认无法再持续时，患者常表现为气愤、暴怒、嫉妒，产生“为什么是我”“老天太不公平”的反应，有的患者将愤怒情绪发泄于医护人员和家属，以谩骂等破坏性行为发泄其内心的痛苦，或对医院的制度、治疗等方面表示不满，提出诸多要求，显得格外挑剔和“难伺候”，以弥补内心的不平。

（三）妥协期

患者愤怒反应平息，不再怨天尤人，开始接受临终的事实，患者为了延长生命，祈求会有奇迹发生，提出许多承诺作为交换条件，出现“请让我好起来，我一定……”的反应。此期患者对自己所做的错事表示悔恨，变得和善，并对疾病的康复抱有希望，愿意配合治疗和护理，希望医护人员能尽一切力量延长生命、减轻痛苦。

（四）抑郁期

当患者发现身体状况日益恶化，治疗无望，无法阻止死亡到来，会有很强烈的失落感，产生“好吧，那就是我”的反应，表现出悲伤、退缩、情绪低落、沉默寡言、哭泣甚至自杀倾向，患者着手安排后事，留下自己的遗言，要求与亲朋好友见面，希望家属整日陪伴照顾，以度过生命的最后时刻。

（五）接受期

接受期是临终患者的最后阶段。患者在一切的努力、挣扎之后，心情变得平静，产生“好吧，既然是我，那就去面对吧”的反应，接受即将面临死亡的事实，对死亡已有充分准备，以平和的心态等待死亡的到来。

上述 5 个阶段并非每一位患者都遵循此规律发展，抑郁在每个阶段都有不同程度的表现，否认和接受心理也可反复出现。因此，护理人员要悉心照料，仔细观察，针对患者不同的心理表现给予适当护理，以满足临终患者的生理和心理需求，使他们感受到临终关怀。

三、临终患者及其家属的心理护理

（一）临终患者的心理护理

对临终患者，护理人员要以高超精湛的护理技术和热情周到的服务取得患者的理解、信任。鼓励患者表达自己的意见和感情，善于从患者的言语和非言语的表达中了解其真正需要，并尽可能满足其合理需要。对意识清醒的患者，应适时而恰当地提供各种信息，尊重其意见和日常生活习惯，给患者更多的自由，尽量不要过分限制患者的活动，尽量减轻疾病给患者带来的躯体痛苦。这样，使患者身心放松，有安全感，以延长生命，提高临终生命的质量。

护理人员应针对临终患者各期的不同心理特点，使患者得到最大的心理支持和安慰。

1. 对处于抑郁期的患者 护理人员应与患者之间坦诚沟通，不要轻易揭穿患者的防御机制,也不要对患者撒谎。坦诚地回答患者对病情的询问;护理人员和家属对患者病情的言语保持一致性;经常巡视病房,陪伴患者,使患者时刻感受到护理人员的关怀,建立起对护理人员的信赖;与患者交谈中应因势利导,循循善诱,使患者逐步正视自己的病情,面对现实。

2. 对处于愤怒期的患者 患者的愤怒是源于其内心的恐惧与绝望。护理人员要认真倾听其心理感受,允许、谅解、宽容患者以发怒、抱怨、不合作的行为来宣泄内心的不快,但应注意防止患者意外发生;说服患者家属,不要计较与难过,要给予患者关爱、理解,并与护理人员合作,帮助患者顺利度过这一时期。

3. 对处于协议期的患者 患者能积极配合治疗并试图延长生命,此期的心理反应对患者是有利的。护理人员应尽量安慰,满足其需求,鼓励其说出内心的感受,尊重患者的信仰,为之减轻痛苦,缓解症状,促进患者身心舒适,更好地配合治疗。护理人员应尽量地施以安慰,满足他们的要求,鼓励患者说出内心的感受,尊重患者的信仰,为之解除疼痛、症状,使其身心舒适,更好地配合治疗。

4. 对处于抑郁期的患者 护理人员要同情,悉心照顾、陪伴患者,允许其用哭泣等方式宣泄情感。尽量满足患者的合理需求,允许家属陪伴和亲友探望,但要嘱咐亲人控制情绪,不要再增加亲人的悲痛。此期要注意安全防护,密切观察,预防意外事件发生。

5. 对处于接受期的患者 护理人员要尊重其选择,保持适度的陪伴和心理支持;提供安静、明亮、整洁、舒适、单独的环境,减少外界干扰。加强生活护理,让其安详、平静地离开人世。

(二)临终患者的家属的心理护理

1. 争取家属的配合 临终患者因自己患病给家人带来沉重的经济和心理的负担而倍感不安,若得不到家属的正确理解与宽慰,则会加重患者的焦虑情绪。因此,护理人员要做好家属的心理护理,以自身的体会和行为来感动家属,减轻他们的心理压力,以取得家属的关怀,使其能尽心地照顾亲人,与他们共渡难关。

2. 为患者家属提供心理支持 临终患者家属得知亲人的病情已经无法救治时,在精神上受到沉重的打击,心情纷乱而悲痛,尤其是一些意外事故或突发性疾病的患者临终前,其家属由于缺乏心理准备,心理创伤更为严重。因此,护理人员要注意做好家属的心理支持,减轻其痛苦。

3. 鼓励家属表达感情 护理人员要与家属积极沟通,建立良好的关系,在与家属交谈时,尽可能提供安静、隐私的环境,耐心倾听,取得家属的信任。鼓励家属说出内心的感受和遇到的困难,积极解释临终患者生理、心理变化的原因,减少家属的顾虑。

4. 指导家属对患者的生活照料 护理人员要解释、示范有关的护理技术,指导家属对患者的生活照料,使家属在照料亲人的过程中得到心理安慰。

5. 满足家属的生理需求 护理人员要对家属多关心体贴,尽可能帮助解决陪伴期间的实际困难,以满足家属本身的生理需求。

6. 协助维持家庭的完整性 护理人员要协助家属在医院环境中,安排日常的家庭活动,以增进患者的心理调适,保持家庭完整性,如共同进餐、看电视、下棋等娱乐活动。

总之,临终患者的生命非常脆弱,护理人员不应放弃任何能挽救患者生命的希望,在争取患者和家属配合的同时，给予患者临终关怀，使临终患者以平静的心态，正视死亡，舒适、安详、有尊严地度过生命的最后时刻。

（李艳玲）

第四节 综合医院患者自杀的预防

一、躯体疾病与自杀

综合医院多是高层楼房，自杀者多采取跳楼而轻生。据国外资料显示，一间近500张床的综合医院，平均每年跳楼自杀死亡者有2～3人。发生在综合医院自杀行为的平均比率为5/100000～15/100000。由于综合医院自杀发生率相对较低，医院内没有精神病房及受过精神专科训练的医护人员，患者潜在的自杀行为或倾向容易被忽视，因此，建立相应的护理对策以减少综合医院患者自杀率显得尤为重要。

自杀病例介绍：

病例1：患者，男，49岁，教师，因晚期肝癌入院，给予护肝、补液支持疗法及肝动脉插管栓塞化疗术等。患者了解自己病情后，对治疗缺乏信心。据家属反映，患者性格内向，忍耐力极强，每次疼痛均咬紧牙关，极少呻吟，言语少。自杀前一天患者述说许多往事，当时并未引起家属注意，也未向医务人员报告。于第2天凌晨5时护士查房时发现患者用小刀割破股动脉失血而死。

病例2：患者，女，53岁，农民，诊断为乳腺癌，入院后，患者接受了乳腺癌根治术，术后沉默寡言，情绪低落。其家庭经济困难。术后第4天上午医务人员告知家属须补交住院押金，家属即回家借钱，午休时患者跳楼身亡。据家属反映，患者自杀前常常担心因病连累家人。

二、综合医院患者自杀的原因

精神疾病和非精神疾病患者都可能成为自杀的高危群体。一般情况下，综合医院不收治精神分裂症、抑郁症等精神疾病患者，除非处于急症状态或需要内外科特殊治疗。此类患者较容易引起医护人员的警惕，加强监护往往能阻止患者自杀。导致非精神疾病患者在住院期内实施自杀的因素如下。

（1）身患绝症或由疾病带来了剧痛、毁容或残疾。

（2）缺乏足够的社会照顾支持，如独居老人。

（3）年龄：在综合性医院有两个群体的患者自杀风险高，一是70岁以上患有慢性疾病的老人，二是20～30岁的患者，同时伴有吸毒、酗酒、赌博者。

（4）近期遭遇重大生活事件，有悲观抑郁情绪。如患病的同时遭受来自生活方面的打击，如丧偶、离婚、失恋、丧失地位、经济困难等。

（5）有自杀家族史。

总之,患重病、疼痛严重或功能残缺的人可能会自杀,因为他们相信死亡已经不可避免,疾病所带来的痛苦难以忍受,美好的生活已经不可能再来。

三、自杀等级

Hogerty 等将自杀程度分为低、中、高三级。

(1) 低级:患者处于自杀企图的最小危险之下,只是有想死的念头,而没有计划。

(2) 中级:患者口头表露明确的伤害自己的倾向。

(3) 高级:患者有具体的自杀计划,或者是无法控制的冲动;自杀幸存者仍有再次自杀的企图。

四、综合医院患者自杀预防的护理对策

综合医院患者自杀预防的主要护理对策包括:评估患者的精神状态,了解是否有自杀企图,赢得患者的信任,确保环境安全,严密观察,必要时请精神科医生会诊,做好自杀后续护理。

(一) 精神状态的评估

精神状态由情绪和行为反映出来。有的患者由情绪低落突然变得兴奋,由食欲不振变得食欲大增,或有的患者将自己的日常生活用品送给同室病友,这些可能就是自杀的危险信号。患者可能由于无法解决的问题而造成精神上的压力,一旦自杀念头形成,精神由紧张转而得到暂时的放松,会出现情绪和行为异常。护士应提高分辨潜在性(隐蔽性)自杀患者的能力。

(二) 赢得患者的信任

护士应诚恳、耐心、认真地倾听患者的诉说,热情、关心、尊重患者,给予情感支持,取得信任。如患者透露出自杀的念头或计划,需进一步制订预防措施。

(三) 保证患者安全

对有明显自杀倾向者,环境安全至关重要。若条件许可,尽可能将患者安置在靠近门的床而不要靠窗,病房尽量靠近护士站,病房内的窗户应上锁,转移有可能用于自伤的危害物品,如细绳、塑料袋、玻璃物品、皮带、剃须刀、剪刀、其他尖锐物品等。告诉探视者不能带有潜在危险性的物品给患者。患者不能单独离开病房,外出进行必要的治疗和检查时,应有护士和家人陪同。

一些预后不良的慢性躯体疾病,如心、肺、肝、肾等重要脏器疾病,恶性病变,如癌症、艾滋病、血液系统恶性病变,神经系统退行性病变,如多发性硬化、阿尔采默病、亨廷顿舞蹈症等均可影响患者对治愈的信心,需要加强对他们的安慰和支持。

服药是常见的自杀方式,应加强对药品的管理,尤其是对安眠类药物的管理,如门诊限量开药,没有医生处方不能购买特殊药品。此外,楼房建设应考虑到预防患者坠楼的设施,窗外可安装护栏等,使患者无法跳下去。

(四) 持续观察

根据患者自杀风险的不同等级观察患者,是阻止患者自杀的关键。对低级自杀程度

者，需每 30 min 观察一次，通过经常性语言交流，严密观察患者情绪、行为变化。对中级自杀程度者，需持续观察，所有时间均需处于一名医护人员的视线之内。对高级自杀程度者，需进行特殊持续观察，在确定患者已打消自杀念头以前的所有时间里，进行一对一的观察，观察者与患者保持在 1.5 m 的范围之内。

（五）及时与主管医生联系

必要时安排精神科或心理科医生会诊。

（六）做好记录

记录患者的精神状态及情绪和行为的变化。

（七）后续护理

自杀幸存者的心理较为复杂，可能变得自卑、敏感、脆弱、多疑。对幸存者应加强心理护理，安抚、开导、鼓励、支持患者，满足患者的合理要求。有的幸存者不敢或羞于见家人，家人和朋友探视时，应征得患者的同意。

如果由于缺乏细心的观察监护，使有自杀倾向的患者在住院期间成功实施自杀，不仅给亲属带来痛苦，而且使医护人员和医院因此面临法律纠纷。

知识链接

自杀行为

自杀行为的发生是生理、心理、社会因素相互作用的结果。自杀是有意或者故意伤害自己生命的行为。据 WHO 统计，全球每 3 s 就有一例自杀未遂，每 1 min 有一例自杀死亡，每年死于自杀的人数在 50 万以上，自杀未遂者约是自杀死亡者的 20 倍。世界各国均把自杀列为前十位死因之一，而在 15～34 岁的年龄组中，自杀被列为前三位死因之一。我国每年至少有 25 万人自杀死亡，每年 200 万人自杀未遂。自杀是我国人群第 5 位死因。

自杀的原因主要如下。①精神障碍导致自杀。②躯体障碍为主的疾病，如恶性肿瘤等导致自杀。③非疾患者群自杀。这部分人群的心理特点为：喜欢从阴暗面看问题，对周围人群抱有深刻的敌意，戒备心理较强，社交能力差，从思想上、感情上把自己与社会隔离开来，缺乏归属感；适应能力差，应付困难的技能较差；缺乏理性的生活态度，在挫折和困难面前倾向于自暴自弃；过分追求绝对化、肯定化，不能忍受生活中的不确定性；人格不成熟，情绪不稳定，对自己的定位不准确等。④宗教信徒在某种邪教思想的奴役下自杀。

自杀者的心理动机主要为：①摆脱痛苦，逃避现实，实现精神再生，认为通过死后进入天堂可获得人世间得不到的东西；②为了某种目的或信仰牺牲自己；③自我惩罚，即惩罚自己的罪恶行为；④追求完美，通过自杀达到自己道德上和人格上的完满；⑤呼救求助，如遇到困难时，通过自杀来向外界寻求帮助。

自杀的基本线索：自杀并非突发。自杀者在自杀前处于想死而又渴望被救助的矛盾心态时，可从其行为与态度变化中可看出蛛丝马迹。以下是自杀前的征兆。①言语上的征兆:向人说“我想死”“我不想活了”“没有我,他们会过得更好”“我再也受不了了”“我生活毫无意义”。②行为上的征兆:从前有过自伤行为,或自杀未遂;出现抑郁的表现;将自己最珍贵的东西送人;有条理地安排后事;频繁出现交通事故;饮酒或吸毒量增加;出现进食障碍、失眠、慢性头痛或胃痛、月经不调等症状。

自杀方式主要有:家用煤气中毒,自缢,溺水,服毒,服药过量,枪击,坠楼,割断动脉,卧轨,触电,绝食,自焚等。

对于人而言,生命只有一次,自杀者的离世将会给家人带来无尽的悲哀和痛苦,一个人自杀将至少导致周围5个人的情绪和生活受到严重的、长期的影响。通过及时的干预,能有效地阻止自杀者的自杀行为发生或自杀死亡发生。为了唤醒全社会认识生命的意义,尊重和珍惜生命的价值,重视自杀行为,及时建立干预机制,预防和减少人类自杀,WHO将每年的9月10日定为“世界预防自杀日”。

(周　英)

复习思考题

1. 护理人员应如何做好疼痛患者的心理护理?
2. 影响药物心理效应的因素有哪些?
3. 药物治疗患者的心理护理措施有哪些?
4. 死亡分哪几期?
5. 王先生,65岁,肺癌晚期,入院后了解到病情后,情绪异常,抱怨家人不关心自己,指责医护人员不尽力,在治疗护理中配合差。请问患者的心理反应属于哪个阶段?针对患者的特殊心理反应,护理人员应当如何护理?
6. 综合医院患者自杀的主要原因是什么?
7. 综合医院患者自杀预防的护理对策有哪些?

第十章 护士的心理素质及其优化

2011年9月的一天雨夜，某地人民医院的120急救车接回来一位“三无”的患者，她没有任何亲属陪伴，只见她全身污秽，头发湿漉。在为其检查时，发现她的耳朵、鼻孔、头发里都爬满大大小小的蚂蚁，没几分钟，床上就爬满了一层。急诊科的值班护士们见状，二话没说，立即动手，用棉球、棉签一点点清理，打来热水为其清洗头发和身体，看到患者皮肤表面已被蚂蚁侵蚀得鲜血淋淋，护士们的心里也像有亿万只小虫在爬，胃里更是翻江倒海……时间一分一秒地流逝，经过一个多小时的清理，护士们才看到患者的真面目。

该医院院急救科护士告诉记者，因为她们是120急救人员，职责就是帮助每一个需要急救的患者，不管他是什么身份，在什么地方，发生什么事情，不管白天黑夜，24小时待命，全力以赴。上山下水，抬担架、提仪器，时间就是生命，做到30秒出车。苦和累只有自己知道。挽救一条条鲜活的生命，这就是120急救人员的职责、工作的意义所在。

根据该案例，分析护士应具备的职业心理素质。

第一节　护士的心理素质与培养

护士由于经常面临危急、突发、多变的情景，常处于应激状态；护理工作需轮流值三班，使日常生活不规律；护理队伍以女性为主体，她们大多肩负着工作、家庭及学习等重任；医院护士编制不足，工作任务繁重，护士往往因长期紧张、超负荷工作而导致身心疲惫，影响心身健康。随着社会的进步和发展、医学模式的转变、整体护理的实施，护理职业对护士的整体素质，尤其是心理素质提出了更高的要求。护士心理素质的高低不但影响患者的治疗与康复，而且影响整体护理质量和护士的身心健康。因此，了解护士心理素质，有针对性地加强护士心理素质的培养，才能维护护士的身心健康，提高整体护理质量。

一、护士应具备的职业心理素质

从狭义上来说，素质是指人的先天解剖的某些特点，特别是神经系统和感觉器官方面的某些特点，它将成为某些心理发展和个性心理特征形成的自然前提；从广义上来说，素质

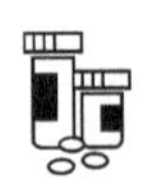

不但显示出人的不同感知能力，思维能力，不同的性格类型和气质特点，还包含着以信念、价值观为核心的个性倾向性的差异，包括意志、情感在内的心理活动诸特点，同时也反映人的道德文化修养，为人处世态度，精神世界的格调，代表了人的整体思想、情趣的外显风貌，是个体人格特征、精神面貌、行为举止、待人接物、谈吐应对、生活习惯的总和。护士的心理素质是指护士从事护理工作时的综合心理能力的表现及稳定的心理特征。它是做好护理工作的心理基础，也是护士获得工作成就的主要因素之一。优秀护士应具备的职业心理素质如下。

（一）良好的认知能力

护士应具备的认知过程中的心理素质，包括感觉、知觉、记忆、想象及思维等方面的素质。

1. 敏锐的观察力 观察患者病情及其心理活动是护理工作的重要内容，护士必须具备敏锐的观察力。护士通过视、听、触、嗅随时观察患者的表现，从患者的体温、脉搏、呼吸、皮肤颜色、口唇干燥或湿润、面部表情、行为举止、哭泣声、叹息声、呻吟声、咳嗽声等细微变化中，了解患者的病情，预测病情的演变，掌握患者的心理状态、洞悉患者的需要，提高医疗诊断、评价治疗及护理的效果。

2. 良好的注意力 注意是人的心理活动对客观事物的指向与集中。临床工作纷繁复杂，患者的病情变化多端，这要求护士应具备“注意”的全部优秀品质。首先注意力要稳定集中，因为护理工作千头万绪，紧急、意外或突发事情常有发生，护士不能被其他无关信息的影响而分心，以防差错事故发生。其次，注意范围要广，力求做到眼观六路，耳听八方，把繁杂的工作内容尽收眼底，做到心中有数。最后，应保持注意的灵活性，即护士在有限时间内从事多项工作时，应做到各项工作之间清清楚楚，准确无误和互不干扰。

3. 准确的记忆力 护士面对的患者数量多，病情变化快；护理计划、用药种类和剂量经常改变，这要求护士必须具有良好的记忆素质，包括记忆的敏捷性、准确性、持久性、准备性等，作为护士更要具备记忆的准确性。如护士执行医嘱、注射、发药、测体温、脉搏、呼吸等各项操作都要做到准确量化、无误差。如果一旦记错或混淆，可能贻误病情甚至酿成不堪设想的后果。

4. 独立思维的能力 思维能力是指对事物分析、综合、归纳、推理、判断，在护理工作中解决问题的能力。在临床工作中，患者千差万别，其病情千变万化，要做出准确诊断、恰当治疗、有效护理，护士应具有独立思维的能力，要善于由此及彼、由表及里、从现象到本质、从片面到全面，找出疾病的根源、治疗的关键、护理的重点。护理工作虽然是团队合作进行的，但在很多情况下是独立操作的，如收集资料、制订护理计划、实施心理护理等，都需要护士具有独立思考的能力。

（二）高尚的心理品格

1. 忠于职守富有责任心 护理工作关系人的生命，因此，要求护士要把患者的利益及人的健康放在第一位，明确本专业的目标及其社会价值，热爱护理事业，建立和培养乐于助人、无私奉献的价值观，忠于职守，富有责任心。护士必须认真地执行各项工作规程，自觉遵守职业道德和法规，维护职业准则。护士在进行治疗操作时，必须自觉严格执行“三查七对”等护理操作制度，不允许有半点敷衍，应持之以恒地在无任何监督的情况下恪尽职守。

2. 富有同情心与爱心 护士高尚的职业情操多用爱来体现，护士对患者的同情关爱不应是一种直觉的情绪反应或个人的某种狭隘情感，而应是一种合乎理智的、具有深刻社会意义的情感活动。护士对患者的同情关心能激励起患者战胜疾病的信心与勇气，温暖患者及其家属的心。对常人来说，初次或偶尔看见患者痛苦地呻吟，大多会充满同情和关注；但久而久之，可能因司空见惯而变得麻木不仁。但护士职业的使命，却不允许护士对患者的痛苦呻吟视而不见，否则可能延误诊治、危及生命。

（三）积极稳定的情绪

情绪是人对客观事物所持的态度而在内心产生的体验。情绪具有两极性：积极的情绪使人精神饱满、注意广泛、观察敏锐、记忆清晰、思维活跃、工作有序、失误少而效率高；而消极的情绪使人情绪低落、注意分散、思维迟钝、易出差错。

临床特殊的工作性质、环境氛围等，使护士易产生情绪问题；特定的工作对象，要求护士始终以良好的情绪状态，为患者营造积极的情绪氛围。所以护士应具有良好的情绪调节与自控能力。护士积极的情绪、和蔼可亲的表情，不仅能调节病房或治疗环境的气氛，而且能唤起患者治病的信心。若护士情绪烦躁、抑郁、焦虑，容易发生事故，患者也会感到不愉快，产生不安，增加思想负担。当护士遇到困境、坎坷、情绪变化的时候，要学会调控情绪，必要时运用放松或转移的方法保持情绪稳定，做到急事不慌、悲喜有节、理智应对，不将个人消极的情绪带到工作当中。《现代护理学》杂志报告了如下案例：“一位年轻的心肌炎患者，在临出院的前几天，在一次服药时，听到护士惊呼其所属床号的药发错了，随即倒地抽搐，继而发生室颤，终因抢救无效而死亡。”事后，院方确认该患者猝死的直接原因是“心因性恐惧”。可见，护士若存在情绪调控方面的缺陷，可导致其职业角色的不适应行为。

（四）良好的人际交往能力

护士每天接触的是形形色色、性格各异的患者及其家属，在医院内部还要与其他部门的人员交流，这就要求护士掌握好沟通技巧，在与不同年龄、不同文化程度、不同个性的患者进行交往时，护士所使用的人际沟通方式必须因人而异。护士应熟练掌握语言和非语言交流的技巧，注意语言规范，提高语言修养。在与患者交流时应做到言语清晰、语意明确、语气缓和、语调适中。采用礼貌性、安慰性、鼓励性和保护性语言，避免使用刺激性语言。为了加强言语效果，可运用手势、表情、朝向、距离、接触等非语言交流的形式。

（五）良好的人格特征

一般来说，多血质、黏液质及各种混合型、稳定外向型和稳定内向型的性格类型等，具有谨慎、深思、平静、节制、可信赖、活泼、随和、健谈、开朗、善交际、易共鸣等特征，与护士职业相吻合；某些非常典型或极端的气质、性格类型的个体，可能不适合从事护士职业。

护士良好的人格特征是实施整体护理的重要的心理基础。一位合格的护士，对患者要诚恳、正直、热情、有礼貌、乐于助人；对工作要满腔热情、认真负责、一丝不苟、踏实严谨；在性格的意志特征方面，要努力做到独立自制、坚忍不拔、镇静果断；对自己要自信、自尊、自爱、自强、自律；在性格的理智特征方面，要培养自己主动观察、勤于思考、善于分析的习惯。

二、护士职业心理素质的培养

心理素质的培养是在一定的理论指导下进行心理素质训练，依照心理素质的养成原理,塑造个体经历与阅历的过程,是在学校教育、日常生活和工作实践中逐渐形成和发展起来的,其目的是全面提高护士学生和护士的心理素质。

(一) 树立职业理想,培养职业情感

职业理想是个人对未来职业的向往和追求,它既包括对未来所从事的职业种类和职业方向的追求,也包括对事业成就的追求。树立职业理想是对一位护士最基本的要求,是培养良好心理素质的基础。护理工作是救死扶伤的神圣事业,需要从业者付出极大的热情与爱才能胜任。护理情感培养的目的是促进学生情感的职业化,形成与社会、护理事业发展相适应的情感品质,促进学生情感与个性的和谐发展。为此,需强化专业思想教育,提高学生对专业价值的认识。护理专业学生应端正学习态度,认真学习和了解护理学科发展的前景;以优秀护士为榜样,通过在校学习及临床实习,逐步树立正确的人生观和积极的职业理想,把对专业的认识和需要内化为自己个性的一部分,培养深厚的职业情感。当护士树立了立志为护理专业服务的志向,才能理解护理工作的价值和意义、珍爱生命、爱岗敬业、以救死扶伤为己任,这对优化护士职业心理素质具有积极意义。

(二) 掌握广泛的人文社科知识

学习和掌握广泛的人文社科知识有助于拓宽知识面、陶冶情操、培养护士良好的职业心理素质。如通过学习普通心理学、护理心理学,可使学生掌握心理活动发生、发展及心理素质形成和发展的规律,学会认知自我、调控自我的方法,把消极的心理因素转化为积极的心理因素。通过学习伦理学,了解在现实社会里人们的言行和品德应受到哪些规范的约束,从而培养自己良好的行为规范和职业道德;通过学习社会学,懂得社会中人与人、人与社会的交往联系及相互影响的规律,从而能对患者和自己有全面的了解;通过学习人际沟通学,有利于建立良好的护患关系。

(三) 加强自我修养提高自我控制力

这是培养良好心理素质的重要方法之一。护士每天与患者接触,经常面临危急、突发、多变的情境,心理压力较大,尤其遇到有的患者及其家属对护理工作不理解,有时出言不逊时,护士如何应对这些应激,是对自身素质的考验。因此,护士应根据护理职业特点,加强道德修养、语言修养、性格修养,要善于自我调节,理智地应对工作中的问题与困难,用意志来指导自己的行为,变工作压力为动力,提高自我控制能力。

(四) 提高业务水平,增强自信心

认真学习专业知识,熟练掌握操作技能,在临床实践工作中锻炼自己、完善自己,赢得患者和同事的信任,增强自信心。

(五) 各级管理者应重视护士职业心理素质的培养

对新上岗的护士要进行心理保健知识的培训和心理行为训练,提高自我心理保健能力;向新上岗护士介绍医院的核心价值观,医院护理发展历程,护理学科取得的成就,涌现出的优秀护士,医院对护士的期望;介绍国外护士的能力及其享有的社会地位;介绍护理与其他学科相比较存在的差距及我国护理学科发展的前景,从而激发护士献身护理事业的理想。

对在职护士可实施因人而异的有针对性的职业强化培训。如某护士的情绪稳定性较

差，遇到突发事件便极度紧张、手忙脚乱，结果不但给患者带来心理压力，而且不利于自己的身心健康，管理者应针对其情绪稳定性问题，给予心理辅导，使其能较好地实现应激情境中的自我情绪调控，不断优化自身心理素质。此外，还需要培养护士自觉遵守医疗行为规范的意识，如《中华人民共和国护士管理办法》、《医院工作人员守则》、《国际护士守则》、《患者的权利章程》等，以利于护士形成共有的职业行为，形成职业化心理素质。鼓励护士在实践中，加强个性修养、思想道德修养、人际沟通技巧的学习，向同事学习，取人之长，补己之短，提升护士职业心理素质。

知识链接

天使之心——痛患者之痛

充满爱心地护理患者可以给患者带来温暖，解决患者最根本的需要。有了爱，护士才能成为天使，才能设身处地地想患者之所想，痛患者之所痛。那天早上，听护士们交班，说那位做了气管切开手术的伯伯的手一整夜都在胡乱挥动，不知为何，都找不到原因，于是护士便认为伯伯是神志不清，意识模糊。交完班后，我去为伯伯清洗气管套管，他也是一直胡乱地挥动着手，并瞪大眼睛看着我，似乎要告诉我什么。我心想，难道他真是神志不清？洗完气管套管后，我站在他床旁，静静地看着他，这时，他缓缓地从被褥里举起颤抖而无力的手，停留在胸前，准备解开衣扣。与其说是解开衣扣，不如说是由于手颤抖，把扣子震得脱掉。当时，我立刻甩开他胸前的手，以免他乱抓。但我感动他的手传来挣扎的抵抗力，他似乎用尽全身的力气一下一下抓着胸前的皮肤。我顿然醒悟，原来他在抓痒，他不是乱动！于是，我便推着他的手，用另一只手为他抓痒。我感到他手心的颤抖，似乎传达着他对我的感谢，那一刻，我除了感动，再也说不出其他话。为什么我一开始就让自己的主观想法为事情贴了标签，我是否太自私了？伯伯长期卧床，插了多种管子，皮肤有瘙痒不适也是理所当然的，他只是因为感到痒才尽力用颤抖的手抓皮肤。伯伯根本不是神志不清，是我们没有理解他。如果连天使都不懂得理解患者，那患者还可以信任谁？如果天使都无视患者的痛，那还有谁可以感受到患者的痛，缺乏爱心的护理将会是什么样的护理？如果护士把每个患者都当作自己的亲人，痛他们的切肤之痛，便可感受到他们的无奈，便可知道他们需要的是什么。他们可能要的不是遥不可及的享受，而只是想要我们为他抓抓痒罢了！

点评：护士是以工作为中心，还是以患者为中心，这决定了她怎样去回应患者的一切表现和需求。如果事事以工作为中心的护士，关心的只是工作，往往会忽视患者的真正需求，难以成为一名优秀护士，只能成为医嘱的执行者，与患者的关系也只能停留在生疏的阶段，她的作为感动不了，也影响不了别人，当然也不可能在患者需要的时候提供身心一体的护理。

（周　英）

第二节 护士心理健康的维护

护士的服务对象是人，工作任务重，技能要求高，经常面对身心失衡、求医心切患者的某些冲动性言行，加之社会生活节奏加快，竞争激烈，使护士承受的心理压力较大，影响护士的心理健康状况。护士群体的心理健康问题已经引起医院管理者的重视。

一、护士的心理健康状况

研究表明护士的身心健康状况不容乐观，高强度的职业性应激易导致部分护士身心失衡。1982年日本学者稻冈研究发现，25.9%护士有工作倦怠(job burnout)；医生、护士同在医院工作，护士发生过度疲劳综合征的概率比医生高。国内学者对护士心理健康状况的研究结果表明：护士的心理健康水平总体低于国内一般人群；工作压力大的科室的护士心理健康水平偏低。

二、影响护士心理健康的因素

(一) 社会心理支持不足

受传统观念的影响，社会对护士工作得不到理解、尊重、认可；医院存在“同工不同酬”的薪酬制度，在编护士与临聘护士收入、待遇差距较大；新闻媒体报道护士工作的内容主要集中在生活护理方面，难以体现护理专业的价值、科学性和艺术性，使护士易产生自卑心理。目前，医院存在着一定程度的看病难、看病贵的问题，患者对服务质量、医院收费等问题有诸多不满，一些患者往往将不满迁怒于护士，甚至有个别患者或家属出口伤人，使护士有苦难言、倍感委屈。

(二) 工作环境的压力较大

1. 长期超负荷的工作导致心理紧张 以患者为中心的护理模式使护理工作从被动执行医嘱转变为主动为患者提供身心一体的整体护理，它是复杂而富有创造性的工作，然而由于人力不足，使护士长期超负荷、紧张的工作，导致心理压力大。

2. 工作环境复杂 经常接受患者死亡和濒死现象的刺激、工作中的不确定性、传染及核放射的威胁等是导致护士心理状况不佳的原因之一。另外由于“三班倒”的工作制扰乱了护士的生物钟和正常的生活规律，对护士生理及心理功能、家庭生活和社交活动产生不良影响，易造成心理矛盾和家庭矛盾。

(三) 人际关系方面的冲突

在工作中，医护之间、护患之间、上下级之间都可能发生各种矛盾和冲突，它涉及双方的权益、法律责任，若处理不当会加深矛盾，这种复杂的人际关系会给护士带来一定的心理压力。

(四) 角色冲突及适应不良

首先，大部分护士是女性，她们多数参加了自考、夜大、远程教育等形式的在职学习，以提高学历层次，使她们难以兼顾好工作、学习及家庭三副重担，产生心理压力；其次，部分护士已获得大专、本科甚至研究生学历，而在临床工作中，工作任务和职责与中专毕业生没有明显的区别；再者，护理模式的转变要求护士不仅具备熟练的业务技术，还要掌握广泛的人文知识和心理咨询技巧，从而对患者进行必要的心理治疗和心理护理，当护士不能适应角色转变时便会产生心理冲突。

（五）护士心理健康的内在影响因素

存在职业心态偏差的护士，如经常抱怨工作太累、待遇差、经常上夜班、社会对护士职业评价有失公允、关注不足等；不认同护士职业、否认护理工作是实现自我价值、寻求社会尊重的活动，使其产生心理冲突，可在一定程度上影响护士的身心健康。职业生涯与心理健康的相关研究表明，个人职业生涯与其心理健康，生活质量密切相关。当人们妥善处理职场的生活事件和人际关系，完成职业的规定任务，便会产生胜任角色的愉悦。许多心理健康的个体热爱其职业，创造性地应对其所面临的挑战，出色完成工作任务。工作不仅不会让他们产生厌倦、疲惫，反而成为其生活乐趣的源泉。护士对遇到的生活事件的性质、程度和可能的危害情况做出估计，即认知评价，对其心身健康有一定的影响，如果护士在困难挫折面前，总是消极评价，看不到自身的实力，看不到希望，不能积极应对，必然影响其心态。此外，人际适应不良的护士，易导致人际冲突，可危及人际双方的身心健康。

三、护士心理健康的维护

护士心理健康状况不但直接影响工作业绩，而且影响职业心态，因此护士心理健康的维护十分重要。各级医院应建立护士援助计划：首先针对造成问题的外部压力源本身去处理，即减少或消除不适当的管理和环境因素；其次处理压力所造成的反应，即情绪、行为和生理等方面症状的缓解和疏导；最后应改变护士个体自身的弱点，即改变不合理的信念、行为模式和生活方式。护士心理健康维护的具体对策如下。

（一）加强护士的社会支持

社会支持不但能对应激状态下的个体提供保护，即对应激起缓冲作用，而且对维持良好的情绪体验具有重要意义。社会支持包括来自家庭和朋友的支持、来自上级领导的认同与鼓励。各级领导应给予护士群体关心和重视，鼓励护士正确面对工作中的问题，以积极乐观的心态去适应环境。护士应加强对社会支持的利用，提高对成功的体验和自我成就感。

各级护理管理者应重视公共关系工作，充分利用新闻媒体宣传护理工作的重要性、科学性和艺术性。如在抗击非典的战斗中，媒体对广东省中医院殉职护士长叶欣的报道中，高度赞扬了她“精”于专业，“诚”于品德的“大医”风范，这不仅对公众了解护士行业的重要性十分有益，而且还能在全社会形成尊重护士的良好风尚，提高护士的社会地位。

此外，还应强化护士职业意识和知识技能的教育与培养、提高护士整体素质、塑造良好的职业形象；科学培养和使用护士；改善医院和社会环境，拓宽护士的服务范围，真正使护理成为令人羡慕的终生职业；建立健全各项法律法规，促进护理事业持续健康地发展。

（二）营造人性化工作环境，解除护士的心理压力

医院管理者应建立以人为本，积极健康的医院文化，重视和尊重护士，应为护士营造宽

松、愉悦、团结、奋进的工作氛围,提供人文关怀;培养热情、精细、顽强、幽默的工作团队。通过具体心理减压措施,如定期组织运动比赛、野外郊游、文艺表演等,放松心情,缓解护士的心理压力。

(三)提高护士的心理调适能力

为了解护士身心健康存在的问题,可建立护士心理档案,从人力资源管理的角度,对每一位护士的性格特征、心理健康水平、能力、兴趣爱好等有所了解,做到知人善用。举办心理学和健康教育方面的讲座,对护士进行减压教育,帮助护士学习积极应对的策略来应对其情绪困扰。改变不合理信念,完善护士的自我意识、正确对待工作压力;提高护士感知自我和他人情绪的能力,掌握疏导负性情绪的方法,如有氧运动、听音乐、肌肉放松、旅游、购物、散步、看喜剧、打沙包等;提高护士主动适应社会环境的潜能,在遭遇困境时,能以积极的思考、乐观的心态、丰富的经验把握自己的人生,把增进心理健康的钥匙,握在自己手中;在遭遇生活事件时,要拓展应对策略,可采用正面词语法,用“我能行”“我一定要”等正面词语自我激励,以积极进取的态度,找到解决办法,摆脱情绪困扰。

(四)建立心理督导机构

可组织心理咨询小组或借助心理咨询机构对护士的心理健康加以维护,可采取个人、小组、团体等形式,定期咨询,对突发事件引发的心理危机应有心理干预方案。

知识链接

护士的工作倦怠

一、概述

工作倦怠(job burnout),也译为职业倦怠、工作耗竭,或称为心身耗竭综合征(burnout syndrome,BS),它作为一个专门术语是美国临床心理学家Fredenberger和美国社会心理学家Maslach于20世纪70年代初引入学科文献的。工作倦怠是指个体长期处于工作压力状态下所出现的一种负性的、个体化的认知与情感反应,包括情感耗竭、人格解体和个人成就感降低3个成分组成。情感耗竭(exhaustion)是指个体感到情绪的和生理的资源被掏空耗尽,这是工作倦怠的基本维度。人格解体(depersonalization)是指个体对工作的各个方面产生消极的、冷漠的或过度疏离的态度和反应,代表工作倦怠的人际关系维度。个人成就感降低(reduced accomplishment)是指个体感到无能力、缺乏工作效率和工作成就感,代表工作倦怠的自我评价维度。工作倦怠会对个体造成生理、心理及行为多方面的消极后果,使个体处于身心衰弱状态。躯体上表现为疲劳、头痛、睡眠问题、胃肠道不适、肌肉疼痛及慢性病等。心理上的痛苦表现为抑郁、焦虑、易激惹、失望无助、自尊心下降等。行为的改变表现为回避朋友、减少社交、与家庭的关系受损;对工作厌恶、缺乏热情、无法关爱他人、不满意感增加、迟到早退、缺勤旷工、工作业绩下降、工作调换频繁,甚至辞职;有的还表现为过度依赖烟酒、咖啡及药物等逃避行为。

工作倦怠高发群体的职业特征为:助人、高期望、压力大、挑战性强。护士作为服务于人的职业群体,必须经常面对患者、家属、医生及其他健康工作者,零距离感受生老病死的场面，加之护理是卫生保健行业中压力大的职业之一，许多研究证实，护士是工作倦怠的高发群体。

二、形成护士职业倦怠的原因

（一）职业特色

护士人力资源严重短缺，护理工作负荷过重，护理技术操作较为复杂，劳动强度较高，精神负担较重，频繁面对生活极端的场面，日常工作涉及复杂的生命、伦理问题，生活不规律的倒班方式，须在等级制的医务界维持与医生、同事间的人际关系等，使护士容易发生职业倦怠。

（二）角色冲突

在工作中，护理人员不仅要完成好护士的角色，还要承担患者的教育者，组织管理者及咨询者等角色，而且患者、患者家属、医生及医院管理者都对护士的工作质量提出了越来越高的要求，多重的角色以及过多过高的角色要求常使护士力不从心，身心疲惫。角色冲突和角色模糊是造成护士职业倦怠的诱因，而角色模糊水平越高，护士工作倦怠水平亦越高。

（三）社会地位和经济收入

护理工作虽然受到了社会的广泛关注，但由于社会上存在着一定程度重医轻护的观点，社会公众对护士的信任度有待进一步提高，使护士自感社会地位较其他职业低，且护士的收入与工作的繁忙程度不成正比，使护士产生内心冲突。护士的自我发展需要已成为护士职业压力源，医院及社会对护士自我成长和发展需要的不够重视，均使护士对本职业工作的发展前景甚为悲观。而心理的疲劳与衰竭必然导致工作倦怠的产生。

（四）护士的人格特征

Freudenberger 早期的研究发现，理想主义者、完美主义者以及有强迫倾向的个体更易产生工作倦怠。工作倦怠虽然是由工作直接引发，但同时也与一些护士的不正确认知和不良人格特征有关。有些护士把自己的专业能力现状归结于不可控制的外部因素，对自己进行消极的心理暗示，放弃主观努力，导致越来越丧失信心；而有些护士性格的不良方面，如怯懦、孤僻、狭隘及缺乏耐心等容易使护士在面临压力时不能采取适当的应对策略，久而久之可引发工作倦怠。

（五）社会支持

医院的管理氛围对护士的心理也有较大的影响，如一些医院的管理者不够重视护士工作等，这些都是产生工作倦怠的重要因素。一些研究显示，工作领域心理社会因素与护士工作倦怠水平密切相关，如当前工作负荷、组织人际交往、角色压力（包括角色冲突、角色模糊），工作控制体验（包括控制需求和控制感）都是工作领域引起工作压力的危险因素。

三、工作倦怠的干预措施

（一）改善社会工作环境

有学者报告，护士如果受到支持性的社会奖励，会更好地耐受压力，减轻倦怠。因此，适当的权利下放，提高护士地位，改善工作环境，确保沟通及时和来自管理者的社

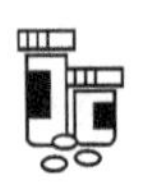

会支持,都会有力地缓解护士的职业压力。同时,管理者应更多地关注护士的工作压力状况,并及时给予工作和生活上的帮助,如增加人员配备,增加弹性时间,帮助平衡工作与家庭的需要等,做到人性化的管理;对离异、单身、高学历护士应给予特别关注。卫生行政部门应采取措施,进一步提高护士的社会地位和经济收入。管理者和同事的支持也可有效缓解工作倦怠,尤其管理者的支持,故医院管理者及同事应认同护士的工作,减轻护士的人际关系和工作环境方面的压力,根除引发护士工作倦怠的原因。

(二) 培养健康人格和积极的工作态度

首先,通过对个体教育干预,以积极的应对方式替代消极的应对方式,诸如合理定义应激源,发展问题解决技能,学习放松训练,利用社会支持,锻炼身体,健康的生活方式等对减少应激,预防工作倦怠是十分有益的。其次,提高护士的内控感,以及在护理实践中的成功体验和自我成就感,也是维护护士心理健康的关键。再者,学习和运用积极的应对策略,减少消极心理防御也是提高心理适应能力的基础。因此,加强护士在继续教育中沟通技巧的掌握以及心理防护和心理健康方面的培训,培养其健全人格,在应对职业压力的负面影响上也是至关重要的。

(周　英)

复习思考题

1. 简述护士应具备的职业心理素质。
2. 如何培养护士良好的职业心理素质?
3. 影响护士心理健康的主要因素有哪些?
4. 如何维护与增进护士的心理健康?

附录 A
艾森克人格测验(EPQ)

编号________ 姓名________ 性别________ 年龄________ 测验日期________

指导语:本问卷共有88个问题,请根据自己的实际情况做“是”或“不是”的回答,请在“是”的题号前画“√”。这些问题要求你按自己的实际情况回答,不要去猜测怎样才是正确的回答。因为这里不存在正确或错误的回答,将问题的意思看懂了就快点回答,不要花很多时间去想。每个问题都要问答。问卷无时间限制,但不要拖延太长,也不要未看懂问题便回答。

1.你是否有许多不同的业余爱好?
2.你是否在做任何事情以前都要停下来仔细思考?
3.你的心境是否常有起伏?
4.你曾有过明知是别人的功劳而你去接受奖励的事吗?
5.你是否健谈?
6.欠债会使你不安吗?
7.你曾无缘无故觉得“真是难受”吗?
8.你曾贪图过分外之物吗?
9.你是否在晚上小心翼翼地关好门窗?
10. 你是否比较活跃?
11. 你在见到一个小孩或一个动物受折磨时是否会感到非常难过?
12. 你是否常常为自己不该作而作了的事,不该说而说了的话而紧张吗?
13. 你喜欢跳降落伞吗?
14. 通常你能在热闹联欢会中尽情地玩吗?
15. 你容易激动吗?
16. 你曾经将自己的过错推给别人吗?
17. 你喜欢会见陌生人吗?
18. 你是否相信保险制度是一种好办法?
19. 你是一个容易伤感情的人吗?
20. 你所有的习惯都是好的吗?

21. 在社交场合你是否总不愿露头角?
22. 你会服用奇异或危险作用的药物吗?
23. 你常有“厌倦”之感吗?
24. 你曾拿过别人的东西吗(哪怕一针一线)?
25. 你是否常爱外出?
26. 你是否从伤害你所宠爱的人而感到乐趣?
27. 你常为有罪恶之感所苦恼吗?
28. 你在谈论中是否有时不懂装懂?
29. 你是否宁愿去看书而不愿去多见人?
30. 你有要伤害你的仇人吗?
31. 你觉得自己是一个神经过敏的人吗?
32. 对人有所失礼时,你是否经常要表示歉意?
33. 你有许多朋友吗?
34. 你是否喜爱讲些有时确能伤害人的笑话?
35. 你是一个多忧多虑的人吗?
36. 你在童年是否按照吩咐要做什么便做什么,毫无怨言?
37. 你认为你是一个乐天派吗?
38. 你很讲究礼貌和整洁吗?
39. 你是否总在担心会发生可怕的事情?
40. 你曾损坏或遗失过别人的东西吗?
41. 交新朋友时一般是你采取主动吗?
42. 当别人向你诉苦时,你是否容易理解他们的苦衷?
43. 你认为自己很紧张,如同“拉紧的弦”一样吗?
44. 在没有废纸篓时,你是否将废纸扔在地板上?
45. 当你与别人在一起时,你是否言语很少?
46. 你是否认为结婚制度是过时了,应该废止?
47. 你是否有时感到自己可怜?
48. 你是否有时有点自夸?
49. 你是否很容易将一个沉寂的集会搞得活跃起来?
50. 你是否讨厌那种小心翼翼地开车的人?
51. 你为你的健康担忧吗?
52. 你曾讲过什么人的坏话吗?
53. 你是否喜欢对朋友讲笑话和有趣的故事?
54. 你小时候曾对父母粗暴无礼吗?
55. 你是否喜欢与人混在一起?
56. 你知道自己工作有错误,会使你感到难过吗?
57. 你患失眠吗?
58. 你吃饭前必定洗手吗?

59. 你常无缘无故感到无精打采和倦怠吗?
60. 和别人玩游戏时,你有过欺骗行为吗?
61. 你是否喜欢从事一些动作迅速的工作?
62. 你的母亲是一位善良的妇人吗?
63. 你是否常常觉得人生非常无味?
64. 你曾利用过某人为自己取得好处吗?
65. 你是否常常参加许多活动,超过你的时间所允许?
66. 是否有几个人总在躲避你?
67. 你是否为你的容貌而非常烦恼?
68. 你是否觉得人们为了未来有保障而办理储蓄和保险所花的时间太多?
69. 你曾有过不如死了为好的愿望吗?
70. 如果有把握永远不会被别人发现,你会逃税吗?
71. 你能使一个集会顺利进行吗?
72. 你能克制自己不对人无礼吗?
73. 遇到一次难堪的经历后,你是否在一段很长的时间内还感到难受?
74. 你患有"神经过敏"吗?
75. 你曾经故意说些什么来伤害别人的感情吗?
76. 你与别人的友谊是否容易破裂,虽然不是你的过错?
77. 你常感到孤单吗?
78. 当人家寻你的差错、找你工作中的缺点时,你是否容易在精神上受伤?
79. 你赴约会或上班曾迟到过吗?
80. 你喜欢忙忙碌碌地过日子吗?
81. 你愿意别人怕你吗?
82. 你是否觉得有时浑身是劲,而有时又是懒洋洋的吗?
83. 你有时把今天应做的事拖到明天去做吗?
84. 别人认为你是生机勃勃的人吗?
85. 别人是否对你说了许多谎话?
86. 你是否容易对某些事物冒火?
87. 当你犯了错误时,你是否常常愿意承认它?
88. 你会为一个动物落入圈套被捉拿而感到很难过吗?

附录 B

症状自评量表(SCL-90)

编号________ 姓名________ 性别________ 年龄________ 测验日期________

指导语:以下列出了有些人可能会有的问题,请仔细地阅读每一条,然后根据最近一星期以内下述情况影响您的实际感觉,在每个问题后标明该题的程度得分。其中,“没有”选1,“很轻”选2,“中等”选3,“偏重”选4,“严重”选5。

题　目	选　择
1. 头痛。	1—2—3—4—5
2. 神经过敏,心中不踏实。	1—2—3—4—5
3. 头脑中有不必要的想法或字句盘旋。	1—2—3—4—5
4. 头昏或昏倒。	1—2—3—4—5
5. 对异性的兴趣减退。	1—2—3—4—5
6. 对旁人责备求全。	1—2—3—4—5
7. 感到别人能控制您的思想。	1—2—3—4—5
8. 责怪别人制造麻烦。	1—2—3—4—5
9. 健忘。	1—2—3—4—5
10. 担心自己的衣饰不整齐及仪态的不端正。	1—2—3—4—5
11. 容易烦恼和激动。	1—2—3—4—5
12. 胸痛。	1—2—3—4—5
13. 害怕空旷的场所或街道。	1—2—3—4—5
14. 感到自己的精力下降,活动减慢。	1—2—3—4—5
15. 想结束自己的生命。	1—2—3—4—5
16. 听到旁人听不到的声音。	1—2—3—4—5
17. 发抖。	1—2—3—4—5
18. 感到大多数人都不可信任。	1—2—3—4—5

续表

题　　目	选　　择
19. 胃口不好。	1—2—3—4—5
20. 容易哭泣。	1—2—3—4—5
21. 同异性相处时感到害羞不自在。	1—2—3—4—5
22. 感到受骗,中了圈套或有人想抓住你。	1—2—3—4—5
23. 无缘无故地突然感到害怕。	1—2—3—4—5
24. 自己不能控制地大发脾气。	1—2—3—4—5
25. 怕单独出门。	1—2—3—4—5
26. 经常责怪自己。	1—2—3—4—5
27. 腰痛。	1—2—3—4—5
28. 感到难以完成任务。	1—2—3—4—5
29. 感到孤独。	1—2—3—4—5
30. 感到苦闷。	1—2—3—4—5
31. 过分担忧。	1—2—3—4—5
32. 对事物不感兴趣。	1—2—3—4—5
33. 感到害怕。	1—2—3—4—5
34. 你的感情容易受到伤害。	1—2—3—4—5
35. 旁人能知道你的私下想法。	1—2—3—4—5
36. 感到别人不理解你、不同情你。	1—2—3—4—5
37. 感到人们对你不友好、不喜欢你。	1—2—3—4—5
38. 做事必须做得很慢以保证做得正确。	1—2—3—4—5
39. 心跳得很厉害。	1—2—3—4—5
40. 恶心或胃部不舒服。	1—2—3—4—5
41. 感到比不上他人。	1—2—3—4—5
42. 肌肉酸痛。	1—2—3—4—5
43. 感到有人在监视你、谈论你。	1—2—3—4—5
44. 难以入睡。	1—2—3—4—5
45. 做事必须反复检查。	1—2—3—4—5
46. 难以做出决定。	1—2—3—4—5
47. 怕乘电车、公共汽车、地铁或火车。	1—2—3—4—5
48. 呼吸有困难。	1—2—3—4—5
49. 一阵阵发冷或发热。	1—2—3—4—5
50. 因为感到害怕而避开某些东西、场合或活动。	1—2—3—4—5
51. 脑子变空了。	1—2—3—4—5

续表

题　　目	选　　择
52.身体发麻或刺痛。	1—2—3—4—5
53.喉咙有梗塞感。	1—2—3—4—5
54.感到前途没有希望。	1—2—3—4—5
55.不能集中注意。	1—2—3—4—5
56.感到身体的某一部分软弱无力。	1—2—3—4—5
57.感到紧张或容易紧张。	1—2—3—4—5
58.感到手或脚发重。	1—2—3—4—5
59.想到死亡的事。	1—2—3—4—5
60.吃得太多。	1—2—3—4—5
61.当别人看着你或谈论你时感到不自在。	1—2—3—4—5
62.有一些不属于你自己的想法。	1—2—3—4—5
63.有想打人或伤害他人的冲动。	1—2—3—4—5
64.醒得太早。	1—2—3—4—5
65.必须反复洗手、点数目或触摸某些东西。	1—2—3—4—5
66.睡得不稳不深。	1—2—3—4—5
67.有想摔坏或破坏东西的冲动。	1—2—3—4—5
68.有一些别人没有的想法或念头。	1—2—3—4—5
69.感到对别人神经过敏。	1—2—3—4—5
70.在商店或电影院等人多的地方感到不自在。	1—2—3—4—5
71.感到任何事情都很困难。	1—2—3—4—5
72.一阵阵恐惧或惊恐。	1—2—3—4—5
73.感到在公共场合吃东西很不舒服。	1—2—3—4—5
74.经常与人争论。	1—2—3—4—5
75.单独一个人时神经很紧张。	1—2—3—4—5
76.别人对你的成绩没有做出恰当的评价。	1—2—3—4—5
77.即使和别人在一起也感到孤单。	1—2—3—4—5
78.感到坐立不安、心神不定。	1—2—3—4—5
79.感到自己没有什么价值。	1—2—3—4—5
80.感到熟悉的东西变成陌生或不像是真的。	1—2—3—4—5
81.大叫或摔东西。	1—2—3—4—5
82.害怕会在公共场合昏倒。	1—2—3—4—5
83.感到别人想占你的便宜。	1—2—3—4—5
84.为一些有关性的想法而很苦恼。	1—2—3—4—5

续表

题　　目	选　　择
85.你认为应该因为自己的过错而受到惩罚。	1—2—3—4—5
86.感到要很快把事情做完。	1—2—3—4—5
87.感到自己的身体有严重问题。	1—2—3—4—5
88.从未感到和其他人很亲近。	1—2—3—4—5
89.感到自己有罪。	1—2—3—4—5
90.感到自己的脑子有毛病。	1—2—3—4—5

附录 C
抑郁评定量表(SDS)

编号________　姓名________　性别________　年龄________　测验日期________

指导语:以下列出了有些人可能会有的问题,请仔细地阅读每一条,然后根据最近一星期以内下述情况影响您的实际感觉,在每个问题后标明该题的程度得分。其中,“从无或偶尔有”选 1,“很少有”选 2,“经常有”选 3,“总是如此”选 4。

题　　目	选　　择
1. 我感到情绪沮丧、郁闷。	1—2—3—4
*2. 我感到早晨心情最好。	1—2—3—4
3. 我要哭或想哭。	1—2—3—4
4. 我夜间睡眠不好。	1—2—3—4
*5. 我吃饭像平时一样多。	1—2—3—4
*6. 我的性功能正常。	1—2—3—4
7. 我感到体重减轻。	1—2—3—4
8. 我为便秘烦恼。	1—2—3—4
9. 我的心跳比平时快。	1—2—3—4
10. 我无故感到疲劳。	1—2—3—4
*11. 我的头脑像往常一样清楚。	1—2—3—4
*12. 我做事像平时一样不感到困难。	1—2—3—4
13. 我坐卧不安,难以保持平静。	1—2—3—4
*14. 我对未来感到有希望。	1—2—3—4
15. 我比平时更容易激怒。	1—2—3—4
*16. 我觉得决定什么事很容易。	1—2—3—4
*17. 我感到自己是有用的和不可缺少的人。	1—2—3—4
*18. 我的生活很有意义。	1—2—3—4
19. 假若我死了别人会过得更好。	1—2—3—4
*20. 我仍旧喜爱自己平时喜爱的东西。	1—2—3—4

注:* 表示反向计分项目。

附录 D
汉密顿焦虑量表(HAMA)

填表注意事项:在最适合患者情况中划一个“√”,所有项目采用 0～4 分的 5 级评分法,各级的标准:0 为无症状;1 为轻;2 为中等;3 为重;4 为极重。

项　　目	无症状	轻	中等	重	极重
1.焦虑心境	□	□	□	□	□
2.紧张	□	□	□	□	□
3.害怕	□	□	□	□	□
4.失眠	□	□	□	□	□
5.记忆或注意障碍	□	□	□	□	□
6.抑郁心境	□	□	□	□	□
7.肌肉系统症状	□	□	□	□	□
8.感觉系统症状	□	□	□	□	□
9.心血管系统症状	□	□	□	□	□
10.呼吸系统症状	□	□	□	□	□
11.胃肠道症状	□	□	□	□	□
12.生殖泌尿系统症状	□	□	□	□	□
13.自主神经症状	□	□	□	□	□
14.会谈时行为表现	□	□	□	□	□

附录 E
护士用住院患者观察量表(NOSIE)

姓名________ 性别________ 年龄________ 病室________ 住院号________
评定日期________第________次评定 编号________ 评定员________

项　目	0(无)	1(有时)	2(较常)	3(经常)	4(总是)
1.肮脏。					
2.不耐烦。					
3.哭泣。					
4.对周围的活动表示有兴趣。					
5.不引导他活动便坐着。					
6.容易生气。					
7.听到一些不存在的声音。					
8.衣着保持整洁。					
9.对人友好。					
10.不如意便心烦。					
11.拒绝做希望他做的日常事情。					
12.易激动和爱发牢骚。					
13.有忘事的情况。					
14.问而不答。					
15.在听到笑话或见到好笑的事时便笑。					
16.饮食时弄得很肮脏。					
17.与人攀谈。					
18.说他感到沮丧和抑郁。					
19.谈论他的爱好。					
20.看到不存在的东西。					

续表

项　　目	0(无)	1(有时)	2(较常)	3(经常)	4(总是)
21.要提醒才能做应做的事。					
22.如不引导他活动便睡觉。					
23.说自己什么都不好。					
24.不大遵守医院规则。					
25.生活不能自理。					
26.自言自语。					
27.行动缓慢。					
28.无故发笑。					
29.容易冒火。					
30.整洁。					

附录 F
简化麦-吉疼痛问卷表（SF-MPQ）

姓名________ 性别________ 年龄________ 文化程度________ 科室________
入院时间________________ 诊断________________________

1. 疼痛评级指数(PRI)的评估

疼痛的性质	疼痛的程度			
	无	轻	中	重
A 感觉项				
跳痛	0	1	2	3
刺痛	0	1	2	3
刀割痛	0	1	2	3
锐痛	0	1	2	3
痉挛牵扯痛	0	1	2	3
绞痛	0	1	2	3
热灼痛	0	1	2	3
持续固定痛	0	1	2	3
胀痛	0	1	2	3
触痛撕裂痛	0	1	2	3
感觉项总分：				
B 情感项				
软弱无力	0	1	2	3
厌烦	0	1	2	3
害怕	0	1	2	3
受罪、惩罚感	0	1	2	3
情感项总分：				

2. 视觉模糊评分法(VAS)

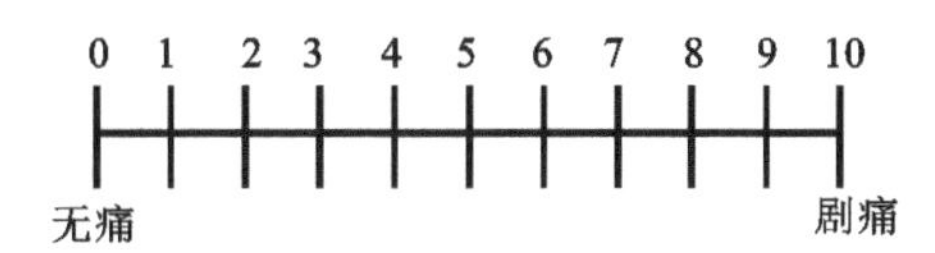

0:无痛。1～3:轻度疼痛。4～6:中度疼痛。7～10:重度疼痛。

3. 现时疼痛强度(PPI)评分法

0—无痛;1—轻度痛;2—中度痛;3—重度痛;4—剧烈痛;5—难以忍受的痛。

参考文献

Cankao Wenxian

[1] 陈素坤,周英.临床护理心理学教程[M].北京:人民军医出版社,2007.
[2] 钱明.护理心理学[M].北京:人民军医出版社,2007.
[3] 周郁秋.护理心理学[M].2版.北京:人民卫生出版社,2008.
[4] 刘晓红,楚更五,贾福军.护理心理学[M].北京:人民卫生出版社,2004.
[5] 张俐.护理心理学[M].北京:中国协和医科大学出版社,2004.
[6] 刘大川,涂秀菊.心理与精神护理[M].北京:北京大学医学出版社,2010.
[7] 周英,刘大川.护理心理学要点提示与习题[M].北京:人民军医出版社,2012.
[8] 李选.情绪护理[M].台北:五南图书出版公司,2003.
[9] 李心天,岳文浩.医学心理学[M].北京:人民卫生出版社,2009.
[10] 姜乾金.医学心理学[M].北京:人民卫生出版社,2002.
[11] 彭聃龄.普通心理学[M].北京:北京师范大学出版社,2004.
[12] 梁宁建.基础心理学[M].北京:高等教育出版社,2004.
[13] 叶奕乾.心理学[M].上海:华东师范大学出版社,2006.
[14] 李映兰.护理心理学[M].北京:人民卫生出版社,2003.
[15] 郭争鸣.医护心理学[M].北京:北京大学医学出版社,2005.
[16] 吴玉斌.护理心理学[M].北京:高等教育出版社,2008.
[17] 曹枫林.护理心理学[M].北京:人民卫生出版社,2009.
[18] 张改叶,王朝庄.心理卫生[M].郑州:郑州大学出版社,2008.
[19] 娄凤兰,曹枫林,张澜.护理心理学[M].北京:北京大学医学出版社,2006.
[20] 姜乾金.护理心理学[M].杭州:浙江大学出版社,2006.
[21] 琴爱军,盛秋鹏.医学心理学基础[M].北京:高等教育出版社,2005.
[22] 陈力.医学心理学[M].北京:北京大学医学出版社,2003.
[23] 张银铃,蕾鹤.护理心理学[M].西安:第四军医大学出版社,2003.
[24] 杜绍云.心理学基础[M].北京:人民卫生出版社,2005.
[25] 汪向东.心理卫生评定量表手册[M].北京:中国心理卫生杂志社,1999.

[26] 沈渔邨.精神病学[M].4版.北京:人民卫生出版社,2005.
[27] 吴文源,季建林.综合医院精神卫生[M].上海:上海科学技术出版社,2001.
[28] 同俏静.综合性医院病人自杀的预防[J].国外医学护理学分册,2001,20(10):455-457.
[29] 姚树桥,孙学礼.医学心理学[M].北京:人民卫生出版社,2009.